中医名家名师讲稿丛书
第三辑

刘燕池中医基础理论讲稿

刘燕池 编著

郭霞珍
刘晓燕
许筱颖 整理
王志飞

人民卫生出版社

图书在版编目（CIP）数据

刘燕池中医基础理论讲稿　第三辑/刘燕池编著. —北京：
人民卫生出版社,2009.11
ISBN 978-7-117-12148-4

Ⅰ. 刘… Ⅱ. 刘… Ⅲ. 中医医学基础-研究 Ⅳ. R22

中国版本图书馆 CIP 数据核字（2009）第 180035 号

人卫社官网　www. pmph. com	出版物查询，在线购书	
人卫医学网　www. ipmph. com	医学考试辅导，医学数据库服务，医学教育资源，大众健康资讯	

刘燕池中医基础理论讲稿
第三辑

编　　著：刘燕池
出版发行：人民卫生出版社（中继线 010-59780011）
地　　址：北京市朝阳区潘家园南里 19 号
邮　　编：100021
E - mail：pmph @ pmph. com
购书热线：010-59787592　010-59787584　010-65264830
印　　刷：北京汇林印务有限公司
经　　销：新华书店
开　　本：710×1000　1/16　印张：20　插页：2
字　　数：381 千字
版　　次：2009 年 11 月第 1 版　2023 年 12 月第 1 版第 6 次印刷
标准书号：ISBN 978-7-117-12148-4/R · 12149
定　　价：39.00 元

打击盗版举报电话：**010-59787491　E-mail：WQ @ pmph. com**
（凡属印装质量问题请与本社市场营销中心联系退换）

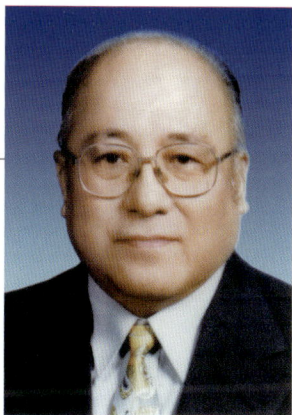

作者简介

刘燕池(1937—　)男,北京中医药大学教授、主任医师、博士生导师。全国第三、四批师带徒名老中医。被国家人事部、教育部、卫生部、国家中医药管理局评定为"国家级师承临床硕士、临床博士指导教师",获颁荣誉证书,并获重奖。出身中医世家,师承已故北京名医刘奉五。1962年作为首届毕业生毕业于北京中医学院,从事教学、医疗、科研工作近50年。1992年荣享国务院特殊津贴。曾任基础医学院院长、基础所所长14年,现任基础医学院顾问、校教学督导专家组组长、教育部考试中心中医专家组组长、国家中医药局医师认证中心命审题委员、北京市朝阳区医学会副会长等职。

1983年受命主持全国统编五版《中医基础理论》教材和《中国医学百科全书·中医基础理论》分卷的编写工作。在五版教材中创编"病机"一章,为中医病机学说的层次和结构奠定了发展基础。主编北京市中医自学考试教材、外国留学生教材和北京市精品获奖教材《中医基础理论》,对五行系统结构的"制化"和"胜复"调控有所发挥。在国内外出版《中国传统医学精要》(美国哥伦比亚大学出版社)、《详解中医基础理论》(日本东洋学术出版社)、《中医基础学》(台湾志远书局)等论著39种。发表论文60余篇。培养硕士生6名、博士生6名、学术继承人3名。目前的科研方向为"天人相应脏腑适应性调控的理论和实验研究",主要参与了两项国家自然科学基金课题的研究工作。1997年获国家教委科技进步三等奖,1997年获北京市先进教育工作者奖。

曾赴澳大利亚、前苏联、日本、瑞士及香港、台湾等地区的多所中医院校进行讲学和专题演讲并兼任客座教授,受到好评。传记载入英国剑桥《世界名人传记辞典》(1994年第23版)。

出版者的话

自 20 世纪 50 年代始,我国高等中医药院校相继成立,与之相适应的高等中医教育事业蓬勃发展,中医发展史也掀开了崭新的一页,一批造诣精湛、颇孚众望的中医药学专家满怀振兴中医事业的豪情登上讲坛,承担起传道、授业、解惑的历史重任。他们钻研学术,治学严谨;提携后学,不遗余力,围绕中医药各学科的建设和发展,充分展示自己的专业所长,又能结合学生的认识水平和理解能力,深入研究中医教学规律和教学手段,在数十年的教学生涯中,逐渐形成了自己独特的风格,同时,在不断的教学相长的过程中,他们学养日深,影响日广,声誉日隆,成为中医各学科的学术带头人,中医教育能有今日之盛,他们居功甚伟,而能够得到各位著名专家的教诲,也成为莘莘学子的渴望,他们当年讲课的课堂笔记,也被后学者视为圭臬,受用无穷。

随着中医事业日新月异地发展,中医教育上升到新台阶。当今的中医院校中,又涌现出一大批优秀教师。他们继承了老一辈中医学家的丰富经验,又具有现代的中医知识,成为当今中医教学的领军人物。他们的讲稿有着时代的气息和鲜明的特点,沉淀了他们多年的学术思想和研究成果。

由于地域等原因的限制,能够亲耳聆听名家、名师授课的学生毕竟是少数。为了惠及更多的中医人,我们策划了"中医名家名师讲稿丛书",分辑陆续出版,旨在使后人学有所宗。

第一辑(共 13 种):

《任应秋中医各家学说讲稿》 《任应秋内经研习拓导讲稿》
《刘渡舟伤寒论讲稿》 《李今庸金匮要略讲稿》
《凌耀星内经讲稿》 《印会河中医学基础讲稿》
《程士德中医学基础讲稿》 《王绵之方剂学讲稿》
《王洪图内经讲稿》 《李德新中医基础理论讲稿》
《刘景源温病学讲稿》 《郝万山伤寒论讲稿》
《连建伟金匮要略方论讲稿》

第二辑(共 8 种):

《孟澍江温病学讲稿》 《颜正华中药学讲稿》
《周仲瑛内科学讲稿》 《李鼎针灸文献讲稿》

《张家礼金匮要略讲稿》　　　　《费兆馥中医诊断学讲稿》

《邓中甲方剂学讲稿》　　　　　《张之文温病学讲稿》

第三辑(共12种)：

《张伯讷中医学基础讲稿》　　　《李培生伤寒论讲稿》

《陈亦人伤寒论讲稿》　　　　　《罗元恺妇科学讲稿》

《李飞方剂学讲稿》　　　　　　《孟景春内经讲稿》

《王灿晖温病学讲稿》　　　　　《杨长森针灸学讲稿》

《刘燕池中医基础理论讲稿》　　《张廷模临床中药学讲稿》

《王庆其内经讲稿》　　　　　　《王永炎中医脑病学讲稿》

　　丛书突出以下特点：一是权威性。入选名家均是中医各学科的创始人或重要的奠基者，在中医界享有盛誉；同时又具有多年丰富的教学经验，讲稿也是其数十载教学生涯的积淀。入选名师均是全国中医药院校知名的优秀教师，具有丰富的教学经验，是本学科的学术带头人，有较高知名度。二是完整性。课程自始至终，均由专家们一人讲授。三是思想性。讲稿围绕教材又高于教材，专家的学术理论一以贯之，在一定程度上可视为充分反映其独特思想的专著。四是实践性。各位专家都有丰富的临床经验，理论与实践的完美结合能给读者以学以致用的动力。五是可读性。讲稿是讲课实录的再提高，最大限度地体现了专家们的授课思路和语言风格，使读者有一种亲切感。同时对于课程的重点和难点阐述深透，对读者加深理解颇有裨益。

　　在组稿过程中，我们得到了来自各方面的大力支持，许多专家虽年事已高，但均能躬身参与，稿凡数易；相关高校领导也极为重视，提供了必要的条件。在此，对老专家们的亲临指导、对整理者所付出的艰辛努力以及各校领导的大力支持，深表钦佩，并致以诚挚的谢意。

人民卫生出版社

2008 年 12 月

前　言

中医基础理论,是中医学理论体系的核心组成部分。中医学理论体系,是由中医学的基本概念、基本原理及按照中医学的逻辑思维、演绎推导的方法和程序,从基本原理中推导并升华为具有科学内涵的结论所构成的比较系统和完整的学说体系。中医基础理论的学说体系,是以中国古代的唯物观、辩证观和系统观,即精气学说、阴阳学说、五行学说为哲学基础;以整体观、恒动观为指导思想;以"法于阴阳,和于数术"、"天人相应"的运气学说为数术学方法;以脏腑经络学说的生理、病理为核心;以辨证论治为诊疗特点的独特的医学理论体系。

本教学讲稿,对应的教材为北京市精品立项获奖教材《中医基础理论》(学苑出版社 2004 年,以下简称《中基》),亦即是当前北京中医药大学本科五年制和七年制的教学用书。该教材的编写,在五版统编《中基》教材的基础上,严格遵循北京市教委关于新世纪精品教材要体现"科学性、继承性、时代性、公认性、简明性、适用性"的要求,在结构和内容上进行了重大改革,编撰了上篇"理论体系"和下篇"理论研究",从而使中医学理论学说体系的论述更加系统和完整,阐释更为深化而科学,并能反映中医理论研究的进展和成果,因而颇受师生欢迎。同时,该教材"理论体系"部分为 22.7 万字,全国统编五版《中基》教材为 21 万字,因此两者在篇幅上同为精炼简明之作,故其适用性优势,当毋庸置疑。

讲稿是完成教学活动过程的重要组成环节,讲稿的内容和水平高低,反映了主讲教师的学术水平和对教材理解、阐释的把握能力。一部优秀讲稿,应该是本学科理论内涵和学术发展水平的再现与课堂讲授艺术性和趣味性的完美结合,应该能让听讲者心领神会并受到听讲者欢迎之佳作。

精炼简明教材的讲授,其讲稿的撰述应遵循"由约返博"的原则,在理论概念和内容的阐述中,更应全面系统、深入浅出,并能条分缕析,重点突出。切忌繁杂重复而浅薄,照本宣科而无物。因此,高水平而适用的授课讲稿,应该是在熟练地吃透教材内容的基础上,经过教师的深入理解和阐释,成为引导学生深入学习和掌握本学科领域专门知识的登堂入室之阶梯。唯愿本讲稿的出版,有助于今后《中基》课堂讲授水平之提高,望与同道共勉。

在本讲稿成书过程中,承蒙郭霞珍教授协助,刘晓燕、许筱颖、王志飞等老师参与整理工作,在此一并致谢。

刘 燕 池

2009 年 8 月于北京中医药大学

2

目　录

2

7

8

9

10

11

13

第一讲
中医学理论体系的概念和内涵、形成与发展

【授课要点】

1. 正确理解和掌握中医学理论体系的概念和内涵。
2. 了解中医学理论体系的源流、形成和发展;使学生对中医学的历史沿革和概念有概括性的理解。

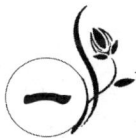

一 中医学理论体系的概念和内涵

(一) 何谓理论体系

所谓体系,是指由有关事物互相联系、互相制约而构成的整体。而科学完整的理论体系,则正如爱因斯坦所说:"理论物理学的完整体系是由概念、被认为对这些概念最有效的基本定律,以及用逻辑推理得到的结论这三者所构成的。"(《爱因斯坦文集》)

(二) 何谓中医学

医学科学是研究人类生命过程及其同疾病作斗争的科学体系,属于自然科学范畴。同时亦属于自然科学与社会科学相结合的一种综合学科。

中医学是研究人体生理、病理、疾病诊断和防治以及养生康复等理论方法的一门独具特色的医学科学,它有着传统的、独特的医学理论体系和丰富的临床实践经验,并与我国传统的人文社会科学的某些学术思想有着密切的内在联系,属于东方传统医学范畴。中医学包括中医基础理论、中医养生康复医学和中医临床医学三部分。

(三) 何谓中医学理论体系

中医学理论体系,是由中医学的基本概念、基本原理,以及按照中医学的逻

辑演绎程序,从基本原理推导出来的科学结论,即科学规律所构成的比较完整的理论体系。因此,中医学理论体系,是以中国古代的唯物观和辩证观,即精气学说和阴阳五行学说为哲学基础,以整体观念和恒动观念为指导思想,以脏腑经络的生理病理为核心,以辨证论治为诊疗特点的独特的医学理论体系。

中医学理论体系的特色,是以临床实践为基础,融会了自然、社会、生物、心理等多学科的知识和学说,以人体生命活动及病理变化为其观察对象,主要运用综合分析的方法,从宏观的角度来研究和探讨整体层次上的机体生理和病理反应状态、运动变化规律,及其对生命活动、病理变化的调控机制。因而中医学理论体系的思维方式,具有不过分注重物质实体而注重从整体、联系、运动等观念出发,去认识问题、解决问题的特征,此与西方现代医学及其他国家或地区的传统医学有着根本的区别。

(四)何谓中医基础理论

中医基础理论:是研究和阐释中医学的哲学基础、中医学对正常人体和疾病的认识,以及关于疾病防治、养生康复等理论原则的基础学科,其主要任务是深入阐明中医学理论体系的基础知识,诸如精气学说、阴阳五行、藏象经络、气血津液精神、病因发病、病机防治,以及养生康复等各知识板块的基本概念、基本理论、基本规律和基本原则。因此,一般认为,中医基础理论是学习和掌握其他中医学基础学科知识和临床学科知识的入门阶梯,并为今后进一步研究和发展中医学术奠定坚实的理论基础。

二 中医学理论体系的形成与发展

(一)中医学理论体系的形成

中医药学发源于先秦之春秋战国,其理论体系的形成是在战国至秦汉时期,其理论的发展则又经历了两晋隋唐时期、宋金元时期、明清时期,以及近代和现代,而每一阶段中医理论体系的发展,则又各有其特点。

1. 形成时间的界定 根据历史界的考据和推断,中医学的理论体系最迟在战国至秦汉时期便已初步形成。春秋战国时期,社会急剧变化,政治、经济、文化、科学技术都有显著的发展,学术思想亦比较活跃,特别是古代的唯物辩证哲学思想,即精气学说,阴阳五行学说,更是盛行一时。这种有利的客观形势及条件,为中医学理论体系的形成奠定了哲学基础,并为其丰富的医疗经验,从感性认识上升为理性认识,形成较为系统、完整的医学理论体系提供了方法学基础。

而汉以前对临床诊治实践经验的系统总结和药物学知识的积累则又为医疗规律的探索奠定了科学基础。

2. 形成的基础和条件　中医学之所以能在战国至秦汉这个时期形成理论体系,其主要原因有如下几个方面:

(1) 长期医疗经验的丰富积累和总结:这是中医理论体系形成的实践基础。众所周知,人类自有生产活动以来,就开始了医疗活动。根据殷代甲骨文的考据表明,从公元前21世纪以后,随着长期医疗实践经验的积累,人们对于疾病的认识,亦逐渐广泛、系统和深化。例如关于病名的记载,除了部分疾病予以专门命名,如瘕、疥、蛊、龋等,或以症状命名,如耳鸣、下利、不眠等外,大多则是以人体的患病部位而命名,如疾首、疾目、疾耳、疾鼻、疾身等。正如《甲骨文商史论丛·殷人疾病》所说:"殷人之病,凡有头、眼、耳、口、牙、舌、喉、鼻、腹、足、趾、尿、产、妇、小儿、传染等16种,具备今日之内、外、脑、眼、耳鼻喉、牙、泌尿、妇产、小儿、传染诸科。"说明已具备了近代医学疾病分科诊治的雏形。

从西周至春秋战国时期,对于疾病的认识进一步深化,根据古代文献中有关病名的统计分析,早在《山海经》中即已记载了38种疾病,其中以专用病名来命名者则有痹、风、疽、瘕、癥、疥、疯、疫等23种之多,以症状为病名者,亦有腹痛、嗌痛、呕、聋等12种。1973年底,长沙马王堆三号汉墓出土了战国时期的医学著作《五十二病方》,书中除载有较完整的52种病证外,还提到不少的病名,计约103个。而在战国以前的著作《诗》、《书》、《易》、《礼》、《春秋》等十三经中,据不完全统计,其所载病证名称,则已达180余种。这就充分说明当时对于疾病的认识已经相当深刻,并已积累了较为丰富的治病经验,从而为医学规律的总结和理论体系的建构提供了资料,奠定了基础。

与此同时,中国古代医家在长期的医疗实践中亦逐步积累了药物学的知识,在当时的著作如《淮南子》、《诗经》、《山海经》、《离骚》等书中,即记载了丰富的药物学资料,如在《五十二病方》中其所用药物,包括植物药、矿物药和动物药即有247种之多。此外,在治疗手段上除药物疗法外,还创造了针砭、艾灸、醪醴、导引等疗法。另据《周礼·天官》所载,从周代起我国即有了初步的医学分科。

(2) 古代社会科学和自然科学的相互渗透:从春秋战国到秦汉时期中华民族文化的发展呈现出"诸子蜂起,百家争鸣"的繁荣景象,众多学术流派,诸如儒家、道家、墨家、法家、阴阳家等,对天文、地理、社会等问题进行了广泛的探讨和交流,取得了显著的学术成就,从而为中医学理论体系的形成奠定了文化基础。而任何自然科学的发展,从来都是相互渗透、相互影响和相互促进的。中医学理论体系的形成和发展,与我国古代科学技术的发展成就是分不开的,如中国古代高度发展的天文学、历法学、气象学、地理学、物候学、声学、农学、数学以及生理学、解剖学等多学科知识,对中医学的渗透和影响,或被吸收、移植和交融,均为中医学理论体系的形成奠定了科学基础。如医和所提出的"六气致病说",就说明了当时的医家已经认识到自然界气候的异常变化对人体健康具有不容忽视的影响。

(3) 古代哲学思想的深刻影响:自然科学是关于物质运动规律的理论认知体系。任何一门自然科学的形成和发展都离不开哲学,必然受到当时哲学思想的支配和制约,特别是中国古代社会哲学与自然科学则尤为显著。中医学属于传统自然科学范畴,其理论体系的形成,具有深刻的哲学渊源。古代医家在整理长期积累下来的医疗经验时,受到古代哲学思想的深刻影响,并有意识地运用了我国古代的唯物论和辩证法哲学观点,如精气学说(即气一元论)、阴阳五行学说等,不仅为中医学提供了朴素的唯物辩证的自然观和生命观,而且亦确立了中医学整体综合的研究方法,运用宏观的、动态的、联系的观点去认识自然,认识生命,藉以构建成为独特的中医学理论体系,以阐明人与自然、生命本质、健康与疾病等重大问题。从而把散在的、零碎的医疗经验,通过整理和归纳总结,并加以分析研究,使之逐步系统化和完整化,从而升华为比较完整的医学理论体系。而且某些哲学理论内容,如精气学说、阴阳五行学说等,已经淡化了其原有的哲学色彩,直接融入于中医学的理论体系之中,成为中医学理论体系中不可分割的有机组成部分。

亦应指出,中医学中的某些哲学概念或范畴,通过中医学的诊疗实践进一步验证、探索和发展,从而又丰富和发展了中国古代的哲学理论,更赋予其独特的中医学内涵,建构成中医学的哲学体系。

3. 形成的标志和体系的确定

(1) 形成的标志:中医学理论体系的形成,以中医学经典医学文献《黄帝内经》一书的问世为标志。如在《汉书·艺文志》所载医学书目之中,即首列《黄帝内经》,故《黄帝内经》成编于战国及秦汉时期,我国明、清以来的学者多倾向于此说。《黄帝内经》总结了春秋、战国及秦汉时期的医疗经验和学术理论,并吸收了秦汉以前有关天文、历法、生物、地理、心理,以及哲学等多学科的重要成就,从而初步形成了中医学独特的理论体系。《黄帝内经》的成书及其重大的理论贡献,从古至今一直成为中国医药学发展的理论基础和源泉,而且《黄帝内经》的某些理论或观点,至今仍在卓有成效地指导着中医学的临床实践。

《黄帝内经》一书,包括《素问》81 篇和《灵枢》81 篇。其内容是以精气学说、阴阳五行学说为理论方法,以整体观念为主导思想,用以阐释人体内在生命活动的规律性、人体与外在环境(自然界)的统一性。对人体的解剖形态、脏腑经络、生理病理,以及关于疾病的诊断和防治等各方面,都进行了比较全面而系统的阐述。并对当时哲学领域中一系列重大问题,诸如气的概念、天人关系、形神关系等进行了深入的探讨。如在形态学方面,关于人体骨骼、血脉的长度、内脏器官的大小和容量等的记载,基本上是符合实际情况的,如食管与肠管的比例是1∶35,现代解剖学则是1∶37,两者非常接近。生理学方面提出"心主血脉",已认识到血液是在脉管内循环运行的,且对动静脉也有一定的认识。以上这些关于血循环的认识,比英国哈维于公元1638年(明崇祯元年)所发现的血液循环要早1000多年。

可以看出,《黄帝内经》以医学内容为中心,把自然科学与哲学理论有意识地结合起来,进行多学科的统一的考查和研究,因而其中许多理论观点已经具有较高的水平,对当时的世界医学作出了重要的贡献。特别是某些独特的理论认识,诸如"天人相应"的时间医学观点、人体脏腑多功能的系统认识,以及关于人体生理活动、病理变化的整体联系和相互影响等,直至今天,仍有其重要的研究和实用价值。

(2)体系的确立:中医学独特理论体系的确立,则在于《黄帝内经》问世之后,《难经》的成书,并与《伤寒杂病论》和《神农本草经》一起,被历代医家奉为经典之作,并由此而确立了中医学独特的理论体系,对后世中医药学的发展产生了深远的影响。

成书于汉以前的《难经》,为秦越人所著,全书以问答形式撰述(共81个问答),其内容亦十分丰富,包括了生理、病理、诊断及治则等各个方面的问题,并对三焦和命门学说,奇经八脉理论,以及虚则补其母、实则泻其子等治疗原则有所创见,尤其在脉诊和针灸治疗等方面有重大发展,从而能补《黄帝内经》之不足,在当时即为可与《黄帝内经》相媲美的经典医籍,故亦成为中医学理论之基础,并对后世临床各科的医疗实践具有重要的指导意义。

两汉时期,中医学,特别是临床医学更有显著的进步和发展。东汉末年著名医家张仲景,在《内》《难》的基础上,进一步总结前人的医学成就,并结合自己的临证经验,写成了我国第一部临床医学专著《伤寒杂病论》,倡导以六经辨证和脏腑辨证等方法,对外感疾病和内伤杂病进行辨证论治,从而确立了中医临床医学的辨证论治体系和理、法、方、药的运用原则,为后世临床医学的发展,奠定了良好的基础,并成为历代医家辨证论治所遵循之圭臬。该书后经晋代医家王叔和编纂整理成《伤寒论》与《金匮要略》两书。《伤寒论》以外感病辨治规律为主,《金匮要略》则主要阐释内伤杂病的辨治规律。

在《金匮要略》一书中,张仲景以脏腑病机立论进行证候分析,并发展了《内经》的病因学说,指出"千般疢难,不越三条,一者经络受邪入脏腑,为内所因也;二者四肢九窍,血脉相传,壅塞不通,为外皮肤所中也;三者房室金刃虫兽所伤,以此详之,病由都尽",给后世病因病机学的发展以深刻影响。

成书于汉代的《神农本草经》,托名神农所著,为我国第一部药物学专著,书中收载药品365种,系统总结了汉代及汉以前药物学成就和理论知识。该书根据养生、治疗和有毒无毒,将药品分为上、中、下三品,并根据功效分为寒、凉、温、热四性及酸、苦、甘、辛、咸五味,为后世中药学理论体系的形成和发展奠定了基础。

(二)中医学理论体系的发展

1. 魏、晋、隋、唐时期 此一时期的特点是一方面继承经典,阐发理论,一方面则是重视临床经验总结,揭示疾病现象与本质的关系,使中医理论体系得以进一步充实和系统。对于中医学的经络理论、脉学理论和病机学说均有进一步的整理和探讨。

晋代著名医家皇甫谧著《针灸甲乙经》,对经络学说进行了深入的探讨,系统地论述十二经脉、奇经八脉之循行,骨度分寸及主病,从而为后世针灸学的发展奠定了良好基础。

晋代著名医家王叔和著《脉经》,奠定了脉学理论与脉诊方法的系统化和规范化基础,成为我国最早的脉学专著。

隋代著名医家巢元方所著《诸病源候论》,为中医学第一部病理学专著,该书详尽论述各科疾病的病因与症状,继承和发展了病因病机学理论,对后世病证分类学的发展有很大影响,具有重要的研究价值。

唐代著名医家孙思邈所著《备急千金要方》和《千金翼方》及王焘所著《外台秘要》,集唐代以前医药学发展之大成,代表了盛唐医学的先进水平和成就,从理论到临床均有新的发展。

2. 宋、金、元时期 此一时期的特点是许多医家在继承前人已有成就的基础上结合自己的实践经验,有所创新,提出了许多独到的见解,从而使中医学术有了新的突破,如对于脏腑证治和发病原因的认识则更有进一步的发展。

宋代医家钱乙著《小儿药证直诀》,开创脏腑证治之先河,并对小儿生理、病理特点论述精详,对后世有较大影响。

陈言则在其所著《三因极一病证方论》中,提出了著名的"三因学说",对发病原因进行了较为具体的分类概括。即内因为七情所伤;外因为六淫外邪所感;不内外因为饮食饥饱、呼叫伤气、虫兽所伤、中毒金疮、跌损压溺等所致。可以看出,此种病因分类方法比较符合临床实际,无疑是中医病因学新的进展。

在《内经》、《难经》、《伤寒论》和《金匮要略》的基础上,此一时期的医家从不同的角度丰富和发展了中医学的基础理论,作出了重大的贡献。如金元时期所出现的各具特色的医学流派,其代表医家是刘完素、张从正、李杲、朱丹溪等金元四大家,他们各具特色,各有创见,从不同的角度丰富和发展了中医学理论体系,促进了中医学理论研究和临床实践的发展。

刘完素受运气学说的影响,强调"六气皆从火化"、"五志过极皆能生火",因而对火热病机多有所阐发。

张从正主张"六气"致病,病由邪生,"邪去则正安",因而倡导以汗、吐、下三法攻邪而祛病。

李杲提出"内伤脾胃,百病由生"论点,认为疾病的发生,多与脾胃内伤有关。强调脾胃属土,土为万物之母,生化之源,脾胃病则百病莫不由之而生,因而对脾胃升降理论多有阐发,并创立了甘温除热等理论方法,对后世颇有影响。

朱丹溪倡导"相火论",谓"阴常有余,阳常不足",主张滋阴降火,对"相火"学说多有所发挥。其他如张元素所创立的脏腑病机学说等,亦对理论体系的充实有所贡献。

3. 明、清时期 明代至清代中期是中医学术发展的重要时期,此一时期的特点,一是整理已有的医学成就和临床经验,编撰了门类繁多的医学全书、类书、丛书,以及经典医籍的注释等,使中医学理论和临床诊治有所发展,如温补学派的形成。二是在医学理论和方法上出现了具有重大意义的创新和发明,即温热理论和温病学派的产生。

(1)温补学派的形成:以薛己、张介宾、赵献可为代表的温补学派,重视脾肾,提出了"命门学说",认为命门寓有阴阳水火,为脏腑阴阳之根本,是调控全身阴阳的枢纽。李中梓则提出了"肾为先天之本,脾为后天之本","乙癸同源"等见解,为中医学理论特别是藏象学说的发展作出了新的贡献。

(2)温病学派的形成:温热病学,是研究四时温热疾病发生、发展规律及其诊治方法的学科。到了明、清时期,随着中医学对传染性热病认识的逐步深化,创新和发展了温热学说,并形成了温病学派,标志着对于温热疾病的认识和论治经验,已经发展到了一个新的阶段。其代表医家有:

明代吴又可,其所著《温疫论》一书,首先提出了"戾气"学说,认为"温疫"的病原是"非风非寒非暑非湿,乃天地间别有一种异气所成。"其传染途径是从口鼻而入,而不是从肌表侵袭。这是对温病(特别是温疫)病因学的很大突破与发展,为以后温病学说的形成和完善奠定了基础。

温病学家叶天士著《外感温热论》,发展了卫气营血理论,首创卫气营血辨证。

吴鞠通著《温病条辨》,创立三焦辨证,并发展了三焦湿热病机,确立了临床湿温病辨证规律。

薛生白著《湿热病篇》,提出"湿热之病,不独与伤寒不同,且与温病大异"的独到见解。

王孟英著《温热经纬》,系统总结了明、清时期有关外感传染性热病的发病规律,突破了"温病不越伤寒"的传统观念,创立了以卫气营血和三焦为核心的温热病辨证论治法则,从而使温热病学在病因、病机及辨证论治等方面形成了较为完整的理论体系。此一学派的理论和方法,对后世临床医学的影响颇大,到目前为止仍具有较高的研究价值。

此外,如清代医家王清任重视解剖,著有《医林改错》一书,改正古医书在人体解剖方面的错误,并发展了瘀血致病的理论及血瘀病证的治疗方法,对中医基础理论的发展亦有一定的贡献。

4. 近现代时期

(1) 近代时期(1840—1949年):由于西学东渐,近代中国社会发生着急剧变化,从而出现了"旧学"与"新学","中学"与"西学"之争,此一时期的特点是出现了中西医汇通和中医科学化的思潮。

随着西方医学的广泛传播和发展,中医界中具有近代科学思想的人物,诸如唐宗海、朱沛文、恽铁樵、张锡纯等,提倡既要坚持中医学之所长,如整体观、藏象、四诊、八纲、辨证论治等,又提倡要学习西医学先进之处,试图将中西医学术加以汇通,从理论到临床提出了一些汇通中西医的见解,形成中西医学汇通思潮和学派。而以陆渊雷、谭次仲为代表人物,则主张中医科学化,提倡吸收其他学科知识,用科学方法研究中医,并对中医科学化的途径和方法亦作了某些探索。应当指出,由于历史条件和科学发展以及自身条件所限,中西医汇通学派对中医理论体系发展道路的探索,虽然未能成功,确有不足之处,但其科学进取的精神及经验教训,对当前实现中医学现代化亦不无借鉴和启迪。

(2) 现代时期(1949年至今):中华人民共和国成立之后,党和政府制定了中医政策,强调"中西医并重",且把"发展现代医药和传统医药"、"实现中医学现代化"正式载入宪法,为中医药学的发展提供了法律保证。随着中医药事业蓬勃发展,中医理论体系的研究亦有了深入的进展。当代中医学理论研究的态势和特点,是以系统整理和发扬提高为前提,运用传统方法和现代科学方法,多学科多途径地去揭示中医学理论体系的奥秘,使中医学理论发展不断深化,并有所更新,向有所突破的前景进展。近50余年来,随着整个中医药事业的发展,中医学基础理论的整理、继承和研究,亦取得了相当的成绩。特别是近30年来,中医学基础理论已经发展成为一门独立的基础学科,无论在文献的系统整理和理论的实验研究方面都取得了一定的成果。

所谓中医药学的现代化,是对科学技术范畴的一门学科而言,属于我国总体科学技术现代化范畴,即指中医药学必须顺应现代科学技术发展的趋势,伴随时代的发展,在继承发扬自身优势和特色的基础上,勇于突破、改造和创新,从而使传统的中医药学逐步发展成为适应现代社会需要,具有现代科学内涵和水平的医学科学,以便更好地为患者服务。实际上中医理论现代化的研究工作早已开始,并已经取得众多可喜的苗头和成就。

在中医学理论的研究方法上,运用多学科知识和方法来探讨中医学理论体系已成为当代理论研究的重要特点,而中医基础理论中所蕴含着的某些现代自然科学中的前沿理论和观点,则亦为当代哲学、天文学、气象学、数控理论、物理学、系统科学、生命科学等提供了某些思维原点和理论模式。诸如近代中医泛系理论与辨证论治、天文学与运气和太极阴阳理论、运气学说与气象学、控制论与中医学治则治法、气与场、气与量子力学等研究成果,使中医学理论研究与前沿学科相沟通,因而具有明显的时代气息。特别是运用现代科学技术的实验方法来研究中医学的藏象、经络、气血、证候等研究,更是取得了可喜的成果。如从肌电、皮肤温度、皮肤电阻、血流图、超声波、激光及放射性核素示踪、内分泌、神经化学等多方面研究经络,证实了经络现象的客观存在。关于经络实质的研究,则提出了神经体液学说、低阻抗说、皮层内脏相关说、第三平衡系统说、波导说和液晶态说等,虽然这些学说不够完备,尚待进一步验证,但确是中医学现代科学研究的正确途径,则应是无疑的。关于中医学藏象学说的研究,诸如阳虚、阴虚及寒热本质的研究;肾本质、脾本质的研究等都取得了一定的进展。其他如肝、心、肺的研究亦取得举世瞩目的成就。总之,中医理论研究已成为世界性的研究课题,各国学者亦多有建树。我们相信,随着中医学现代化研究的不断深入,中医学理论体系必将取得重大突破,为生命科学作出应有的贡献。

9

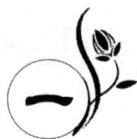

第二讲 中医学理论体系的基本特点和研究方法

【授课要点】

1. 理解和掌握中医理论体系的基本特点——整体观、恒动观、辩证观和辩证论治的内涵和应用。

2. 了解中医学理论体系的研究方法,以加深对中医学理论内容的认识和理解。

一 中医学理论体系的基本特点

所谓特点,即是特殊性,是通过比较而得出的特殊的认识和论点。中医学的特点是相比较于西方医学而言,中医学理论体系在其形成过程、组成内容和层次结构等各方面,都有很多不同于西方医学的特点,主要有如下四个方面:

(一)整体观

整体观,即整体观念。是关于事物和现象的完整性、统一性和联系性的认识。中国古代的整体观,是建立在精气学说和阴阳五行学说等古代唯物辩证观基础上的独特的思维形态或方式,并强调整体联系、和谐与协调。然而中国古代的整体观带有某些自发性、直观性或思辩性,亦不完全等同于现代系统论的整体观念。所谓中医的整体观念,即是中医学对于人体本身的统一性、完整性和联系性,以及对人与自然相互关系的整体认识。概括地说,就是认为人体与外界环境是一个统一的有机整体,而人体本身则又是这一巨大体系的缩影(即人身小天地),也是一个统一的有机整体。

1. 人体是统一的有机整体

(1)组织器官的整体联系:人体是由若干脏器、组织、器官所组成的。各个脏器组织或器官,都具有各自不同的功能,但这些不同的功能又都是人体整体活动的一部分,从而决定了机体在组织结构上的整体统一性,因而才保证了在生理上相互联系,以维持其生理活动上的协调平衡。在病理上则相互影响和传变,从而产生复杂的病理变化。

机体整体统一性的形成,是以五脏为中心,配以六腑,通过经络系统"内属于脏腑,外络于肢节"的作用而实现的。五脏代表整个机体的五个系统,人体的所有组织器官都可以包括在这五个系统之中。人体以五脏为中心,通过经络系统,把六腑、五体、五官、九窍、四肢百骸等全身组织器官联系成有机的整体,并通过精、气、血、津液的作用,来完成机体统一的机能活动。这种五脏一体观充分反映了人体内部器官是相互关联的,而不是孤立的,乃是一个统一的有机整体。

(2)生理活动的整体统一:中医学在整体观念指导下,认为人体的正常生理活动,一方面要靠各个脏腑组织自身功能作用的正常发挥,另一方面则要靠脏腑间相辅相成的协同作用和相反相成的制约作用,才能维持其生理活动的协调平衡。而每个脏腑组织各自不同的功能,则又是整体活动下的分工合作。可以看出,这正是人体局部与整体的统一,是生命活动系统调控的整体表现。现以肝为例,分析如图2-1所示:

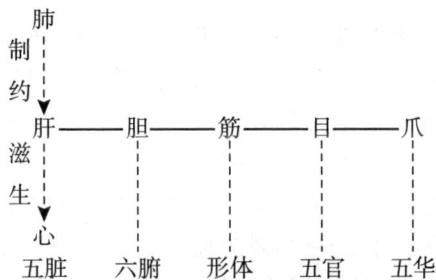

图2-1 脏腑组织器官联系图

这即是在整体生理活动下的肝系统:肝与胆相表里,肝主筋,开窍于目,其华在爪。肝在五行属木,心在五行属火,肺在五行属金。反映在生理关系上,肝木可以生养心火;肺金则可以制约肝木。其他脏腑系统亦是如此。

可以看出,整体观念在中医生理学中的体现,概括来说,主要在于运用阴阳的对立统一、"阴平阳秘"等理论,来说明机体阴阳两方面相对的动态平衡。运用五行的生克制化胜复理论,来揭示脏腑系统之间的相辅相成、制约调控的整体结构关系。现在看来,这种动态平衡观和制约调控观不仅对中医生理学的发展有重要意义,且对现代生理学发展,开阔研究思路,亦大有启迪。

(3)病理反应的整体分析:中医学在分析疾病的病因病机时,亦着眼于局部病变所引起的整体病理反应。人体某一局部的病理变化,往往蕴涵着全身脏腑气血阴阳盛衰的整体信息。因此,中医病机学一般是把局部病理变化与整体病理反应联系起来,既重视局部病变与其相关内在脏腑之联系,更强调该病变与其他脏腑之间的相互影响。一般来讲,中医病机学是用阴阳学说来分析和概括机体阴阳失调所表现出来的整体反应状态,并用五行学说的生克乘侮理论来揭示其脏腑病变的传变规律。所以,病理上的整体观,主要即体现在病变的相互影响和传变方面。如脏腑功能失常的病变,可以通过经络而反映于体表;体表组织器官的病变,也可以通过经络而影响内在脏腑。同时脏与脏、脏与腑、腑与腑之间,亦可以通过经络而相互影响,发生疾病的传变。

(4)诊断治疗上的整体观:由于机体各脏腑、组织、器官在生理、病理上的相互联系和影响,从而决定了可以通过五官、形体、色脉等外在的异常表现,由表及里地了解和推断内脏之病变,从而作出正确的诊断,进行恰当的治疗。

中医临床诊察疾病,其主要理论根据是"有诸内,必形诸外"(《孟子·告子章句下》)。《灵枢·本脏》所说:"视其外应,以知其内脏,则知所病矣。"如舌体通过经络的循行直接或间接地与五脏相通,故人体内部脏腑的虚实、气血的盛衰、津液的盈亏,以及疾病的轻重顺逆等都可以呈现于舌,所以察舌可以测知内脏之病理状态。其他如望色、切脉等诊察方法,之所以能诊断人体病变的寒热虚实,其道理也莫不如是。

正是由于人体是一个有机的整体,所以对于任何局部病变的治疗,也必须从整体出发,进行整体的治疗,以获取最佳的治疗效应。如口舌糜烂,可用清心泻小肠火的方法进行治疗。这是因为心开窍于舌,心与小肠相表里的缘故。又如感冒咳嗽,可用宣肺止咳法治之。这是因为肺气上逆则咳,故宣降肺气则能止咳。又如脱发、耳聋等病证,常用益肾补精法治之,可服用六味地黄丸等方药。这是由于肾主藏精,精血可以互化,发为血之余,肾其华在发,并开窍于耳,因而肾虚则耳聋、发脱,故用补益肾精方药,当能取效。其他如"从阴引阳,从阳引阴;以右治左,以左治右"(《素问·阴阳应象大论》),"病在上者下取之,病在下者高取之"(《灵枢·终始》)等,都是在整体观念指导下确定的治疗原则。

可以看出,中医治疗学强调要从整体出发,从调整机体全身的阴阳气血及脏腑平衡出发,扶正祛邪,以消除病变对全身的影响,切断病变在脏腑间相互传变所造成的连锁病理反应,从而通过整体的治疗效应,达到祛除病邪治愈疾病的目的。实际上,中医学的辨证论治,即是整体治疗观的具体体现。

2. 人与自然界的统一关系 人体不仅本身是一个有机的整体,而且人体与自然界也存在着整体统一的有机联系。从而形成了中医学独特的"天人相应"观点,如《灵枢·邪客》说"人与天地相应也",《灵枢·岁露》亦说:"人与天地相参也,与日月相应也。"说明人的生命活动规律与自然界的变化是息息相关的。中医学根据这种"天人相应"观点,认为天有三阴三阳六气的变化和木、火、土、金、水五运的变化,人体亦有三阴三阳六经之气和五脏之气的运动,而且自然界中阴阳五行的运动变化,与人体五脏六腑的功能活动是相互收受通应的。

（1）生理上的适应调节

①季节气候对人体的影响：《灵枢·顺气一日分为四时》中指出："春生、夏长、秋收、冬藏，是气之常也，人亦应之。"《素问·宝命全形论》更说"人能应四时者，天地为之父母。"应，即适应调节之意。是说在四时气候的正常变化中，季节气候都有其各自的特性及发展规律。春属木，其气温；夏属火，其气热；长夏属土，其气湿；秋属金，其气燥；冬属水，其气寒。因此，春温、夏热、长夏湿、秋凉、冬寒，即表示一年之中气候变化的一般规律。生物在这种气候变化的影响下，就会有春生、夏长、长夏化、秋收、冬藏等相应的适应性变化。人体亦毫不例外，亦会产生阴阳气血适应性的调节。

如表现在汗、尿的变化方面：即《灵枢·五癃津液别》所说："天暑衣厚则腠理开，故汗出。天寒则腠理闭，气湿不行，水下流于膀胱，则为溺。"这说明春夏天热，阳气发泄，气血容易趋向于表，则人体皮肤疏松，腠理开泄而汗出。机体以汗出散热，来调节人体之阴阳平衡。秋冬天寒，阳气收敛，气血容易趋向于里，则人体皮肤致密，腠理闭塞，故少汗而多尿。这样既可保证人体水液代谢排出量的正常，又能保证人体阳气在天寒季节不过多地向外耗散。所以，人体在四季汗尿的变化，即体现了其阴阳气血进行着适应性的生理调节。

表现在脉象的变化方面：如随着四时气候的变化，四时的脉象也有相应的变化。《素问·脉要精微论》说："春日浮，如鱼之游在波；夏日在肤；泛泛乎万物有余；秋日下肤，蛰虫将去；冬日在骨，蛰虫周密。"李时珍《四言举要》说："春弦夏洪，秋毛冬石，四季和缓，是谓平脉。"即是说春夏脉象多见浮大，秋冬脉象多见沉小，此种脉象的浮沉大小变化，亦是机体受四时气候更替的影响，在气血方面所引起的适应性调节的反映。

表现在气血的循行方面：中医学认为人体气血的运行亦与气候变化的风雨晦明及月亮的盈亏相关。《素问·八正神明论》指出，天气温和，日色晴明，则人体血液流行滑润，而且卫气常浮于肌表，血容易外泄，经气容易循行；天气寒冷，日色阴霾，则人体血行亦会滞涩不畅，卫气亦常沉藏于里。同时认为，月亮初生之时，血气开始流利，卫气开始畅行；月正圆之时，则血气充实，肌肉坚强；月黑无光之时，则肌肤较弱，经络空虚，卫气衰减，形体常处于相对虚弱状态，故要求应顺应天时而调理气血。

②昼夜晨昏对人体的影响：中医学认为在一日之内，随着昼夜晨昏阴阳消长的变化，人体的阴阳气血也进行着相应的调节，与之相适应。如《灵枢·顺气一日分为四时》说："以一日分为四时，朝则为春，日中为夏，日入为秋，夜半为冬。"即是说，一昼夜的寒温变化，在幅度上虽然没有像四时季节那样明显，但同样也存在着类似春夏秋冬阴阳消长的周期变化，对人体的生理活动也有一定的影响。故《素问·生气通天论》说："阳气者，一日而主外，平旦人气生，日中而阳气隆，

日西而阳气已虚,气门乃闭。"气门,即汗孔,又称玄府,为人体排汗,散发热量,调节阴阳平衡的主要途径。此即是说,人体的阳气,白天运行于外,趋向于表,推动着人体的脏腑组织器官,进行着各种机能和代谢活动。早晨阳气初生,中午阳气隆盛,至夜晚则阳气内敛,便于人体休息,恢复精力。故中医学认为"阳入于阴则寐",这亦反映了机体在昼夜的阴阳消长过程中,其生理功能活动的适应性变化。

③地区方域对人体的影响:中医学认为,由于地域气候的差异,地理环境和生活习惯的不同,在一定程度上,也影响着人体的生理活动。如江南气候湿热,人体腠理多疏松;北方气候燥寒,人体腠理多致密。生活在这样的环境中,一旦易地而处,环境突然改变,初期多感不太适应。但人体也能进行相应的调节和适应,经过一段时间的锻炼,亦大都能够适应而习惯。

④人对自然界的能动作用:中医学认为,人与天地相应,不是消极的、被动的,而是积极的、主动的。人类不仅能主动地适应自然界,更能主动地改造自然界,并和自然界作斗争,从而减少疾病,提高健康水平。如《素问·移精变气论》所说"动作以避寒,阴居以避暑",《备急千金要方》所谓"凡人居住之室,必须固密,勿令有细隙,有风雨得入"。《寿亲养老新书》亦说:"栖息之室,必须洁雅,夏则虚敞,冬则温密。"这是指改造居处环境,以适应生活之需要。而《养生类篹》所说:"积水沉之可生病,沟渠通浚,屋宇清洁无秽气,不生瘟疫病。"则又是指环境的清洁卫生,对于预防疾病具有重要意义。可以看出,上述种种都是改造自然环境的具体措施,说明了中医学已经注意到了人对自然界的能动作用。

(2)病理上的内外影响

①季节气候对发病的影响:在四时气候的变化中,每一季节都有其不同的特点,因此,除了一般的疾病外,随着季节的不同,常可发生一些季节性的多发病,或时令性的流行病。如《素问·金匮真言论》说:"春善病鼽衄,仲夏善病胸胁,长夏善病洞泄寒中,秋善病风疟,冬善病痹厥。"指春天多病鼻塞流涕或鼻出血;夏天多发胸胁病变;长夏(农历六月)季节多发作里寒泄泻病证;秋天多发作风疟病证;冬天则多发作关节疼痛,手足麻木逆冷病证。可以看出,这正是指出季节不同,发病也常不同这一特点。此外,某些慢性宿疾,往往亦会在气候剧变或季节交换的时候发作或增剧,如痹证、哮喘等。

②昼夜晨昏对疾病的影响:是指在一天之内,由于昼夜的阴阳消长变化,天人相应,对病情的发展亦有一定的影响。一般疾病,大多是白天病情较轻,夜晚较重。正如《灵枢·顺气一日分为四时》所说:"夫百病者,多以旦慧昼安,夕加夜甚。朝则人气始生,病气衰,故旦慧;日中人气长,长则胜邪,故安;夕则人气始衰,邪气始生,故加;夜半人气入脏,邪气独居于身,故甚也。"这是由于早晨、中午、黄昏、夜半,人体的阳气存在着生、长、收、藏的变化,因而病情亦随之而有慧、安、加、甚等变化。

第二讲 中医学理论体系的基本特点和研究方法

③地区方域与疾病的关系:某些地方性疾病的发生,与其地理环境及生活习俗有着密切的关系。如《素问·异法方宜论》说:"南方者,天地所长养,阳之所盛处也,其地下,水土弱,雾露之所聚也,其民嗜酸而食胕(指腐制食物),故其民皆致理而赤色,其病挛痹。"挛痹,即湿热郁结,筋脉拘急,麻木不仁病证。

(3)诊治上的内外考虑:中医诊断学强调诊察疾病必须结合致病的内外因素,进行全面的考察,对任何疾病的症状和体征,都不应孤立地看待,应该联系到四时气候、地方水土、生活习惯、性情好恶、体质强弱、年龄性别、职业特点等,运用四诊(望、闻、问、切)方法,全面地了解病情,把疾病的原因、疾病的部位、疾病的性质,以及致病因素与机体相互作用的反应状态联系起来,并加以细致地研究,方能作出正确的诊断结论。故《素问·疏五过论》说:"圣人之治病也,必知天地阴阳,四时经纪……八正九候,诊必副矣。""四时经纪",指四时气候变化的规律。"八正九候",指四时八正之节气和三部九候之脉法。认为只有这样诊察,才能全面而名副其实。可以看出,中医学的诊病方法,充分体现了人与自然界对立统一相应联系的整体观念。

关于疾病的防治,中医学同样强调人与外在环境的统一,其治疗用药,强调必须遵循人体内外环境相互统一的客观规律,必须适应四时季节气候的变化,以及昼夜晨昏的阴阳变化,方能获取较好的疗效。首先,古人提出了"春夏养阳,秋冬养阴"等养生防病的原则,其治疗用药则又指出"必先岁气,无伐天和"(《素问·五常政大论》)等观点,并制定了因时、因地制宜的论治法则,亦是"天人相应"的整体观在治疗实践中的具体体现。

综上所述,可以看出,人与自然界或其内环境本身就是一个统一的整体,而且,可贵的是古人很早就建立了类似"时间生物学"的概念,发现了人类在其长期进化过程中,为适应自然界的变化,无论在生理活动或病理变化中,都反映出周期性的节律。人体气血阴阳的消长变化,是与自然界中客观存在的阴阳消长盛衰相适应的,而中医学的阴阳五行学说和运气学说则正是从整体水平上概括了许多周期性的节律和变化。例如日节律、月节律、年或超年(如五运六气)等周期节律。古人所说的"生、长、化、收、藏"规律,则正是反映了自然界生物生长发育的周期性节律。

关于人体小宇宙的认识,亦是有一定的科学道理,因为人体本身自成系统,是一个对立联系的统一体。根据阴阳矛盾观点,人体可以不断地一分为二,例如表里、上下、升降、气血、营卫、津液、精神、脏腑、阴经阳经,以及脏器本身的阴阳等。正是这些不同层次相互对立而又统一的两个方面,构成了完整的有机整体。但是,"整体不等于各部分的简单的总和",这是现代方法论"系统论"中的一个重要观点。而中医学对于人体的认识,则正是具备了这种观点。比如,中医学认为内在脏腑和体表组织器官,通过经络气血相互联系、相互影响,才能发挥各自的生理功能。而一旦局部脏器组织离开了整体，就不再具有原来的功能特点。因此，在整体观念指导下，中医学建立了自己独特的生理病理学系统，这种系统是以五脏为中心，并以五脏之中的心为中心的系统理论。"系统论"指出，任何一个局部都在某种程度上反映着局部和整体的信息，这又相似于中医学在诊断和治疗方面的特点，如面部五色诊、舌诊、脉诊、耳诊等，无不都是以局部外在的变化来推断整体的反应状态，从而测知内脏的病变。同时，对于内脏或整体的治疗，则又可以改善局部的病理反应，从而反映出内在脏腑与体表器官的整体系统联系。

（二）恒动观

1. 恒动观的概念　恒动，即是指持续地不停顿地运动、变化和发展。中医学用运动的、变化的、发展的观点而不是用静止的、不变的、僵化的观点来分析和研究生命活动、健康和疾病等医学问题，这种观点即称之为恒动观点。运动是物质存在的形式及固有属性，世界上的各种事物和现象都是物质运动的表现形式，所以运动是绝对的、永恒的，而静止则是相对的、暂时的或局部的，静止是物质运动的特殊形式。

中医学认为精气具有运动的属性，因而由精气所构成的整个自然界亦在不停地运动和变化着，自然界一切事物的变化，都源于天地精气的升降运动和相互作用。精气是构成人体和维持人体生命活动的最基本物质，所以人体亦是一个具有恒动作用的有机整体，而人的生命活动亦具有恒动的特性。故《格致余论·相火论》说："天主生物，故恒于动，人有此生，亦恒于动。"

中医学的恒动观认为整个宇宙自然界都处于永恒的无休止的运动之中，"动而不息"则是自然界的根本规律。故《素问·六微旨大论》说："夫物之生从乎化，物之极由乎变，变化之相薄，成败之所由也"。"成败倚伏生乎动，动而不已，则变作矣。"即是说世界万物的生成、发展、变化，乃至消亡的动力，无不源于精气的运动，事物的发生、发展，亦在其运动过程中进行和完成。故认为精气自身的相互作用，即阴阳精气的相互作用是"变化之父母，生杀之本始。"（《素问·阴阳应象大论》），是推动一切事物运动变化发展的根本原因。物质存在的形式为形与气两大类，物质运动的基本形式则是形与气的相互转化。中医学用形气转化的运动观点来阐释生命活动的规律，来说明健康与疾病的问题，故提出"人以天地之气生，四时之法成。"（《素问·宝命全形论》）的运动观点，从而说明生命是物质的，人与万物一样，都是天地自然界运动变化的产物，而人体正是一个不断运动并发生着升降出入和气化过程的有机体。

中医学的恒动观已认识到动和静是物质运动的两种不同表现形式。动是可见的明显的运动，静则是缓慢的、不易察觉到的运动，绝对的静止是不存在的。精气分阴阳,相互感应就有动静,故《太极辨》说:"动静者,气之本感也;阴阳者,气之名义也"。《类经附翼·医易义》说:"太极动而生阳,静而生阴","一动一静,互为其根"。《素问·天元纪大论》说:"动静相召,上下相临,阴阳相错,而变由生也"。从而说明阴阳二气,动静运动,相互为用,促进了生命体的发展和变化,维持着人体生命运动的动静和谐状态,保证了人体正常生命活动的进行。

2. 恒动观的内涵

(1)人体生命活动的恒动观:生命在于运动,生命体的出生、发展、变化,乃至衰亡,始终都在一个动静相对平衡的新陈代谢自我更新的状态中进行。故《增演易筋洗髓经·内功图说》说:"人身,阴阳也。阴阳,动静也。动静合一,气血和畅,百病不生,乃得尽其天年。"

(2)人体内液态物质循行的恒动观:人体内的液态物质,不外血液和津液两种,这些都是人体生命活动不可或缺、不可停滞的精微物质。血液的功能主要是营养和滋润全身脏腑组织,维持各脏腑组织的生理活动。而血液的营养和滋润作用,只有在正常的循行过程中才能得到发挥。如《素问·举痛论》指出:血液须在脉管中"流行不止,环周不休",方能输送水谷精微而达于周身。若某一局部血液循行变慢或停滞,则可导致血瘀病理状态,甚则可形成瘀血,从而引发其他疾病。

津液在人体内亦是上下环流,运行于全身的。津液的运行是在多个脏腑的参与下,通过三焦的气化,在体内处于不断地新陈代谢运动过程中,其摄入、输布和排泄之间,亦维持着相对的动态平衡。气行则津行,气滞则津停,若一旦津液的输布、运行失常,则亦将引发痰饮、水湿、水肿等病变。故《儒门事亲》说:"《内经》一书,唯以血气流通为贵。"

(3)脏腑生理活动的恒动观:五脏六腑各有其生理特性和生理功能,并都是建立在脏腑之气的运动变化之上的。如在心气的推动下,心脏不停地进行着收缩、舒张运动,通过心脏的搏动,心主行血生理功能正常发挥,血液方能被输送到全身,进行营养作用;在肺气的作用下,通过肺脏的一张一缩,肺才能进行着有节律的呼吸运动,在此过程中体内外的气体方能不停地进行着呼浊吸清的交换,其他脏腑组织器官的生理功能方得以正常进行;脾以健运不息为其特征,脾气充足,则脾的运化水谷和运化水液功能方能正常,其消化吸收功能和水液代谢过程才能正常进行。因此,运动不息亦是脏腑的生理特点。

(4)病理变化的恒动观:中医学在强调以恒动观点来认识人体生理活动的基础上,更强调以运动变化的观点来认识和把握疾病发展的过程和病理变化的阶段进程。认为从病因作用于机体到发生疾病,机体一直处于正气与致病邪气进行斗争的运动变化之中,正邪斗争一直贯穿于疾病的始终。同时,其病机病证亦处于不停的发展变化之中,并表现出运动变化过程的某些阶段性。以外感风寒为例,从《内经》始,即已提出其发展过程经历着六个阶段的基本病理变化,张仲景在《伤寒论》中对此进行了深入的总结和归纳,从而提出了意义重大、影响深远的"六经病证"传变规律。认为太阳病证不解,病情就会继续发展,或发展至太阳腑证;或发展成寒热往来的少阳证;或入里从阳化热,发展成阳明经证或阳明腑证。若三阳病证不解,病情进一步发展变化,则向虚的方面转化,就会传变发生三阴病证等。又如叶天士总结归纳了温病发展变化的规律,即温病初期往往首先侵犯肺卫,继而可发展至气分、营分,甚或血分等。这些认识和把握,充分体现了疾病发展变化阶段性的运动观。

应当指出,中医学对于生理和病理过程中"恒动"现象的理解和概括,一般有三种类型:一是各脏腑组织器官,包括气血津液各自所具有的生理或病理上的运动变化特点,这些运动变化则是各具特色。其二是受自然因素的影响,其生理和病理方面所表现出的似日、似月,乃至似年等的周期性波动,这类运动往往表现为"振荡"、"涨落"等基本形式。其三是或以人的整个一生,或以疾病的全过程为周期的运动、发展和变化,则又往往表现为抛物线形的规律。

(5) 疾病防治的恒动观:疾病过程是一个不断运动变化的动态过程,一切病理变化都是机体阴阳矛盾运动失去平衡协调的反映。其治病求本的目的,不在于单纯补充或减少因病变而导致的某些物质数量上的多少,而主要是通过扶正祛邪,补偏救弊,调整阴阳的偏盛和偏衰,使其在新的基础上恢复其生化运动的动态平衡。这正是对立统一恒动观点在中医临床辨证论治过程中的体现。而"未病先防"和"即病防变"的预防思想,亦体现了在解决健康与发病矛盾过程中的运动观点,并体现了防患于未然的主动的恒动观点。

(三)辩证观

1. 辩证观的概念 辩证观,即辩证观念或辩证观点。中医学不仅认为物质性是一切事物的共同根源,而且还认为自然界中的一切事物都不是一成不变的,各个事物都不是孤立的,他们彼此之间是相互联系,相互制约的,并把生命活动、健康与疾病看作是普遍联系和运动变化的过程。人体生命活动的生长壮老已,以及健康与疾病的变化都是机体自身固有的阴阳矛盾发展变化正常与否的结果,故中医学常用矛盾的对立统一、整体联系的观点来看待生命与健康,以及疾病的发生、发展和变化,即是中医学的辩证观点。

"矛盾法则,即对立统一的法则为辩证法的核心"(《毛泽东选集·矛盾论》)。中医学认为,阴阳矛盾是自然界运动发展的根本规律,生命是自然界物质运动的高度发展的产物,是阴阳二气相互作用的结果。生命活动的本质,即是机体内部阴阳矛盾"阳化气"与"阴成形"的对立统一,以及机体与周围环境的阴阳矛盾的对立统一。人的生命过程即是机体阴阳矛盾对立双方在不断的矛盾运动中取得统一的过程。《自然辩证法》亦指出:"辩证法是关于普遍联系的科学"。中医学强调从普遍联系的法则与观点去认识人体自身、人与自然、人与社会的关系,去处理健康与疾病的关系,则正是体现了在中医学理论体系中包含着丰富的唯物辩证的思维和方法。

2. 辩证观的内涵

(1)中医生理学的辩证观:主要表现为人体以五脏为中心,机体内外环境相互统一的藏象学说整体观;脏腑之间相互依存、相互制约的对立统一观;气血津液等生命活动物质与脏腑功能、精神活动与生理活动之间的辩证统一观等。

(2)中医病理学的辩证观:主要表现为病邪属非常之变,太过不及或非其时而侵袭人体;"正气存内,邪不可干","邪之所凑,其气必虚","避其毒气"等既强调内因,又不排斥外因的辩证的病因发病学观点,以及脏腑相通,并与五时相应,病变互传,移皆有次的重视整体联系的病理学观点。

(3)中医诊断学的辩证观:主要表现为中医诊断疾病,从不机械地就病论病,而是将疾病的形成、发展变化与机体所处的自然与社会环境联系起来,作为一个系统整体来进行考察,通过把握四诊材料的相互关系、有机联系来诊断疾病,并强调"四诊合参",透过现象看本质,察色按脉先别阴阳,以抓住疾病的主要矛盾,从而体现了鲜明的临床辩证思维。

(4)中医治疗学的辩证观:主要表现在如下几方面:

一是标本缓急:所谓疾病的标本,反映了疾病的本质与现象、原因与结果、原生与派生等几方面的相互关系。中医学在其"标本缓急"理论中,已经触及根本矛盾、主要矛盾和次要矛盾等的关系问题。本,类似疾病的根本矛盾;标,类似被根本矛盾所规定和影响着的其他矛盾。一般来说,在疾病存在的整个过程中,其根本矛盾,即本的性质没有发生变化。但被根本矛盾所规定或由根本矛盾所派生的其他矛盾,即"标",却有的产生了,有的激化了,有的发展了,有的消失了。因此,治病必须抓住疾病的根本矛盾,治疗"本",才能取得疗效。即所谓"治病必求其本"、"缓则治其本"。但如果标病紧急上升为主要矛盾之时,则亦可以采用"急则治其标"的方法,予以治疗。

二是正治反治:在区分了疾病的标本,确定了治疗的主次先后之后,就要运用一定的治疗原则,采取相应的治疗措施进行治疗,从而使阴阳的相对平衡得以恢复。总的治疗原则,即是针对证候所反映的阴阳失调状况,相应地采用纠正这种阴阳失调状况的治疗方法,如寒者热之、热者寒之、虚则补之、实则泻之等,藉以帮助机体恢复其阴阳平衡状态,达到治愈疾病的目的。中医学关于应用与证候性质相反的药物进行治疗的原则,正是自发地利用了矛盾的对立之间既斗争又统一的辩证观原理。正治反治不仅运用了矛盾的对立斗争关系,同时也运用了矛盾的同一性法则。

三是异法方宜：中医学认为疾病的种类和病人的条件是复杂多样的。同一种疾病，由于地区方域、季节气候、生活环境，以及职业、体质等条件的不同，其治法就应有所区别。强调治疗疾病既要考虑矛盾的普遍性，又要善于识别矛盾的特殊性，要具体问题具体分析。正如《医门法律·申明内经法律》所说"凡治病不察五方风气，衣食居处各不相同，一概施治，药不中窍，医之过也。"可以看出，中医学"异法方宜"的治疗原则。确实蕴含着把事物的一般性和特殊性结合起来的辩证观点。

四是必伏其所主：伏其所主，是指抓主要矛盾，解决主要矛盾的论治思想。主要体现在"同病异治"或"异病同治"的正确运用等方面。而其病治异同，则正是充分体现了中医辨证论治原则的灵活性。但应指出，不论是同病异治，还是异病同治，都必须遵照"必伏其所主，而先其所因"（《素问·至真要大论》）的原则，方能准确无误。可以看出，中医学是从运动的观点，而不是从静止的观点；从相互联系的观点，而不是从孤立的观点，来看待疾病的发生和发展，同时注意到了疾病发展的阶段性和疾病矛盾的主次关系，这正是辩证观的具体体现。

（四）辨证论治

1. 证的概念　证，即病证。是机体在疾病发展过程中的某一阶段的病理概括，亦标示着机体对病因作用的整体反应状态。由于它概括了病变的部位、原因、性质，趋势及邪正关系，以及机体的抗病反应能力等，能够反映疾病发展过程中某一阶段病理变化的本质，因而它比症状能更全面、更深刻、更正确地揭示疾病的本质。

2. 证与病、症的关系　任何疾病的发生和发展，总是通过一定的症状和体征等疾病现象而表现出来，故中医学认为疾病的临床表现以症状和体征为基本要素。是反映疾病或证候的组成部分。

症状是疾病过程中的个别表象，是患者所主观感觉到的异常反应、临床表现或某些病态改变，如头痛、发热或恶心呕吐等。而客观的临床表现则是体征，如舌苔、脉象等。广义的症状则包括体征。

病，即疾病。指在病因作用下机体邪正交争、阴阳失调所出现的导致生活和劳动能力失常的具有一定规律的病理过程。具体表现为若干特定的症状、体征，以及疾病某阶段的相应证候。

证与病、症的关系，表现于三者既有联系，又有区别，三者均统一于病理基础。其区别在于症状仅仅是疾病的个别表象，而证则能反映疾病某阶段的病理本质变化，能将症状与疾病联系起来，从而能够揭示症状与疾病之间的某些内在联系，有益于对疾病过程的深入认识。

20

3. 辨证论治的内涵   所谓辨证,就是将四诊(望、闻、问、切)所收集的资料、症状和体征,通过分析、综合,辨清疾病的原因、疾病的性质、疾病的部位,以及邪正之间的关系。概括、判断为某种性质的证,以探求疾病的本质。所谓论治,又称施治。则是根据辨证的结果,确定相应的治疗原则和方法。可以看出,辨证是决定治疗的前提和依据,论治则是解决疾病的手段和方法,通过辨证论治的实际效果即可以检验辨证论治的正确与否。所以辨证论治的过程,就是认识疾病和解决疾病的过程。辨证与论治,是中医诊治疾病过程中相互联系不可分割的两个方面,是理论和实践相结合的体现,是指导中医临床理法方药具体运用的基本原则。

4. 辨证与辨病的关系   中医认识并治疗疾病,是既辨病又辨证,并通过治疗"证"而达到治愈疾病的目的。中医学认为,临床分析病证首先应着眼于"证"的辨别,然后才能对疾病确立治则治法,进行正确的施治。例如感冒病,症见发热,恶寒,头身疼痛,病属在表,但由于致病因素和机体反应性的不同,临床又常表现为风寒表实证和风热表虚证两种不同的证。只有把感冒所表现的"证"是属于风寒还是属于风热辨别清楚,才能确定是选用辛温解表方法,还是选用辛凉解表方法,给予恰当的治疗。由此可见,辨证论治既区别于见痰治痰、见血治血、见热退热、头痛医头、脚痛医脚的局部对症疗法,又区别于那种不分主次、不分阶段,一方一药对一病的治病方法。

5. 病治异同   辨证论治,作为指导临床诊治疾病的基本法则,由于它能辨证地看待病和证的关系,既看到一种病可以包括几种不同的证,又看到不同的病在其发展过程中可以出现同一种证,因此在临床进行治疗时,即可以在辨证论治的原则指导下,采取"同病异治"或"异病同治"的方法来处理。

(1)同病异治:所谓同病异治,是指同一种疾病,由于其发病的时间、地区,以及患者机体的反应性不同,或其病情处于不同的发展阶段,所以表现的证不同,因而治法亦不一样。仍以感冒病为例,由于其发病的季节不同,其治法也不完全相同。暑季感冒,多由感受暑湿邪气所致,故其治疗常须应用芳香化浊药物,以祛除暑湿。这与其他季节的感冒病治法,诸如辛凉解表、辛温解表等就不相同。又如在麻疹病病情发展的不同阶段,其治疗方法也各有不同,发病初起,麻疹未透,治宜发表透疹;疾病中期肺热蕴盛,则常须清解肺热;其病后期则多为余热未尽,肺胃阴伤,则又须以养阴清热为主。

(2)异病同治:所谓异病同治,是指不同的疾病,在其发展过程中,由于出现了相同的病机和相同的证,因而也可采用相同的方法治疗。例如久痢脱肛、子宫下垂是不同的病,但如果均表现为中气下陷证候,就都可以用补气升提的方法进行治疗。可以看出,中医治病主要不是着眼于"病"的异同,而是着眼于"证"的异同,着眼于病机的区分。因为"证"与病机是相联系的,故相同的病机病证,可用基本相同的治法进行治疗;不同的病机病证,则必须用不同的治法。中医学所谓"证同治亦同,证异治亦异",实质上是由于"证"的概念中包含着病机在内的缘故。而这种针对疾病发展过程中不同质的矛盾用不同方法去解决的法则,即正是充分体现了辨证论治的精神实质。

6. 中医论治的调控与平衡观　中医学治疗法则的精髓,即在于"谨察阴阳所在而调之,以平为期。"(《素问·至真要大论》)病理上的阴阳失调,不外太过或不及两方面,故治疗的目的就在于调整和扶助人体的控制系统,使之重新建立起正常的动态平衡。因此,中医治病处处注意正反两个方面,即祛邪而不伤正,扶正而不留邪;补阳而不伤阴,滋阴而不伤阳等。故其临床治疗大法,诸如扶正祛邪、补虚泻实、寒者热之、热者寒之、壮水之主、益火之源等,无不包含着调控思维观点,这就是中医学调节控制机体恢复阴阳平衡的论治特点。所以,辨证论治的实质正是研究特定的证候与特定的方药之间的对应关系及其变化规律,而这种对应关系及变化规律,则正是经过千百年来的临床实践检验,而被反复证实了的客观规律。

二　中医学理论体系的基本研究方法

科学的辩证唯物哲学认为,方法是学科体系中最深层的最本质的内容。它决定着学科的众多特点和特色。整体方法、辩证方法和系统法则是中医学的哲学方法。这些方法又是和中医学的整体观念、精气学说、阴阳学说和五行学说密切相关的,从而形成了中医学方法论的根本特点及主要优势。应当指出,在中医学理论体系的形成和建构过程中,在这些哲学方法的指导下,中医学又形成了诸如"揆度奇恒"、"司外揣内"、"援物比类"等许多独具特色的一般性研究方法和特殊的研究方法,这些研究方法有的是与其他自然科学中的某些方法异中有同,有的则完全是中医学所独创,且大多是理性思维方法。因此,了解和掌握这些研究方法,对于正确理解中医学理论的内涵和外延,进而深入研究其实质和规律,无疑具有十分重要的意义。从认知和研究方法来说,其最具特色者大致有如下几种:

1. 揆度奇恒　即是用比较的方法来进行区分和鉴别。如《素问·玉版论要》说:"揆度者,度病之浅深也;奇恒者,言奇病也","五色脉变,揆度奇恒"。所谓"揆度",即是衡量。"奇恒",即是特殊与一般,或异常和正常。并对一般情况和异常情况进行比较,找出其不同之点或相同之处,从而发现其规律。所谓比较,即是考察对象之间的异同,这是对客观世界进行认识活动的基础,是运用逻辑规律和各种科学方法对客体进行认识的前提。因此亦可以说,没有比较,就不可能有对客观世界的认识和探索。

就"奇恒"而言,多以健康和疾病来比较,则健康为恒,疾病为奇;如以疾病症状而言,则一般疾病中常见症状为恒,特异症状为奇。由此可见,通过比较,即可以达到区分不同之目的。此外,在对大量事物进行比较之时,必然会发现若干事物中存在共同之处,因而可以把具有某一共同点的事物归为一类,即所谓"物以类聚",此即是中医学中分析事物常用的归类方法。

运用区分不同特点和特性来进行比较、鉴别的方法,在中医学的临床实践中应用的较为普遍。如《素问·平人气象论》所说:"人一呼脉再动,一吸脉亦再动,呼吸定息,脉五动,闰以太息,命曰平人。平人者,不病也。常以不病调病人,医不病,故为病人平息以调之为法。"又说:"人一呼脉一动,一吸脉一动,曰少气。人一呼脉三动,一吸脉三动而躁,尺热,曰病温。人一呼脉四动以上曰死。"这即是通过对脉率的比较,以区分和鉴别平脉、病脉和危重病脉的方法。又如《素问·玉机真脏论》说:"脉盛、皮热、腹胀、前后不通、闷瞀,此为五实;脉细、皮寒、气少、泄利前后、饮食不入,此为五虚。"此亦为临床鉴别病人虚实所常用的比较方法,虽然临床所见之虚实表现不限于此,但"五实"、"五虚"之症,确是通过比较,以鉴别虚证、实证之要点。

通过比较,来发现事物之间的共同点而进行归纳的方法,在中医学理论体系形成过程中应用的也很多,例如通过考察人体所有的内脏,会发现有些内脏以贮存人体的精血为主,如肝藏血、肾藏精,这些内脏将精血贮藏于内而不无故外泄,以充分发挥精和血的生理功能;而另外一些内脏则以受纳、消化饮食物,并吸收其水谷精微为主,如胃、小肠、大肠等,这些内脏将饮食物消化、吸收后,则按时排空,以利于下一次饮食物的受纳、消化和吸收。因此,根据前一类内脏活动着重贮藏而少排出,后一类内脏则即时排空而不久藏等生理特点,《素问·五脏别论》将其归纳为"藏精气而不泻"和"传化物而不藏",从而将前一类内脏命名为"五脏",后一类内脏命名为"六腑"。此外,尚有一类似脏似腑的脏器,经过比较分析,称为"奇恒之腑"。此即是中医学脏腑共性和分类之由来。

2. 以表知里 中医学又称其为"司外揣内"。是指通过观察事物的外在表象,以揣测、分析和判断事物内在状况和变化的一种认知和研究方法。如《素问·阴阳应象大论》说:"以我知彼,以表知里,以观过与不及之理,见微得过,用之不殆。"《灵枢·外揣》说:"五音不彰,五色不明,五脏波荡,若是则内外相袭,若鼓之应桴,响之应声,影之似形。故远者,司外揣内;近者,司内揣外。"所谓司内揣外,即由里而知表。在实际运用中,以司外揣内,由表而知里者为多见。

以表知里的认知和研究方法,在各门学科中被广泛应用。如《管子·地数》说:"上有丹砂者,下有黄金;上有慈石者,下有铜金;上有陵石者,下有铅锡赤铜;上有赭者,下有铁。此山之见荣者也。"此即是以表知里方法在古代地质学中的应用,说明了地表征象和地下情况之间的某些内在联系。同样,机体的外部表象与内在变化之间亦必然存在着某些特定的相应关系,即"有诸内,必形诸外"(《孟子·告子章句下》)。古代医家充分运用以表知里、司外揣内的方法,通过观察机体的生理、病理表象,来认识其内在生理功能和病理变化,中医学有关生理和病理的许多知识和规律,都是源于此方法的广泛应用而认知。如中医学的核心理论藏象学说,其主要观点大多即是如此形成。所谓藏,指藏于体内的内脏;所谓象,则指表现于外的生理和病理征象,而藏象则正如《类经》所说:"象,形象也。藏居于内,形见于外,故曰藏象。"可见,藏象学说,正是以此为方法论基础,并借助于外在的信息和生理、病理现象的观察分析,来推知其内在脏腑的功能特点和生理活动规律。例如肺,是藏于体内的内脏;呼吸,则是肺表现于外的生理功能;咳嗽、气喘、咳血等,则是肺病表现于外的病理征象。而通过对上述功能和症状的观察分析,即可以了解肺主气、司呼吸,以及主宣发、肃降功能的异常。同样,通过对脉象、舌象、面色及心胸部位症状等外在征象和症状的分析,亦可以了解心主血脉功能的异常,以及心开窍于舌、心其华在面等生理联系的异常。并由此可以进行临床诊断,决定治疗。

可以看出,以表知里(即司外揣内)的认知和研究方法,与现代控制论的"黑箱"方法,有着某些类同。对于内部有着复杂联系而又不便于打开分解逐项分析,或打开后有可能干扰或破坏原有状态的研究对象,特别是生命活体的变化过程,我们主张借助于"黑箱"的方法,即通过对其输入信息与反馈输出信息进行比较研究,则常可测知该对象内部的大致联系,并把握其运动变化规律。由于此一方法没有肢解研究对象,干扰或破坏研究对象本身所固有的各种联系,因而"失真"较少,被观察认识的是研究对象所固有的特性和变化规律,故常可获得许多用"还原分析"(即打开"黑箱"来观察分析)方法所无法获悉的信息。中医学的藏象学说之所以能包括许多超结构的联系,如"肾主骨"、"肾开窍于耳"、"肺主皮毛"、"肺主治节"等,其原因就在于此。因此,以表知里司外揣内的研究方法,对于许多复杂的研究对象,特别是对生命过程之研究,具有许多其他方法所无法比拟的优越性。近年来的研究亦证实,上述的某些联系,如肾主骨、开窍于耳和肺主皮毛等理论,已能从钙代谢、内耳与肾单位的微观同构关系,以及机体系统演化等角度,部分打开机体黑箱地予以证实和阐明,从而说明以表知里司外揣内的方法具有坚实的科学基础,对于中医学有关复杂生命系统的研究具有十分重要的意义和应用前景。

3. 演绎推理 是从一般到个别的思维和认知方法。一般来说,人们往往以归纳所得到的一般的共性结论为依据,去研究个别的、尚未深入研究的事物或新出现的事物,再进一步推求出新的结论,如此推理下去,则又可以得出许多新的结果。演绎推理方法在各门科学的研究过程中,用的比较多,而在中医学中亦用的相当普遍。

在中医学中,演绎推理常被用以阐释机体的生命活动,或用作对疾病的诊断和治疗的推论方法。如对肝脏生理活动的认识,肝在五行属木,而木则具有升发和枝条生长舒展、畅达的特性,故肝脏亦就具有主升发和喜条达的生理活动特点。根据推理分析,则中医学即认为肝气主升,能使人体气机向上升散和发泄,若肝气太旺,升发之力过强,就会导致血随气逆,人体气血上壅,则可出现面红目赤,头胀头痛等病变。临床治疗,则当平肝降逆,而使肝气得以平复,故常用"平肝"、"泻肝"之中药,或以针灸等疗法泻肝或平肝,则多能收到良好疗效。

另外,根据演绎推理,中医学更认为肝主疏泄,即肝气具有使人体气的运动疏通畅达而不停滞、发散于内外而不郁结等功能,此一功能正常,则全身气血流通,情志舒畅;若肝气疏泄功能障碍,则人体气血运行不畅,可发生气郁、气滞或气结等病变,此时亦应以疏肝解郁为法,选用疏肝理气的药物,或用针灸、推拿疏肝理气,亦多能收到良好的效果。

又如对于水肿的治疗,按照五行的"相克"关系,土能克水,人体五脏之中脾属土,脾能运化水液,健脾则能治水,从而使水肿得以消除。故临床所见,凡遇水肿病变,对于辨证为脾虚致肿者,常用健脾利水的方药,多能收到良效。

应当指出,由于中医学经常直接用阴阳学说、五行学说、精气学说等哲学理论或方法,用以说明人体的生理功能活动和病理变化,或用以指导具体的养生康复和疾病的治疗,也就是说,经常用一般的理论去指导或论证特殊的具体的事物,因而演绎推理法应用于中医学理论体系,在理论阐释和临床辨治过程中,确有重要的指导价值。

4. 援物比类 出于《素问·示从容论》,如说:"援物比类,化之冥冥","不引比类,是知不明也"。"援物比类",又称取象比类,主要是运用形象思维,根据被研究对象与已知对象在某些方面的相似或类同(即援物或取象),从而通过比较和推论,认为两者在其他方面也有可能相似或类同(即比类),并由此推导出被研究对象某些性状特点的逻辑方法。援物比类法与通常所说的"类比"方法确有相似之处。"类比"法是科学认识过程中获得新知识的一种重要手段,历来被学者们所重视。同样,"援物比类"的"类比"方法亦被历代医家所广泛使用。例如中医学从整体观念出发,常以自然界和社会的事物来和人体内的生理或病理等现象进行类比,从而推导出令人信服的见解。如自然界天气寒冷则河水凝结成冰而不流通,植物的营养多藏于根部,小动物藏于地下而冬眠;天暖则河水流畅,动植物皆繁荣表现于外,人亦与之相应。故《素问·八正神明论》说:"天温日明,则人血淖液而卫气浮,故血易泻,气易行;天寒日阴,则人血凝泣而卫气沉。"人体的主要成分为体液,血液也是液态物质,在脉管中循行,故亦受到四时气候变化之影响。对于人体的生理机能在不同外界条件影响下所发生的细微变化,已得到了现代生物学研究成果的认可。

德国近代哲学家康德指出:"每当理智缺乏可靠论证的思路时,类比这个方法往往能指引我的前进。"事实上,中医学理论体系中的很多基本知识,大多是借助于此一方法而产生。

中医学常用"类比"法来探究病因病机。比如关于"内风"的认识,在自然界,风动则树木动摇,微风则枝叶颤动,风稍大则枝叶摇动,风过于暴烈则整棵树可被倾倒,只有风动平息,则树木方能恢复正常之平静。根据"援物比类"方法,中医学认为凡人体四肢和头部不自主的震颤、摇动或抽搐,严重时则人突然扑倒,半身瘫痪等病证,皆都由风邪所引起。在汉、唐时期,认为风自外来,但用祛风药治疗,效果不佳。自宋至清,古代医家方逐渐认识到,此风非外来,而是由于人体内在的阳气变动异常所致,此风称为内风。故清代医家叶天士在其《临证指南医案·中风》中说:"内风乃身中阳气之变动。"内风无法祛除,只能平息,故临床多用平肝息风方药,常可收到一定效果。

此外,在临床治疗疾病的具体方法上,中医学亦经常利用类比推理,进而发现新的治疗方法。如治疗内热亢盛,上部热象比较明显的病变,临床症见咽喉红肿疼痛,舌赤碎痛,口内生疮,大便干结等。由于日常生活所见,炉火旺盛,源于柴薪充足,而抽掉柴薪则火势自灭,受此启示,类比推论,因而创造"釜底抽薪"法,对此病证多采用寒凉攻下方药,大便一通,腑气下行,火热之势下降,上部热象顿消。又如中医临床治疗阴虚津亏肠液干枯所致之大便秘结病变,受水能载舟行舟之启示,因而临床多采用滋阴养液润便方药治疗,使阴津得复,肠液增多,则大便自然滋润而畅通。故清代医家吴鞠通为此创制增液承气汤,并命名此治法为"增水行舟法"。

5. 内景返观 又称为内视法、内照法。指在机体的某种特殊状态(通常是气功的激发状态),人的自我感知能力在一定的程度内,可内向的体验或察觉机体自身的内在景观,甚至能作出某些适度调控的一种特殊方法。亦是中医学所特有的认知方法。

晋代医家和道家葛洪在其《抱朴子·内篇》中曾说:"反(即返)听而后所闻彻,内视而后见无朕"。明代医家李时珍在其《奇经八脉考》中则更明确指出:"内景隧道,唯返观者能照查之。"意思是说,脏腑内景和经络隧道,只有某些经过特殊修炼,能内视返观的人方能体察而感知。综观历代医家文献和气功资料,记载"内视"的实例很多。如某些气功家练功时常能清晰的体察到自己"内气"的运行情况,若能使之沿任脉、督脉环行,则成"小周天"功法;若能使之沿十二经脉环行,则成"大周天"功法;若能加以引导调控,则还能起到某些治疗作用,获得某种特殊功效。所以,所谓大、小周天功法实际上就是一种内景图像导引功法,而气功则是一种内在自我调控的方法。

有学者通过系统的考察,得出结论认为:中国人之所以能发现经络现象,并升华为经络学说,就是得益于导引(即古代气功)后所产生的内景返观。此外,诸如命门学说、纳气归元(肾)说和太极图说等,都可以借助这一方法获得某些现象学的依据,从"内景返观"中找到实践的根源。无疑,这一特殊的认知方法为中医学增加了许多独特的学术内容,其重要性是不应被忽视的。

应当指出,医学研究的对象是活着的机体的动态表现。在某种特定的状态下,人即是被认识的客体,同时又是认识的主体。当借助于导引、吐纳等身心修炼方法,促使形神机能高度协调与和谐的同时,常能诱使机体进入易于出现"内景返观"体验的气功激发状态。当此之时,则认知中的主客体接近于统一,并与形体和精神的统一相结合,便有可能产生独特的"内景返观"现象。近年来,国内外学者对气功状态下的体内理化变化进行了不少研究,结果初步表明:气功可以使人的精神系统、内分泌系统和理化方面的机能活动进入一个十分有利于生命活动的高度有序状态。这可能就是气功激发状态时,人之所以能够发挥诸如"内景返观"等特殊功能的理化基础。

心理学实验研究表明,持续较久时间的处于被动入静状态(即阻断外界各种信息刺激)的实验者,可逐渐听到身体多处发出的(由自身机能活动所产生的)声响,可以感受到一些平时根本无法体察的生命信息。有鉴于此,人们猜测人类本身具有潜力巨大的感知能力,平时由于各种刺激,抑制了这种能力的释放。而气功入静(气功是主动入静)之后则解除了这种抑制,从而使这种感知潜能得以发挥作用,因而有"内景返观"现象的出现。正是由于这类人们尚未很好认识和把握的特殊情况的存在与感知,从而能以发现或产生诸如"经络"等独特的理论。当然,亦应指出,就经络现象而言,亦并非专以"内景返观"为基础。

6. 试探和反证　试探,是指对复杂的对象先作一番考察,尝试性的提出初步设想,并采取一些措施,然后根据实践结果,再做出适当调整,完善或修订原有设想,以决定下一步措施的一种逐步逼近的认知方法。反证,则是指从结果来追溯或推测原因并加以证实的一种逆向的认知方法。此两种方法既有联系亦有所区别,首先它们都是从结果来反推其原因,此为其同;而试探则要求事先需要采取一定的措施,以引起反应,反证则无此环节,此为两者之异。试探与反证这两种认知方法,从古至今,仍然被广泛应用于中医学理论的形成和发展,以及实验研究和临床实践之中。

古代医家常借助于试探来审视病因,进行辨证,故又称其为"审病法"、"消息法",类似于当代的"诊断性治疗"或"假设性诊断"方法。如张仲景在《伤寒论》中指出:"若不大便六七日,恐有燥屎。欲知之法,少与小承气汤,汤入腹中,转矢气者,此有燥屎也,乃可攻之;若不转矢气者,此但初头硬,后必溏,不可攻之,攻之必胀满,不能食也。"此先少用小承气汤,进行试验性治疗,便是试探法之应用。在错综复杂病证或疑似难辨病证的认识和治疗中,此种试探方法的意义则更为突出。故张介宾在其所著《景岳全书·传忠录》中曾指出:"若疑其为虚,意欲用补而未决,则以轻浅消导之剂,纯用数味,先以探之。消而不投,即知为真虚矣。疑其为实,意欲用攻而未决,则用甘温纯补之剂,轻用数味,先以探之。补而觉滞,即知其有实邪也。假寒者略温之,必见烦躁;假热者略寒之,必加呕恶;探得其情,意自定矣。"此是就寒热虚实进行试探而言。关于阴证、阳证的试探用药,则如《伤寒纲目》所说:"凡遇阴证似阳者,先以冷水与之,得水反剧者,阴证也。后以热汤与之,得汤稍解,次以姜汤与之,势又稍缓,然后以理中、四逆、桂枝、麻黄、附子、干姜等投之,何至有九窍流血之祸乎? 遇阳证似阴者,先以热汤与之,得汤反躁者,阳证也。后以冷水与之,得水稍解,次以芩、连与之,势又稍缓,然后以大黄、芒硝、承气等投之,何至有滑脱不禁之惨乎?"这些见解,深刻体现了临床应用"试探"一法的重要性,并融会贯通着反复尝试验证之真知灼见,值得重视。

应当指出,在中医学中,几乎所有学说的提出、创立和发展,都是不断地反复运用试探方法进行深入研究验证的结果。如对于"卒中"病证的认识,汉唐医家曾试探性地提出"卒中外风"说,认为是突然感受外界暴戾风邪所致。根据此一假说,其治疗即应以祛风药为主,但其效果并不理想。至宋代,则某些医家尝试性地把部分卒中患者的病因归于恼怒太过,以致气血逆乱而"气中";有的则归之于"将息失宜";有的归之于体虚气弱。至明代,则有人作了进一步的修正,提出了"类风"、"非风"、"内虚暗风"等说。直至清代叶桂才发展形成"肝阳化风"说,确立了以内在脏腑机能紊乱为主的"卒中"病因病机制论。通过试探,人们的认识不断深化和提高,从而不断的逼近真理。发展至今,中医临床根据"肝阳化风"说来预防治疗"卒中",则能获得比较满意的疗效。

中医学认识病因的"审证求因",即是典型的反证法,它通过对症状和体征的认真分析和辨别,从结果出发去追索和反推病因,中医病因学中的"六淫"学说,大多即是这样形成的。应当指出,在疾病过程中,症状和体征是病因病机的表现与结果,两者之间存在着因果的联系,故分析症状与体征,便可以在一定程度上把握病机,推导出病因。以外感病的辨证分析为例,如患者表现有重浊腻滞、气机阻滞之纳呆困倦,舌胖苔厚等症状或体征者,再结合其发病时令和患者的居住环境,即可反推出系"湿邪"为病,并可以根据运用祛湿疗法或祛湿方药的效果,来反证或修正原先的推论。应当看到,反证法是根据"输出结果"来推论"输入信息"或"黑箱"内在机构的认知方法。因此,它与通过分析输入、输出信息之间的关系,以认识"黑箱"内在结构及其变化的"司外揣内"法有着某些类同。严格来说,应称之为"司后揣前"法。反证法除用于认识病因外,其在基础理论的形成和发展,以及指导临床处方用药等方面仍起着积极的作用,特别是在认识复杂的事物或现象时,仍具有一定的意义。

　　此外,除上述方法外,诸如强调注重整体直观而疏略还原分析;强调事物间的相互联系而疏略具体形质的研讨;侧重于动态的观察而疏略静态的细究等,亦是中医学认知过程中的方法论特点,亦应有所认识。

29

第三讲
中医学的哲学基础概述与精气学说

【授课要点】

1. 一般了解哲学基础在中医学理论体系形成过程中的重要意义。

2. 正确理解精气与精气学说的概念,了解精气学说的形成、沿革与发展,以及中医学的本原论和中介说对中医理论体系的重要作用。

3. 掌握精气学说的基本内容,即精气是构成世界万物的本原;精气运动不息,变化不止;精气是宇宙万物相互感应的中介。

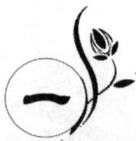

4. 掌握精气学说在中医学中的应用。

一、中医学的哲学基础概述

哲学,是人们对于整个世界(包括自然、社会和思维)进行认识,并概括为某些根本观点的学科和体系,是研究自然界和社会规律,以及人类思维及其发展的最一般规律的学问。因而哲学就是理论化和系统化的世界观和方法论。

医学是研究人类生命过程以及同疾病作斗争的科学体系,为要探索生命的奥秘,以及健康与疾病的关系和规律,医学就必须以先进的哲学思想作为世界观和方法论来构建自己的理论体系。中医学是中国古代比较系统的自然科学体系,在其自身理论体系形成之时,即充分的吸收了当时先进的哲学理论和观点,并与医学实践经验和理论融合在一起,构建了涵盖自然哲学、形态学和实践验证的完整的医学体系。中医学以古代的唯物观和辩证观,即精气学说、阴阳学说和五行学说为哲学基础,运用综合思维的方式来分析和解决医学理论和医疗实践等诸问题,充分体现了中国传统文化的理性思维特点。时至今日,虽然现代医学实验深入发展,中西医结合研究亦多年,但仍无法用分析试验的手段而使中医学理论体系脱离某些自然哲学的影响和临床实践经验的因果验证而成为实证医学,此即说明中医学理论体系中势必蕴涵有某些目前尚无法证实的科学规律和真理,亦可能这正是中医学探讨和阐释生命活动规律和奥秘的优势所在。

中医学的哲学基础,包括精气学说、阴阳学说、五行学说三个方面。

精气学说,是古代哲学范畴的本原论和中介说,主要研究精气(气)的内涵及其运动变化规律,并用以阐释宇宙自然界的生成本原、发展变化及事物间相互联系的基本规律。

阴阳学说和五行学说,是我国古代用以认识自然和理解自然的宇宙观和方法论,具有唯物论和辩证法的思想内涵。

阴阳学说认为,阴阳既代表自然界两种对立的物质势力,同时,也代表着矛盾对立的两个方面,并进而发展成为人们探讨和阐释事物运动变化规律的阴阳矛盾说。

五行学说认为,木、火、土、金、水乃是构成物质世界的不可缺少的最基本物质,而且这五者之间有着相互滋生、相互制约的关系,并处于不停地运动变化之中,从而构成了物质世界。因此亦逐渐发展成为探索万物构成及其相互关系的五行系统结构说。

精气与阴阳五行学说,渗透并应用于中医学领域,与医学理论紧密地结合在一起,成为中医学基础理论的重要组成部分,对中医学理论体系的形成和发展,有着深刻的影响。

二 精 气 学 说

(一) 精气学说的基本概念

1. 气的基本概念 气,在中国的古代哲学中,是指存在于宇宙之中,不断运动且无形可见的十分活跃的极细微物质。又是宇宙之中的万物包括人类形体在内的共同的构成本原。故《庄子·知北游》说:"人之生,气之聚也。聚则为生,散则为死……故万物一也……通天下一气耳。"因此,从哲学角度来理解,则"气"就是物质,即指构成自然界万物的最基本、最原始的物质。气乃是一种客观存在。故当代著名哲学家张岱年指出,气"是细微最流动的物质,以气解释宇宙,即以最细微最流动的物质为一切之根本","要而言之,中医古典哲学中所谓气,是指占空间、能运动的客观存在。"(《中国哲学大纲·中国古典哲学中的唯物论传统》)故气亦是中国古代哲学中的一个重要范畴。

2. 精气与精气学说的基本概念 精气,又称为"精"。在中国古代哲学中,亦指充塞于宇宙之中不断运动且亦无形可见的精微物质。与"气"同义,亦是宇宙万物所生成的原始物质。而在某些情况下,精气则又专指"气"中的精粹部分,认为是构成人类的本原。故《易经》和《管子》将气直接称为精气或精,并认为宇宙万物皆由精气所构成。如《易传·系辞上》说:"精气为物"。孔颖达疏:"云精气者,谓阴阳精灵之气,氤氲而成万物也。"《管子·内业》说:"精也着,气之精者也。"《管子·心术下》又说:"一气能变曰精"。认为精或精气,即是精粹的、能够运动变化的"气",故精、精气与气所指同为一物,其内涵是同一的。而精气亦正是生成天地万物及人类的原始精微物质,亦是万物生成、变化和发展的共同的物质基础和客观存在。故《管子·内业》又说:"凡物之精,此则为生,下生五谷,上为列星,流为天地之间"。《淮南子·天文训》则更进一步说:"天地之袭精为阴阳,阴阳之专精为四时,四时之散精为万物"。从而说明,精气亦是中国古代哲学中的一个重要范畴。

精气学说,则是研究和探讨物质世界生成本原及其发展变化的中国古代哲学理论。该学说认为,精气是物质世界的本原,宇宙万物皆由精气所构成,宇宙自然界是一个万物相通、天地一统的有机整体。人类作为宇宙万物之一,亦由精气所构成,故《淮南子·精神训》说:"精气为人"。

由于精气是存在于宇宙之中运动不息的极精微物质,故其运动变化亦推动和促进着宇宙万物的发生、发展和变化。

(二)精气学说的形成、沿革与发展

1. 气与"云气说" 中国古代哲学"气"的概念,最早源于"云气说",其后经先秦诸哲学家又从众多的观察和理性思维中抽象出"冲气"、"天地之气"、"阴阳之气"、"自然之气"、"浩然之气"、"精气"等不同的概念,最后统一于两汉时期的"元气说"。

"云气"是气的初始含义。如《说文解字》称:"气,云气也。"即是古代哲学家运用"观物取象"的思维和推理方法,"近取诸身,远取诸物",从而将直接观察到的云气、风气、水气,以及人体呼吸之气和发散的热气等加以概括,抽象出"气"的一般概念。由于自然界的有形质之物,皆由风、云等无形变幻且运行不息的物质所造就或毁灭,即所谓"有形生于无形"、"有形化为无形"。同时,古代人们亦在对自身生命现象的观察中,体会和感受到"气"的存在,从而产生了"气"的概念,即气是无形而运行不息的细微物质。气存在于天地之间,是构成宇宙万物包括人在内的共同的物质本原。正是由于气的氤氲弥漫、升降聚散,造就了天地万物。

先秦时期所出现的各种"气"的概念,最终被两汉时期的"元气说"所同化。即认为"元气"是宇宙的本原物质,是构成宇宙万物最基本、最原始的物质。所

谓"元气",又称"原气"。如《春秋繁露》说:"元者,犹原也"。"元者,为万物之本"。这就是后世所谓的"元气一元论"或"气一元论"的根据。由于气的哲学范畴能涵盖自然、人类等各个层面的基本规律,并上升为一般的、普遍的概念,因而气(或元气)就成为中国古代哲学在很长的历史时期内能够概括自然、人类,乃至道德精神诸方面使之获得统一的物质基础。

2. 精气与"水地说"和"太虚肇基说" "精气"概念的产生,源于"水地说",并受到中医学中有关生殖之精的启发而有所发展。

古人在观察自然界万物的发生和成长过程中,充分认识到自然界万物大多由水中或土地中所产生,并依赖于水和土地的滋养培育而成长、发展和变化,因而很自然的就把水和土地相并列,视之为万物生成之本原。如《管子·水地》说:"地者,万物之本原,诸生之根菀也。""水者,何也?万物之本原也,诸生之宗室也。"古人认为自然界的水,即是由天地之精气所形成,亦是万物赖以生长、发育之根源,因而在"水地说"的基础上引申出"精"的概念,并嬗变为"精"为万物之源的范畴。且其演变过程,又与医学对男女"两性之精"的认识相关。人类自身的繁衍,是男女生殖之精相结合而成,亦可说成是由水凝聚而成。故《管子·水地》说:"人,水也。男女精气合而水流形。"

中医学中关于"精"的认识,反过来对哲学中"精气"概念的形成亦具有重要的启示和发展。如《易传·系辞下》说:"男女构精,万物化生。"可以看出,这样就把原本为男女两性生殖之精相结合形成胚胎的生理过程,与"万物化生"联系起来,并进一步推论扩大为雌雄两性之精相结合而生成万物,进而再引申为天地阴阳两种精气相互感应结合而化生万物。故《易传·咸象》所说:"天地感而万物化生"。如此即把有形可见的具体的生殖之精,抽象发展为无形可见的天地之精气,从而就符合了"有形生于无形"哲学概念的基本假设,完成了"精气"概念哲学范畴的升华,故天地之精气亦就成为宇宙万物生成之本原。可以看出,正是《易传》与《管子》把有形的精抽象转化为"无形"而动的极细微物质即"精气"的客观存在,因而成为哲学范畴。

关于精气与"太虚肇基说",《黄帝内经》亦认为精气是充塞于太虚(宇宙)之中无形可见的极细微物质,是太虚中物质的客观存在。如《素问·五运行大论》说:"地者,所以载生成之形类也。虚者,所以列应天之精气也。"《素问·天元纪大论》并进一步引申为太虚物质才是万物生化的基础,如说"太虚寥廓,肇基化元,万物资始。"如此即将精气的概念规定为存在于宇宙中无形而动的极其细微物质的客观存在,成为宇宙万物的共同的构成本原。

3. 中医学的本原论和中介说 中医学运用精气学说,主要在于说明生命的起源、生命体的构成及生命活动过程的物质性和运动性;进而说明机体及其组织器官生理活动和病理变化相互影响的整体性和联系性;说明"天人相应"相互联系的本质;并揭示人体气化和形气转化的运动特点,从而说明人体生理活动和病理变化过程的特点及其内在规律。尤其值得提出的是,作为中国古代哲学范畴的精气学说,渗透并融合于中医学中之后,对中医学理论体系的形成及对临床各学科的发展都产生了深刻的影响。特别是中医学理论体系吸取了哲学精气学说的精髓,并结合对人体自身生命现象和精神意识思维活动的观察和分析,从而创立构建了中医学独特的精、气、神理论,极大的充实、丰富和发展了中医学理论体系。

(三)精气学说的基本内容

1. 精气是构成世界万物的本原　精气学说认为,世界上的一切事物都是由精气所构成的,宇宙万物的生成皆为精气自身运动的结果。所以,精气乃是构成天地万物包括人类的共同的原始物质。如《淮南子·天文训》说:"宇宙生气,气有涯垠。清阳者薄靡而为天,重浊者凝滞而为地。"又说:"积阳之热气生火,火气之精者为日;积阴之寒气为水,水气之精者为月。"《易传·系辞上》说:"精气为物,游魂为变。"从而认为天地万物和人体、精神,甚至随神往来的"魂"之游行变幻,则都是由精气所生成,或是精气活动的表现。

(1)精气生万物的机制:古代哲学家常用天地之气的交感,阴阳二气的合和来阐释。在天之阳气下降,在地之阴气上升,二气交感相错于天地之间,氤氲合和而化生万物。故《易传·咸彖》说:"天地感而万物化生。"《荀子·礼论》说:"天地合而万物生,阴阳接而变化起。"《论衡·自然》亦说:"天地合气,万物自生。"

(2)精气的存在形式:有两种,即"无形"和"有形"。所谓"无形",即精气处于弥散而运动的状态,指其不占有固定空间、不具备稳定形态的气的存在形式,并以其松散、弥漫、活跃、多变,充塞于无垠的宇宙之中,此即是精气的基本存在形式。由于其用肉眼看不见,故称其为"无形"。如《正蒙·太和》说:"太虚无形,气之本体。"所谓"有形",即精气处于凝聚而稳定的状态,指无形之气以聚合的方式,形成各种占有相对固定空间,具备并保持相对稳定形质特点的物体。物体存在的同时,精气亦存在于其中。以这种形式存在的精气,凝聚于一体,结构紧凑,相对稳定,不甚活跃,一般都可以用肉眼看清其性状或推测出其具体性状,凡此种种物质,都属于"有形"之列。因此,"聚合"亦是气的一种存在形式。故《素问·六节藏象论》说:"气合而有形。"且"无形"与"有形"之间则处于不断的转化之中。

2. 精气运动不息,变化不止

(1)精气是活动力很强、运行不息的精微物质:正是由于精气的运行不息,才使得由精气所构成的宇宙自然界处于不停的运动变化之中。而自然界的一切事物的纷繁变化,亦都是精气运动的反映和结果。《素问·六微旨大论》说:"气之升降,天地之更用也……生已而降,降者谓天;降已而升,升者为地。天气下降,气流于地;地气上升,气腾于天。故高下相召,升降相因,而变作矣。"由此可以看出,正是由于天地阴阳二气的升降相因,氤氲交感,相错相荡,才引发了生态圈,乃至整个宇宙天地间的各种事物的运动变化。

(2)精气的运动具有普遍性:《素问·六微旨大论》指出:"是以升降出入,无器不有。"正是由于气的升降出入运动使整个宇宙自然界充满了生机,既促进了无数新生事物的孕育、发生和分化,又遏抑着许多旧事物,导致其或逐渐衰退、凋谢,或转化,或消亡。故《素问·五常政大论》说:"气始而生化,气散而有形,气布而蕃育,气终而象变,其致一也。""气散而有形",指阳气扩散而使万物得以进一步成形而生长。张隐庵谓:"气散而有形者,得长气也。"由此可以说明,自然法则中新陈代谢过程的实现,自然界中新陈代谢动态平衡的维持,都是精气运动的结果。故《横渠易说·系辞上》说:"天惟运动一气,鼓万物而生。"

(3)精气的运动取决于其本身所固有的阴和阳两方面力量的相互作用:如宋·张载《横渠易说·系辞下》谓:"太虚之气,阴阳一物也。然而有两体,健顺而已。"其所说的"两体",即指阴阳两方面。其中,阳的力量主升、浮、动、散、排斥等;阴的力量主降、沉、静、聚、吸引等,于是即可发生相互渗透、相互推荡、此胜彼负,或曲或伸等相互作用,从而引发气的不同形式的运动。可见,精气的运动特性及其动力,来源于它自身内在的阴阳矛盾,而不依赖于外界力量的推动。所谓"健顺",即是说精气的运动在于阴阳双方运动的协调、和谐、冲和,即动态平衡。在古代哲学中则称之为"太和"。

精气运动的进行和协调,体现为精气自身运动的胜复调控作用,即精气本身具有克制与反克制的能力,以维持其正常的运动。精气分阴阳,阴阳交感相错,即阴阳的相互作用,则是精气运动变化的根本原因,亦就是说阴阳的对立统一相互作用,方是精气运动变化的根源和宇宙事物运动变化的总规律。故《素问·阴阳应象大论》说:"阴阳者,天地之道也,万物之纲纪。"精气运动的具体形式,体现为精气阴阳的对立统一运动,表现为天地、上下、升降、出入、动静、聚散及清浊的相互交感等各个方面,《内经》将其概括为"气机"的"升降出入"。故《素问·六微旨大论》说:"出入废则神机化灭,升降息则气立孤危。故非出入,则无以生、长、壮、老、已;非升降,则无以升、长、化、收、藏。"

(4)"气化"和"形气转化",是精气运动变化的主要体现:所谓"气化",泛指由于气的运动所产生的变化。具体而言,凡由精气自身的作用或参与下,各种事物在形态、性能及表现方式上所出现的各种变化,均属于"气化"的结果。各种事物的生成、变化、强盛和衰退等都取决于气的运动和气化的正常与否。正如《素问·六微旨大论》说:"夫物之生从乎化,物之极由乎变,变化之相薄,成败之所由也。故气有往复,用有迟速,四者之有,而化而变。"从而强调了"气化"的重

35

要性和普遍性。

气化作用主要涉及"形气转化"的过程及其快慢速度。自然界中客观所存在的形气转化过程,既永不休止,又井然有序,基本上可分为"化"与"变"两种变化类型:

所谓"化",是指由于精气的渐进、缓和及不明显的运动所促成的某些改变。类似于"量变"的过程。故王冰说:"其微也,为物之化。"(《〈素问·六微旨大论〉注》)《横渠易说·系辞下》亦说:"气有阴阳,推行有渐为化。"

所谓"变",则是指精气的较为激进、剧烈、骤然的运动所促成的显著变化。类似于"质变"的过程。亦如王冰所说:"其甚也,为物之变。"(《〈素问·六微旨大论〉注》)《正蒙·神化》亦说:"化而载之谓之变,以著显微也。"

应当指出,无论是"化"还是"变",始终都伴随着精气的聚合、弥散、排斥与吸引,以及相应的能量转化和释放等。因此,从现代观点来看,气化过程类似于现代所说的物质和能量相互转化的过程。而不间断的运动变化,则是促使事物发展的内在动力。所以,气化过程亦是一种客观存在,而这正是正确理解中国古代哲学关于世界万物发生、发展、变化的本质与规律等理论认识的前提。

3. 精气是宇宙万物相互感应的中介　中介,指不同事物或同一事物内部不同要素之间的交接联系,是客观事物转化和发展的中间环节,亦是对立双方统一的环节。

精气分阴阳,以成天地。天地交感,以生万物。天地、万物既生,则它们彼此间就是相对独立的物质实体。但这些形形色色的物体之间并不是孤立的,而是相互联系、相互发生作用的。由于精气是生成天地万物的本原,而天地万物之间又充斥着无形的精气,这些无形之精气还能渗入于有形的物质实体,并与已构成有形物体的精气进行着各种形式的相互感应和交换。因而,精气又是天地万物之间相互联系、相互作用的中介性物质。

作为天地万物之间中介物质的精气,是通过相互感应而发生作用的。感应,是指事物之间的交感相应、相互影响和相互作用,即天地阴阳二气客观存在着交感相应的自然现象和规律。如《吕氏春秋·应同》即认为同类事物之间就存在着"类同则召,气同则合,声比则应"的相互感应关系。《易传·象下》亦说:"二气(天地、阴阳)感应以相与。"故事物之间的相互感应是自然界普遍存在的重要现象,各种物质形态的相互影响、相互作用都是感应的结果。诸如乐器的共鸣共振、磁石的吸引、日月吸引海水而形成潮汐,以及日月、昼夜、季节气候等变化对人体生理、病理过程的影响,乃至于电波、磁场及波导等,都是属于自然感应范畴。中医学认为形由气化,气充形间,气能感物,物感则应。故以精气为中介,就使有形物体彼此之间和有形之物与无形之气之间,不论距离远近,皆能相互感应。如《二程遗书·卷十五》说:"天地之间只有一个感应而已,更有甚事?"

应当指出,在不同事物相互感应过程中,精气主要是以波动或振荡形式起到中介作用的。而且通过精气的中介作用,即把整个自然界联结成一个整体。故《淮南子·泰族训》说:"万物有以相连,精侵(高诱注:'气之侵入者也')有以相荡。"

亦应指出,相互感应和普遍联系是宇宙万物的普遍规律。而精气的阴阳两方面的相互感应则产生了事物之间的普遍联系,从而使物质世界在不断的运动变化时,亦发生着普遍的联系和影响。故《正蒙·乾称》说:"以万物本一,故一能合异,故谓之感。……阴阳也,二端故有感,本一故能合。天地生万物,所受虽不同,皆无须臾之不感。"是说天地万物,其感应亦有各种不同的形式和规律,如《横渠易说·下经》说:"感之道不一,或以同而感","或以异相应","或以相悦而感,或以相畏而感","又如磁石引针,相应而感也","感如影响,无复先后,有动必藏,咸感而应,故曰咸速也"。可以看出,这种阴阳二气相互感应的思想,具有普遍联系的系统论和辩证观因素,中医学基于精气相互感应、相互影响的中介联系作用,即把人与自然和社会、人体脏腑与生理功能,以及生命物质与精神活动之间构成一个具有普遍联系的统一的有机整体。故《灵枢·经水》说:"人与天地相参"。《素问·至真要大论》亦说:"天地之大纪,人神之通应也。"关于神的内涵,在这里则泛指自然界无穷的物质变化。正如《荀子·天论》所说:"万物各得其和以生,各得其养以成,不见其事,而见其功,夫是谓之神。"

(四)精气学说在中医学中的应用

1. 说明生命过程的物质性和运动性 精气学说认为万物的本原是精气,而生命过程属于物质运动的范围。故天地自然的物质性,决定着生命过程的物质性。新生命的产生,乃是由于精气凝聚而成,同时,精气亦维持着生命活动的全过程,故精气一旦离散,则生命活动亦随之终止。因而,人之生命始于精气之聚合,而终于精气之散失。故刘完素说:"人受天地之气,以化生性命也。是以形者生之舍也,气者生之元也,神者生之制也。形以气充,气耗形病,神依气立,气纳神存。"(《素问·病机气宜保命集·原道》)从而说明了生命过程的物质性。

不仅人体这个物质体由精气聚合而形成,而且人体的各种生理活动,包括人的感觉、思维、情志等精神心理活动,同样亦是由精气的运动变化而产生和推动。如精气具有较强的运动能力,生命体内精气的升降出入,则起到了沟通内外、协调脏腑、畅达气机、推动血运、布散精微,以及排泄废物等作用,从而保证了生命活动的正常进行;通过精气的运动及其所产生的生理效应,从而促进着生命体的生长、发育,并使机体充满着生命活力;随着精气的由盛而衰,其运动机能逐渐衰退,所产生的生理效应亦会虚亏而衰弱,于是人体的生命活力逐渐减退而衰竭。一但精气运动停止,则可导致生命活动的终结;人的精神情志活动是内脏生理活动的产物,而内脏的生理活动则又有赖于精气的推动。故《素问·阴阳应象大论》说:"人有五脏化五气,以生喜、怒、悲、忧、恐。"而刘完素、张景岳等著名医家亦有"气中生神"、"气能生神"等论述。

2. 说明人体,以及人与自然界的整体性和联系性 精气作为人体的基本物质,不仅构成了人体各种有形质的组织器官,而且精气还弥散于躯体之内各组织器官之间,并周流不息,无所不至。正是由于各组织器官在物质组成上的同一性和无形之精气贯通其间产生中介感应,从而使得人体各个组成部分密切相关,功能活动协调平衡,成为一个有机的统一整体。在病理反应方面,亦由于其物质组成上的同一性和无形精气的贯通维系和感应影响,所以局部病变可以影响及整体,整体病变亦可以反应于局部;本脏病变可以波及他脏,他脏病变也可以反馈影响于本脏。因此,通过调节内在机能活动的失调,亦可以治愈某些外在器官的病变。可以认为,正是由于精气学说的中介理论的深化认识和联系观点,进一步构建和完善了中医学的整体观念。

人与自然界的万物有着精气物质上的同一性,同时人与自然界之间还时刻进行者各种各样的物质与信息的交换。故《素问·六节藏象论》说:"天食(饲)人以五气,地食(饲)人以五味。"例如,人体通过肺鼻和皮肤腠理,体内外之气通过升、降、出、入进行着交换,并通过感官接受和传递着某些信息,而在这些交换、接受和传递等过程中起中介作用的,即是在虚空中普遍存在着的"精气"。正是通过"精气"的中介通应作用,人体才能感受到天地日月的各种变化,并在生理活动和病理过程中做出相应的反应。故《灵枢·岁露》说:"人与天地相参也,与日月相应也。"

3. 阐释人体生理活动的特点和规律 在精气学说哲学内涵的基础上,中医学形成了独特的精、气、血、津液概念和理论,揭示其生理活动的众多特点及其内在规律。

一般来说,广义的精气学说,主要用以解释整个宇宙范围内的种种现象和一般规律。而中医学的精气理论则以精气之变化来阐发人的生命现象及其特殊的规律,且多局限于生理学的范围,并有专门的术语和概念来解释人体的物质组成和生理现象。如血气、谷气、胃气、先天之气、后天之气、脏腑之气、肾气等,都有特定所指,都是机体具有不同作用的某些具体物质。而精、气、血、津液等这些不同的具体物质之间,有时则是可以相互转化的,如精血互化,津血互化等。

精气对于人的生命活动是十分重要的。故《类经·摄生》说:"人之有生,全赖此气。"精气运行于周身,推动和激发着全身各组织器官的机能活动并产生生理效应;精气又是机体热量的来源;后天的精气还有着抵御外邪入侵的作用,并具有控制液态物质,以防止其无故流失的作用。总之,诸如机体物质代谢的全过程以及所有的机能活动,都可以视作精气运动所产生的效应,是精气发挥作用或参与其间的结果。故《难经·八难》强调:"气者,人之根本也。"

4. 对中医学精气神理论构建的深刻影响 中医学的精气神学说是研究人体内精、气、神各自的概念、来源、分布、功能、相互关系及其与脏腑经络密切相关的系统理论。此一理论的形成与构建,与哲学精气学说的渗透和影响有着密切的关系。

中医学的精,又称精气,是指贮藏于脏腑之中的实在的有形物质,既包括父母遗传的先天之精,又包括后天获得的水谷精气和清气。它是生命之源,是构成人体和维持人体生命活动的基本物质。哲学精气学说的形成源于"水地"说,其对中医学精气学说的构建具有一定的启示作用。精即是水,水能生万物,因而对两性之精结合产生生命的认识亦有一定的影响。先天之精由父母遗传给后代,且代代相传,永无休止。但若追究先天之精的最初本原,按哲学观点来分析,恐亦应是运行于宇宙中无形可见的精气。人类作为一个物种,亦应是禀受宇宙自然界之精气,并将其转化为自身固有的具有遗传特性并能繁衍生命的精气,且在人类的繁衍和发展过程中不断地被改造而进化和优化。

中医学的气,是指机体内具有很强活力,不断运动的极细微物质。气既是人体的重要组成部分,又是机体生命活动的动力。而人体中气的升降出入运动,虽有可能源于古代气功导引家的自身体验,但与哲学中天地阴阳二气的交感升降理论对中医学的渗透亦不无关系。其形气转化理论,对中医学精、血、津液等有形液态物质的相互转化及其与无形之气的转化,乃至对物质代谢和能量代谢等气化过程认识的深化,并形成有序的理论体系,亦应有重要的促进作用。

中医学的神,是指人体一切生命活动(包括生理活动和心理活动)的主宰,表现为生命活动的外在表象。有时亦专指人的精神意识思维活动。古代哲学家认为神是宇宙自然界物质运动变化的内在根据,是天地万物运动变化的内在动力。故有"阴阳不测谓之神"(《易传·系辞》),"一物能化谓之神"(《管子·内业》),以及"万物各得其和以生,各得其养以成,不见其事,而见其功,夫是之谓神"(《荀子·天论》)等说法,这些有关神的哲学认识,渗透进中医学中,并与中医学对生命活动奥秘的认识相结合,则进而形成了中医学有关神的概念和理论,如"两精相搏,谓之神"、"血气者,人之神"、"神者,水谷之精气也"、"心藏神"等。可以看出,在中医学理论体系中,精、气、神的概念是科学而深刻的。精为形体之本,生命之源;气为生命活动的物质基础和动力;神则为生命的主宰与体现。此三者关于生命本原、生命活动及形神统一等的认识,则正是反映了中医学认为生命是物质的,生命过程是物质运动的科学的生命观。

39

第四讲 阴阳学说

【授课要点】
1. 正确理解和掌握阴阳和阴阳学说的基本概念、阴阳属性的普遍性和相对性。
2. 一般了解阴阳学说的形成、沿革和发展。
3. 掌握阴阳学说的基本内容,即阴阳的对立制约、交感互藏、互根互用、消长平衡和相互转化。
4. 一般了解阴阳学说在中医学中应用。

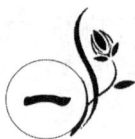

一 阴阳学说的基本概念

(一) 阴阳和阴阳学说的概念

1. 阴阳　　阴阳是对自然界相互关联的某些事物或现象对立双方的概括,并含有对立统一的内涵。阴和阳,既可以代表两个相互对立的事物或势力,又可以代表和用以分析同一事物内部所存在的相互对立的两个方面。故《春秋繁露·卷十二·大道元二》说:"阴与阳,相反之物也。"此是对阴阳范畴矛盾性质的一般规定,阴阳即是矛盾。而《类经·阴阳类一》亦说:"阴阳者,一分为二也。"北宋·张载提出了"气有阴阳"的一物两体说,明确指出阴阳是其本身所具有的对立统一属性。如《正蒙·乾称》说:"太虚者,一气之体,气有阴阳,屈伸相感之无穷。"《正蒙·太和》又说:"游气纷扰,合而成质者,生人物之万殊;其阴阳两端循不已者,立天地之大义。"《正蒙·乾称》亦说:"二端故感,本一故能合。天地生万物,所受虽不同,皆无须臾之不感。"两端,即阴阳二气。这就说明阴阳二气的相互感应及由此产生的普遍联系是宇宙自然界万事万物的普遍规律。可以看出,这是一种古代的唯物辩证观。因此,阴阳乃是我国古代唯物主义哲学的重要范畴,具有矛盾对立统一的辩证观点。

2. 阴阳学说　　阴阳学说即是通过分析相关事物的相对属性,以及某一事物内部矛盾双方的相互关系,从而认识并把握自然界错综复杂变化的本质原因及其基本规律。所以,阴阳学说与现代哲学中的矛盾概念有着类同之处,乃是对客观世界实际存在的许多特殊矛盾现象的概括。中医学的阴阳学说,即是中医学的方法论阴阳矛盾说。

(二)事物的相关性和阴阳属性的规定性

用阴阳来概括事物或现象的对立统一关系,其事物或现象必须具备如下两方面的条件,即对立事物或现象必须具有一定的相关性和对立双方阴阳属性的规定性。

1. 事物的相关性 所谓相关性,是指这些事物或现象,必须是相互关联的,而不是毫不相关的。或其事物或现象是属于同一统一体中的相互关联的两部分,才能分属阴阳。阴阳学说中的阴阳,仅是抽象的属性概念,而不是指具体的事物,故《灵枢·阴阳系日月》说:"阴阳者,有名而无形。"

2. 属性的规定性 所谓阴阳属性的规定性,是指用阴阳来分析事物和现象,不仅能概括其对立统一的两个方面,而且同时还代表着这两个方面的一定的属性。事实上,自然界中相互关联的事物或现象对立着的这两个侧面,本身就具有着截然相反的两种属性,因而才可用阴或阳来概括之。

应当指出,事物或现象对立双方所具有的阴阳属性,既不能任意配属,也不允许随便颠倒或置换,而是在一定的条件下,按着一定的原则所规定的。一般来讲,事物或现象相互对立两个方面的阴阳属性,是由这两方面相比较而言的,是由该事物或现象的性质、位置、趋势等因素所决定的。如《素问·阴阳应象大论》说:"天地者,万物之上下也;阴阳者,气血之男女也;左右者,阴阳之道路也;水火者,阴阳之征兆也;阴阳者,万物之能始也。"因此,阴阳学说规定,"阳"代表着积极、进取、刚强等特性和具有这些特性的事物或现象;"阴"则代表着消极、退守、柔弱等特性和具有这些特性的事物或现象。这就是事物或现象阴阳属性的规定性。

(三)阴阳属性的普遍性和相对性

1. 阴阳属性的普遍性 阴阳的属性,并不局限于某一特定的事物,而是普遍存在于自然界各种事物或现象之中,代表着相互对立而又联系的两个方面。但是,如何进行阴阳属性的归类呢?《素问·阴阳应象大论》指出:"水火者,阴阳之征兆也。"即是说,划分事物或现象阴阳属性的标准或依据,是人们最常接触到的相互对立的"水"和"火"之特性,并以此来进行归纳和分类。阴阳虽是抽象的概念,但是我们却可以根据具体而明显的水、火这对矛盾的特性,将自然界中的一切事物或现象划分为阴阳两大类。

一般说来,凡属温热的、上升的、明亮的、兴奋的、轻浮的、活动的、功能的、机能亢进的等方面的事物或现象,统属于阳的范畴;凡属于寒冷的、下降的、晦暗

41

the、抑制的、沉重的、相对静止的、物质的、机能衰退的等方面的事物或现象,统属于阴的范畴。而且从总体来看,事物或现象相互对立的这两个侧面的阴阳属性是不能任意调换的。仅以表4-1为例,举一反三,余类推之。

表4-1 自然界事物与现象的阴阳属性表

属性	空间	时间	季节	温度	湿度	重量	亮度	运动状态
阳	上、外	昼	春夏	温热	干燥	轻	明亮	上升、动、兴奋、亢进
阴	下、内	夜	秋冬	寒凉	湿润	重	晦暗	下降、静、抑制、衰退

总之,阴阳既代表两种对立的物质属性,又表示两种对立的特定的运动趋向或状态。

根据阴阳所代表的不同功能属性,中医生理学把对人体具有推动、温煦作用的气,称之为"阳气"。而把对人体具有营养、滋润作用的气,称之为"阴气"。将脏腑之有形实体归属于阴,而把五脏六腑之功能活动归属于阳。

可以看出,不管是天体日月的运行、昼夜四时的交替、气候寒热的变化,还是人体组织结构和机能状态等诸般事物或现象,都是在相互对立和相互联系中发展变化的,而且都可以按其一定的属性,分别归属于或阴或阳两类范畴。所以,事物的阴阳属性具有矛盾范畴的普遍意义。

2. 阴阳属性的相对性 阴阳属性虽有规定性,但对于具体事物或现象来说,其阴阳属性又并不是绝对的,不可变的。而是相对的、可变的。它可以通过与自己的对立面相比较而确定,并随着时间、地点等一定的条件的变更而发生改变。故《局方发挥》指出:"阴阳二字,因以对待而言,所指无定在。"所谓"无定在",即是指阴阳属性的相对性而言,非指特定的物质。一般来讲,阴阳的相对性主要体现在如下两方面:

(1) 阴阳的相互转化:表现为在一定的条件下,阴阳可以向其相反的方面转化,即阴可以转化为阳,阳可以转化为阴。例如在人体气化过程中所存在的物质和功能的转化过程。物质属阴,功能属阳;两者在生理条件下是可以互相转化的,物质可以转化成能量,以推动功能活动;功能又可以通过气化将饮食水谷转化成营养物质。而且正是这种物质与功能之间的相互转化(即阴阳转化),才保证了生命活动的正常进行。

(2) 阴阳的无限可分:所谓无限可分性,是指事物或现象的阴阳两方面,随着归类或划分条件、范围之改变,可以无限地一分为二,即阴阳的每一方面又可再分阴阳。

例如就白昼与黑夜而言,白昼为阳,黑夜为阴。但白昼与黑夜之中还可以再分阴阳,即白天的上午为阳中之阳,下午为阳中之阴;黑夜的上半夜为阴中之阴,下半夜为阴中之阳。

第四讲 阴阳学说

再如就心、肾而言,根据人体脏腑功能活动的性质,则心、肾为脏属阴,但心在上具火性,肾在下为水脏,故心为阳,肾为阴。而心肾内部又各有阴阳,即心阴、心阳、肾阴、肾阳。这就是中医学所说的"阴中有阳,阳中有阴",阴阳之中再分阴阳。这种阴阳之中再分阴阳的情况,说明了阴阳的属性不仅普遍存在于一切事物或现象之中,而且每一事物或现象的阴阳又都是可以一分为二的。应当指出,这种阴阳属性的相对性,正是反映了具体事物或现象阴阳属性的规律性和复杂性。而对于阴阳属性的这种灵活细致的分析,亦正是反映了中医学对于客观事物或现象之错综联系和变动不居,有了较为深刻的认识。

(四)阴阳规律是天地万物运动变化的固有规律

我们之所以说阴阳学说具有辩证观的内涵,首先在于它说明自然界中的一切事物都客观存在着相互对立的阴阳两个方面,继则进一步阐明事物内部对立统一的阴阳两方面的运动变化,乃是一切事物发展变化的根本原因。故凡天地万物运动变化的现象和规律,均可以用阴阳来加以概括。阴阳是宇宙自然界的一种根本规律,是一切事物生长发展、变化、衰亡的根源,如人体的生、长、壮、老、已整个生命过程,就是人体阳气与阴精共同作用的结果。所以,阴阳乃是事物运动变化的总纲。正如《素问·阴阳应象大论》所说:"阴阳者,天地之道也,万物之纲纪,变化之父母,生杀之本始,神明之府也。"天地,指宇宙和自然界。道,即道理或规律。万物,则泛指众多的事物。神明,指物质世界的无穷变化。所谓神明之府,即是说物质世界万事万物的无穷变化,均缘于阴阳的运动。可以看出,古人已经认识到,宇宙间和自然界万事万物的发展变化,尽管错综复杂,但究其根源,无不是阴阳相互对立、相互斗争的结果。也就是说,阴阳决定着一切事物的生长、发展、变化,以及衰败和消亡。因此,阴阳规律乃是宇宙自然界中事物运动变化的一种固有规律。

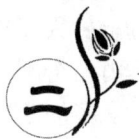

二 阴阳学说的形成、沿革与发展

(一)阳光向背,正与反两方面的朴素认识

阴阳概念的最早提出,其原来含义是很朴素的,不过是指日光的向背而已。如《吕氏春秋·重己》说:"室大则多阴,台高则多阳"。即是说房舍宽大则能遮阳,阴凉就多;地势高而无遮拦,阳光得以充分照射,阳热就多。进而认为,凡是向阳或阳光照射充足的地方,即为阳;凡是背阳或阳光照射不到的地方,则为阴。所以,《说文解字》说:"阴,闇也。"(闇,即暗的意思)"阳,高明也。"可见,阴阳的最初理解,仅是阳光多少的直观认识而已。

古人长期生活在自然环境之中，不断接触到日往月来、白天黑夜、晴天阴天等两极现象的对比和影响。而且古人的作息规律又完全受着日出日入的支配，如"日出而作，日入而息"（《帝王世纪·击壤歌》），"日掌阳，月管阴"（《管子·四时》），日出则阳光灿烂，日没月出则黑夜来临。因而便自然地产生了阴与阳两个概念，形成了正与反两个方面的感性认识。

（二）对阴阳运动的物质的理解

随着认识的深化，古人又逐渐把对阴阳的理解建立在物质的运动变化之上，并用阴阳的物质变化来解释某些当时难以阐明的自然现象。如《国语·周语》说："阴阳分布，震雷出滞。"是说宇宙自然界阴阳两种物质力量的分化布散，从而产生雷电现象，故震响之雷声出于密滞的乌云。并认为"阴阳次序，风雨时至"。即是说自然界的气候变化之所以有时令、节气的正常变化，就在于阴阳的物质运动具有一定的规律和秩序。

而管子则用阴阳的运动变化来说明四季的更迭和昼夜的变迁，如说："春秋冬夏，阴阳之推移也。时之短长，阴阳之利用也。日夜之易，阴阳之化也。"所谓"推移"、"利用"、"之化"，都是指阴阳运动的不同形式。

可以看出，阴阳概念至此已经超出了朴素的理解，已经发展到认为阴阳本身实际代表着两种相反的物质力量，而且彼此之间发生着作用，从而导致了自然变化的产生。并认识到自然界的阴阳运动都有着一定的秩序和规律，当其规律发生紊乱，则自然界的变化就会发生某些变异或灾害。

（三）"一阴一阳之谓道"，古代辩证的哲学认识

古人对于阴阳的哲学认识，是运用"近取诸身，远取诸物"的方法，通过长期的生活实践和生产活动的观察，逐步总结、抽象而建立起来的。古人发现众多的事物或现象，诸如天地、日月、寒暑、明暗、生死、雄雌等，都是由两个不可分离的对立面所组成，随即形成了一种对立的共性概念。当人们对众多的矛盾现象观察积累到一定的程度，则对阴阳的认识也就升华到一个更为高级的水平，成为一种标示两种抽象属性的哲学范畴，用以概括一切具有这些属性的矛盾事物。

阴阳作为哲学概念，首见于《周易》（包括《易经》和《易传》两部分），如《易经》说"易有太极，太极生两仪，两仪生四象，四象生八卦"。两仪，即指阴阳。八卦，即乾、坤、震、巽、坎、离、艮、兑，分别代表着天、地、雷、风、水、火、山、泽等八种常见的自然事物，并作为万物生成的根源。八卦的基础是阴阳，八卦中的每一卦都是由阳爻和阴爻相互重叠而组成。而乾卦和坤卦，则是最根本的。乾为天属阳，坤为地属阴，它标示着天地阴阳之气相互交感而化生万物，从而更集中地表现了阴和阳的特点。《庄子》亦说："阴阳于人，不啻为父母也。"《吕氏春秋·知分》则说："凡人物

者,阴阳之化也;阴阳者,造乎天而成者也。"说明古人已经进一步认识到,无论是自然界的物质运动,还是生物的生命活动,都是其本身客观存在的相互对立的两个方面相互排斥、相互依存、相互作用、相反相成的结果。因之,就用"阴阳"作为这两方面的代表,藉以概括各种事物或现象矛盾双方对立统一的关系,从而得出了"一阴一阳之谓道"(《易传·系辞上》)的结论。道,即是规律。这就肯定了阴阳的运动变化规律,乃是物质世界一切事物发展变化的根本规律。

可以看出,阴阳概念从朴素的认识、物质的理解,逐步深化发展到"一阴一阳之谓道",已经是从复杂的事物或现象的观察中,抽象出"阴"和"阳"两个基本范畴,形成了一种古代的对立统一观,认为阴和阳两方面贯穿于一切事物和现象之中,阴阳的对立统一乃是一切事物发展变化的根源和规律。故《类经·阴阳类一》说:"道者,阴阳之理也。"

(四)中医学的宇宙观和方法论

古代医家在吸收阴阳对立统一思想的基础上,结合长期积累的解剖、生理知识和疾病的防治经验相结合,从而形成中医学的阴阳学说。主要是作为宇宙观和方法论,用以阐释生命现象的基本矛盾和生命活动的客观规律。并贯穿于中医临床诊断、治疗用药等各个环节,成为中医药学之纲领。

但是,应当指出,中医学的阴阳学说所反映的只是中医学关于生命科学的某些规律,而不是关于自然界、人类社会和思维活动的普遍规律。作为宇宙观和方法论,阴阳范畴尽管也包罗万象,但在无限的宇宙中它毕竟只是一种有限的具体的矛盾形式,是对客观世界实际存在的某些特殊矛盾现象的概括。因此,中医学的阴阳学说作为一种具体的哲学范畴,只适用于中医学术领域。

还应指出,中医阴阳学说的阴阳矛盾范畴,具有某些特殊性和局限性。主要表现为阴阳范畴不仅具有对立统一的属性,而且具有某些特殊性的限定。阴阳标示着事物或现象一定趋向或性态特征的矛盾关系,并有主从的区分。如在相互依存的阴阳矛盾中,强调阳为主导,阴为从属。在人体内部的阴阳气血之中,亦强调阳气的主导作用。

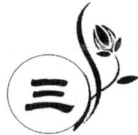

三 阴阳学说的基本内容

(一)阴阳的对立制约

1. 阴阳的对立 对阴阳的对立,古代哲学家称为阴阳相反,是说自然界中的一切事物,客观上都存在着相互对立相反的阴阳两个方面,这两个方面的属性

45

是相反的、矛盾的。而且认为任何事物的运动变化,无不处于阴阳的对立统一之中,所以,阴阳之间的关系,有着矛盾对立统一之内涵。例如,《素问·阴阳应象大论》说:"水为阴,火为阳;阳为气,阴为味。"《素问·阴阳离合论》亦说:"天为阳,地为阴;日为阳,月为阴。"其他如上与下、左与右、动与静、出与入、升与降,以及昼与夜、明与暗、寒与热等等,皆具有相互对立之属性。

不仅无生命的事物具有阴阳对立的属性,就是有生命的物质体亦不例外。如《素问·生气通天论》说:"生之本,本于阴阳。"即是说,一切生命现象的存在,都本源于自身阴阳的对立统一矛盾运动,人作为生命体,亦是如此。故《素问·宝命全形论》进一步指出:"人生有形,不离阴阳。"人体本身也是一个阴阳矛盾对立统一的有机整体。可以看出,阴阳矛盾的对立统一,乃是自然界普遍存在的客观规律。

2. 阴阳的制约　阴阳的制约是指相互对立的阴阳双方,大多存在着相互抑制和约束的特性。阴阳双方的相互制约,体现了对立事物或现象的调控作用,从而表现出事物间具有错综复杂的动态联系。如《管子·心术上》说:"阴则能制阳矣,静则能制动矣。"《类经附翼·医易》说"动极者镇之以静,阴亢者胜之以阳",即是说动与静、阴与阳彼此之间存在着相互制约的关系。实际上阴阳相互制约的过程,也即是相互斗争的过程,没有斗争就不能够制约。阴与阳相互制约,相互斗争的结果,取得了统一,亦就是取得了动态平衡。所以,阴阳对立的两个方面,并非平静地各不相关地共处于一个统一体中,而是相互制约、相互斗争、相互调控地发生着相互作用。正是由于阴阳的这种不断对立和制约,才推动着事物的运动、发展和变化,并维持着事物发展的动态平衡。

总之,任何事物阴阳相互对立着的每一方面,总是通过其相互消长而对另一方面起着制约作用。阴阳的相互制约和相互消长,保证了事物经常地处于协调平衡状态,即阴阳调和。只有如此,生物才表现有生长化收藏和生长壮老已的发展过程。所谓"阴阳匀平"(《素问·调经论》),即是阴阳在对立制约和消长中所取得的动态平衡。但是,这种平衡并非仅是数量上的绝对平衡,只是相对的动态平衡而已。

(二) 阴阳的交感互藏

1. 阴阳交感　"交感",即交互感应。阴阳交感,是指阴阳二气在运动中处于相互感应,即不断地相互影响、相互作用的过程之中。

中国古代哲学家认为,(阴阳)"二气交感,化生万物"(宋·周敦颐《太极图说》)。万物的化生源于阴阳之间的相互作用,这一哲学思想始自先秦诸家,如《荀子·礼记》说:"天地合而万物生,阴阳接而变化起。"《易传·咸》说:"咸,感也。柔上而刚下,(阴阳)二气感应以相与。"又说:"天地感而万物化生。"从而指出阴阳交感是万物化生和变化的根本条件,其中的"合"、"接"、"感"、"感应"、"相与"等都具有相互作用、相互影响之意。故又可以说天地阴阳之间的相互作用,乃是万物生成和变化的肇始。

中医学的《内经》,对天地阴阳二气的交感运动有深刻的认识,《易传》并引申到雌雄男女二性之精的结合,生命体的产生和代代相传。如《素问·天元纪大论》说:"在天为气,在地成形,形气相感而化生万物矣。"人亦不例外,亦是在自然界万物化生中所产生。故《易传·系辞下》说:"天地氤氲,万物化醇。男女构精,万物化生。"

在宇宙自然界,事物的发生、发展规律亦确是如此。天之阳气下降,地之阴气上升,阴阳二气交感,化生出万物,并形成云雾、雷电、雨露。阳光、空气和水相互交感,生命体方得以产生。在阳光雨露的沐浴滋润下,生物得以发育成长。在人类,男女媾精,新的生命个体得以诞生,代代相传,得以繁衍。所以,如果没有阴阳二气的交感运动,就没有自然界,就没有生命。可见,阴阳交感又是生命活动产生的基本条件。阴阳和谐是发生交感作用的条件。

2. 阴阳互藏 阴阳互藏是指相互对立的阴阳双方中的任何一方都含有另一方,即阴中藏阳,阳中藏阴。有时亦称"阴阳互寓","阴阳互合"。宇宙自然界中的万物皆由天地阴阳二气氤氲聚合而化生,故宇宙自然界中的任何事物或现象,都含有阴与阳两种不同属性的成分。也就是说,此事物或现象虽然属阴,但亦含有阳性成分;彼事物或现象虽然属阳,但亦含有阴性成分。故《类经·运气类》说:"天本阳也,然阳中有阴;地本阴也,然阴中有阳。此阴阳互藏之道。"可以看出,阴阳互藏互寓之道,虽源于古人对自然现象的体察或感悟,但亦是古代哲学朴素自然观的体现与总结。

宇宙自然界的万物,其性质不同而有别,其形态、色泽、动静、发展趋势、运动形式等表现亦有所不同,此皆由于万物所禀受和互含的阴阳之气的多少和差异所致。诚如《春秋繁露·基义》所说:"物莫无合,而合各有阴阳。阳兼于阴,阴兼于阳。"

事物的阴阳属性,是依据其所含阴性和阳性成分的比例大小而定。一般来说,表达事物属性的成分占绝对大的比例,则呈显象状态,即是整体属性的阴阳。而被寓藏于事物或现象内部所占比例较小的成分,其属性虽不易被显露,但其作用却非常重要,一般又称其为"真阴"、"真阳"或"阳根"、"阴根"。并对事物或现象本身的生长、发展和变化有着极其重要的调控作用,且能维持阴阳之间的协调与稳定。故《四圣心源·天人解》说:"阴中有阳则水温而精盈,阳中有阴则气清而神旺。"

(三)阴阳的互根互用

1. 阴阳互根 对阴阳互根,古人称为阴阳"相成"。阴阳相互依存,是说阴和阳任何一方都不能脱离对方而单独存在。且每一方都以另一方作为自己存在的条件或前提。也就是说,没有阴也就无所谓阳,没有阳也就无所谓阴。故《素问·四气调神大论·王冰注》说:"阳根于阴,阴根于阳",《类经》亦指出:"阳生于阴,阴生于阳","孤阴不生,独阳不长"。中医学把阴阳的这种依存关系,称之为"互根"。故《医原·阴阳互根论》更明确地指出:"阳不能自立,必得阴而后立,故阳以阴为基,而阴为阳之母;阴不能自见,必待阳而后见,故阴以阳为统,而阳为阴之父。根阴、根阳,天人一理也。"《景岳全书·传忠录》亦说:"阴阳之理,原自互根,彼此相须,缺一不可。"

2. 阴阳互用 阴阳互用,是指阴阳在相互依存的基础上,某些范畴的阴阳关系还体现为相互资生、相互为用的特点。正如《医贯砭·阴阳论》所说:"阴阳又各互为其根,阳根于阴,阴根于阳;无阳则阴无以生,无阴则阳无以化。"

《素问·阴阳应象大论》指出:"阴在内,阳之守也;阳在外,阴之使也。"即是运用阴阳互根互用理论,对机体的物质与物质之间、功能与功能之间、物质与功能之间的相互依存、相互为用关系的高度概括。

(四) 阴阳的消长平衡

1. 阴阳消长 是指事物或现象对立制约、互根互用的阴阳两个方面不是处于静止的状态,而是处于运动变化之中。阴阳的消长,即是阴阳运动的基本形式之一。所谓"消",意为减少、消耗;所谓"长",意为增多、增长。故《语类》说:"阴阳虽是两个字,然却是一气之消息,一进一退,一消一长。"《类经图翼》则说:"太极分开,只是两个阴阳,阴气流行则为阳,阳气凝聚则为阴,消长进退,千变万化。"

阴阳消长,大多指的是数量上的变化,其表现形式主要包括两种:一是阴消阳长或阳消阴长,表现为阴阳双方的你强我弱,我强你弱。此种运动形式主要是和阴阳的对立制约关系相联系着。二是阴阳皆消,或阴阳皆长,表现为阴阳矛盾统一体的我弱你也弱,你强我也强。此种运动形式则多与阴阳的互根互用关系相维系。

2. 阴阳平衡 是指在正常的情况下,由于阴阳彼此之间存在着相互制约的关系,因而其消长运动总是在一定的调节限度内、一定的阈值范围或一定的时限内维持着此消彼长、此进彼退的动态平衡状态。因此,阴阳消长的动态平衡是生命过程的健康状态。故《医经溯洄集》说:"阴阳之在人,均则宁,偏则病。无过不及之谓均,过与不及之谓偏。"一般来说,由于阳得阴济,则使阳不致过分亢盛;阴得阳和,则使阴亦不致过分衰沉,从而并不表现为阴阳某一方面的偏盛偏衰,只是维持了事物正常的发展变化。而在其异常时,则阴阳之间就会失去其正常的相互制约协调关系,即可表现为阴阳某一方面的偏盛偏衰。中医学就是运用阴阳消长、动态平衡及偏盛偏衰的理论观点,来说明自然界的气候变化,以及人体的生理活动或病理改变。作为生理或病理,常见的阴阳消长如图4-1所示。

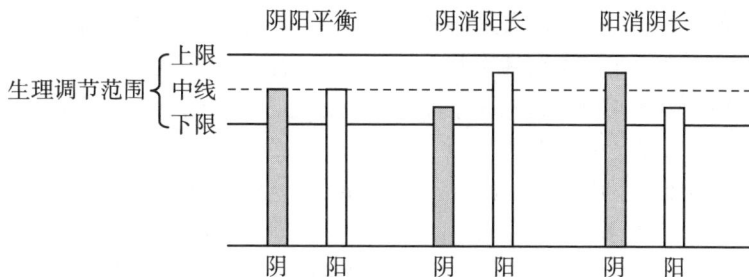

图 4-1　生理上阴阳消长示意图

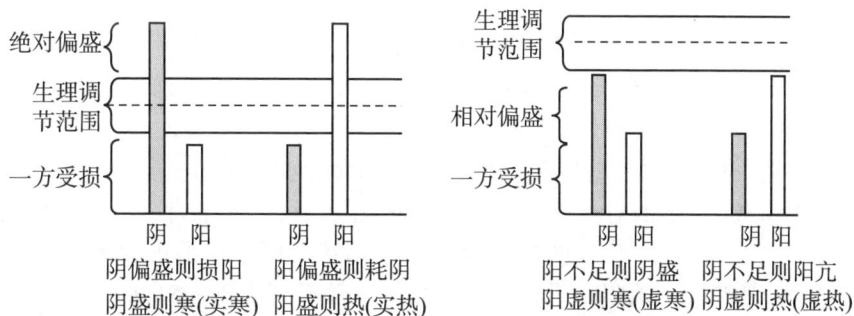

图 4-2　病理上阴阳消长示意图

综上所述,可以看出,中医学关于阴阳的消长与平衡的认识,符合于事物的运动是绝对的,静止是相对的;消长是绝对的,平衡是相对的之客观规律。也就是说,在绝对的运动之中包含着相对的静止,在相对的静止之中又蕴伏着绝对的运动。在绝对的消长之中维持着相对的平衡。而在相对的平衡之中,又存在着绝对的消长。事物就是在消长和平衡这一矛盾运动中生化不息,从而得到发生和发展的。

（五）阴阳的相互转化

阴阳转化,是指事物或现象的阴阳属性,在一定的条件下,可以向其对立面转化。阴阳的相互转化,亦是阴阳运动的另一种基本形式。即是说,当阴阳两方面的消长运动发展到一定的阶段,其消长变化达到一定的阈值,就可能导致阴阳属性的转化,即阴可以转化为阳,阳也可以转化为阴。而且,阴阳的转化一般都出现于事物发展变化的"物极"阶段,即所谓"物极必反"。如果说,在一个事物的发展过程中,阴阳的消长是一个量变的过程的话,则阴阳的转化往往表现为量变基础上的质变。阴阳的转化,既可能以突变的形式发生,但大多数情况则有一个由量变到质变的渐变的发展过程。

事物或现象阴阳对立双方之所以能够相互转化,其主要原因是由于阴阳对立双方共处于一个统一体中,其本身已经相互倚伏着向其对立方面转化的因素和趋势。如《素问·六微旨大论》指出"成败倚伏生乎动,动而不已则变作矣。"所谓"成败倚伏",即是说在新事物生成之际,已经倚伏着败亡之因;旧事物衰败之时,亦孕育着新事物产生之源,而所有的这些变动和转化则都是在"动而不已"的消长运动过程中实现的。

阴阳的转化,必须具备一定的条件方能发生。《灵枢·论疾诊尺》说:"四时之变,寒暑之胜,重阴必阳,重阳必阴,故阴主寒,阳主热,故寒甚则热,热甚则寒,故曰:寒生热,热生寒,此阴阳之变也。"《素问·阴阳应象大论》则说:"寒极生热,热极生寒。"《素问·六元正纪大论》亦说:"动复则静,阳极反阴。"应当指出,所谓的"重"、"甚"、"极",即是指发展到了极限或顶点,具备了促进转化的条件,或达到了一定的阶段。也就是说,阴阳有了"重"这个条件即可以相互转化,寒热到了"极"这个阶段即会互相转化。可以看出,在这些转化过程中,条件是必不可少的,没有一定的条件,事物不发展到"重"或"极"的程度,即不会出现转化。但究竟是何种具体条件或阶段,则须具体问题,具体分析。

综上所述,阴阳的对立制约、交感互藏、互根互用、消长平衡、相互转化等关系是相互联系的,是从不同的方面和角度阐述了阴阳矛盾的运动规律和变化形式,从而表达了阴阳矛盾之间的对立统一关系。阴阳的对立、互根和制约是阴阳之间相互依存、相互联系的基本关系;阴阳的交感是阴阳之间相互联系、相互作用,导致事物发生、发展和变化的前提;阴阳互藏是阴阳交感运动的动力根源,是阴阳消长转化运动的内在根据;阴阳的消长与转化则是事物运动的基本形式。而阴阳消长正是在对立制约、互根互用基础上表现出的量变过程,阴阳转化则是在消长运动量变基础上的质变过程。而且,正是由于阴阳矛盾的对立制约、交感互藏和互根互用,才使阴阳的消长变化维持在一定的限度和调控阈值内进行,从而保证了阴阳的平衡协调。表现于宇宙自然界,则为生气勃勃的有序的发展变化,体现于人体,则是相对稳定的正常的生、长、壮、老、已的生命活动过程。

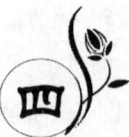

四　阴阳学说在中医学中的应用

阴阳学说作为一种宇宙观和方法论,广泛应用于中医学的各个方面,主要是用以说明人体的组织结构、生理功能、病理变化,并指导临床的诊断和治疗用药。兹分述如下:

(一)说明人体的组织结构

阴阳学说在阐释人体的组织结构时,认为人体是一个对立统一的有机整体,其一切组织结构既彼此相互联系,密切合作,又可划分为相互对立的阴阳两部分,并运用阴阳对立制约的关系进行具体的分析。正如《素问·宝命全形论》所说:"人生有形,不离阴阳。"

1. 部位与结构的阴阳属性 就人体的部位与组织结构来说,则外为阳,内为阴;背为阳,腹为阴;头部为阳,足部为阴;体表为阳,内脏为阴。体表中之皮肤为阳,肌肉筋骨为阴;脏腑中则六腑为阳,五脏为阴;五脏之中心肝为阳,肺脾肾为阴。而具体到每一个脏腑,则又有阴阳可分,如心有心阳、心阴;肾有肾阳、肾阴;胃有胃阳、胃阴等。这些阴阳属性的划分,主要是由脏腑组织所在的位置、生理功能特点等所决定的。

2. 气血津液的阴阳属性 气血津液是构成人体和维持人生命活动的基本物质。就气与血来讲,则气为阳,血为阴;在气中,则卫气为阳,营气为阴。这些划分,即是根据气是无形的物质,具有推动、温煦的生理作用;血是有形的液态物质,具有滋养、濡润的生理作用等而定的。至于津液,则津清稀而薄,故属阳;液则稠厚而浊,故属阴。同样也是根据其性态而定。

3. 经络循行的阴阳属性 就经络系统循行部位来说,则循行于人体四肢外侧及背部者属阳(如手足三阳经),而循行于人体四肢内侧及腹部者则多属阴(如手足三阴经),只有足阳明胃经循行于腹部。

4. 组织结构阴阳属性的相对性 人体各部位、各种组织结构、各脏腑之阴阳属性不是绝对的,而是相对的,它们常根据一定条件的改变而改变。如以胸背关系来说,则背属阳,胸属阴;若以胸腹上下关系来讲,则胸又属阳,腹则属阴。同样,五脏阴阳属性,若以上下来分,则心肺在上属阳,心为阳中之阳脏,肺为阳中之阴脏;肝脾肾在下属阴,肝为阴中之阳脏,肾为阴中之阴脏,脾亦为阴中之阴脏(又称"至阴")。脾属太阴,太阴为三阴之始,故脾为至阴。

总之,人体的上下、内外、表里、组织结构之间,以及每一组织器官本身,无不包含着阴阳的对立统一。而人体部位、组织、结构、器官的属阴、属阳,只是其相对属性的一般归类而已。参见表4-2。

表4-2 人体组织结构的阴阳属性归类表

	人 体 部 位	组 织 结 构
阳	表 上 背 四肢外侧	皮毛 六腑 手足三阳经 气
阴	里 下 腹 四肢内侧	筋骨 五脏 手足三阴经 血

(二)说明人体的生理功能

中医学认为,人体正常的生命活动,是机体阴阳两方面对立统一协调平衡的结果。人体的生理功能,亦可用阴阳学说来加以概括和说明。主要表现为机体

51

防御邪气侵袭的整体卫外机能,以及脏腑组织的功能活动等方面。

1. 体现在机体的防御功能方面 阳气在外,具有保护机体内部组织器官的外卫机能。阴精在内,是阳气的物质基础,并为阳气不断地储备和提供能量补充,故《素问·阴阳应象大论》说:"阴在内,阳之守也;阳在外,阴之使也。"《素问·生气通天论》亦说:"阴者,藏精而起亟也;阳者,卫外而为固也。"

2. 体现在脏腑功能活动方面 一般来说,五脏主藏精气为阴,六腑能消化、传导饮食水谷为阳。而每一脏腑中又各有阴阳,凡属功能活动则属阳,而产生这些功能活动的脏器和精气则属阴。例如,心有推动血液循环和主持精神意识思维活动的功能,此种功能属阳,而心血、心脏器质则属阴。

此外,中医学亦用阴阳关系来阐述具体的生理过程,如《素问·阴阳应象大论》说:"清阳出上窍,浊阴出下窍;清阳发腠理,浊阴走五脏;清阳实四肢,浊阴归六腑。"即是说,凡属轻清的物质则属阳,重浊的物质则属阴,故人体之阳,即是体内轻清之气,它既可以营养和充实四肢,又可以经由皮肤、肌腠或上窍(口、鼻)而发散;而人体之阴,则是体内较为重浊的物质,它既可以储藏于五脏,也可以经由六腑,通过下窍(尿道、肛门)而排出体外。

3. 阴阳相对平衡的生理意义 中医学对于生理上的阴阳关系,主要强调其相互协调和平衡。如就人体的机能状态而言,则机能兴奋为阳,机能抑制为阴;功能亢进为阳,功能减退为阴。而在正常的生理活动中,兴奋和抑制、亢进与减退等都是相互拮抗的,并保持着相对的动态平衡状态。

(三) 说明人体的病理变化

1. 人体的基本病理变化是阴阳失调 中医病机学认为,疾病的发生是人体的阴阳关系由于某种因素的影响失去相对的平衡协调,从而出现偏盛偏衰的结果。一般来讲,外感邪盛多使机体阴阳某一方面偏亢,而使另一方面受损。内伤体衰则可导致机体某一方面不足,使之低于正常水平,从而形成另一方面的相对偏亢。因此,尽管疾病的变化错综复杂,但就其阴阳状态来说,不外阳盛、阴盛、阳虚、阴虚等四大类病变。

2. 阴阳盛衰的病理表现 《素问·阴阳应象大论》指出"阳胜则热,阴胜则寒"。《素问·调经论》亦说:"阳虚则外寒,阴虚则内热;阳盛则外热,阴盛则内寒。"

3. 阴阳互损及转化的病理表现 中医病机学认为,在疾病的发生、发展过程中,机体阴精阳气任何一方虚损到一定的程度,亦常导致对方之不足,即所谓"阳损及阴"或"阴损及阳",最后导致"阴阳两虚",此即慢性虚性病证常见的病理发展过程。至于阴阳转化在疾病证候上之反应,诸如实热证转化为虚寒证;阴寒证转化成阳热证等,已如前述,不再重复。

（四）用于临床诊法辨证

1. 察色按脉，先别阴阳　临床疾病，根据其证候反应，可以概括为阴证和阳证两大类。临床的病证反应尽管错综复杂，但是对于疾病的诊察，则均可以根据阴阳变化的规律来加以分析、归纳和判断，以此来认识和探讨疾病的本质。故《素问·阴阳应象大论》说："善诊者，察色按脉，先别阴阳。"说明中医学的望、闻、问、切四诊方法，首当辨别阴阳。

例如望诊，一般面色光滑润泽者为阳，面色沉浊晦暗者为阴；凡见青色、白色、黑色，其证多属阴寒；而见黄色、赤色，则其证多属阳热。

又如闻诊，凡气粗声高属阳，气弱声低则属阴。而在切诊中，则把浮、大、滑、数等脉象归属为阳脉；把沉、涩、细、迟等脉象归属为阴脉。这即是阴阳属性归类方法在中医诊断学中的应用。

2. 阴阳为辨证之总纲　所谓辨证，即是把通过四诊所获得的多种多样的症状、体征及病情资料，进行客观地分析与判断，从而对疾病的原因、病位、病性、邪正关系等得出正确的认识，判断为某种病证的一种诊断方法。中医的诊断学以阴阳作为辨证的纲领，用以分辨和判断疾病的表里、寒热或虚实。故凡表证、实证、热证都属阳证；凡里证、虚证、寒证都属阴证。所以，临床病证虽然千变万化，总不出阴阳两纲的范围。

（五）指导临床治疗用药

《素问·至真要大论》说："谨察阴阳所在而调之，以平为期。"即是说，由于阴阳失调是疾病发生、发展的基本病机，因此，调理阴阳，补偏救弊，创造条件，使其失调的阴阳关系向着协调的方向转化，在新的基础上，恢复阴阳的相对平衡，即是中医临床治疗的基本原则。

总之，治疗的基本原则，就是有余者泻，不足者补，失调者，调理之，从而使阴阳的偏盛偏衰得以纠正，使其在新的基础上达到恢复阴阳相对平衡之目的。

同样，在归纳药物的性味功能上，阴阳亦具有重要的意义，并可作为指导临床用药的依据。药物的四气、五味，以及升降浮沉等一般性能，都具有阴阳的不同属性。就四气来说，则寒、凉性质的药物属阴，温、热性质的药物属阳。就五味来说，则酸、苦、咸味药物属阴；辛、甘、淡味药物属阳。至于升降浮沉，则是指具有重镇敛降作用的药物属阴，具有轻浮升散作用的药物属阳。所以，临床用药必须注意病证阴阳与药物阴阳之关系，正确运用药物的阴阳性能，以改善或调整机体失调的阴阳关系，从而达到治愈疾病的目的。

第五讲
五 行 学 说

【授课要点】

1. 理解和掌握五行的概念和五行学说的概念。
2. 掌握五行学说的基本内容,即五行的特性、属性归类与推演;五行的生克、制化、胜复和乘侮规律。
3. 一般了解五行学说在中医学中的应用。

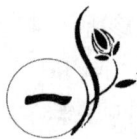

一 五行学说的基本概念

五行,即是木、火、土、金、水五种基本物质的运动变化。所谓五行学说,即是古人用人们日常生活中最熟悉的木、火、土、金、水五种物质的功能属性为代表来归类事物或现象的属性,并以五者之间相互滋生、相互制约的关系来论述和推演事物之间或现象之间的相互关系及其复杂的运动变化规律。五行学说亦是我国古代唯物主义哲学的重要范畴。

中医学很早就从唯物辩证的观点出发,明确地把五行学说作为宇宙的普遍规律来看待,认为宇宙的运动变化,都不能脱离五行的规律。如《灵枢·阴阳二十五人》说:"天地之间,六合之内,不离于五,人亦应之。"《素问·天元纪大论》亦说:"夫五运阴阳者,天地之道也。"其中"不离于五"的"五"及"五运",都是指的五行。根据五行学说的观点,古人认为宇宙自然界都是由这五种属性的物质所构成,各种事物或现象的发展变化,都是这五种属性物质进行运动和相互作用的结果。

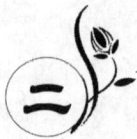

二 五行学说的形成、沿革与发展

(一) 五方说与五时说

五行学说的渊源,最早可以追溯到商代的五方观念所形成的五方说。根据甲骨文卜辞的记载,五方说把殷商所在的地域称做"中商",并与"东土"、"南土"、"西土"、"北土"并列,说明当时已经有了东、西、南、北、中五个空间方位的观念。而且人们还把春夏秋冬四时的风雨气候变化与五个空间方位联系起来观察,从而显示出古人欲用"五方说"总括空间整体的意向,并蕴含着最早的整体观念的萌芽。

同时,古人不仅认识到方位、风雨对农业生产的影响,而且进一步认识到时间、季节及天体变化对农耕稼穑的影响,因而在观测四时气候变化与天体运动的基础上,将天气的运行分为五个时节。如《左传·昭公元年》说:"分为四时,序为五节。"并与天体五星的运行联系起来,如《史记·历书》说:"考定星律,建立五行。"《汉书·天文志》亦说:"五星不失行,则年谷丰昌。"可见,五行又是古人观星定律的产物,反映了四季五时气候变化的规律、特点及其生化特征。

(二)物质说与元素说

继"五方说"、"五时说"之后,同时出现了"五材说"。五材,原是我国古代劳动人民在长期的生活和生产实践中不可缺少的五种物质。如《左传·襄公二十七年》载:"天生五材,民并用之,废一不可。"而且进一步认识到木、火、土、金、水这五种物质,对于人类之生存具有重要的作用,且是缺一不可的。故《尚书大传》说:"水火者,百姓之所饮食也;金木者,百姓之所兴作也;土者,万物之所滋生,是为人用。"这即是"物质说"的典型反映。在此基础上,古人又将其发展为"元素说",认为木、火、土、金、水乃是五种物质元素,是构成宇宙自然界万事万物的物质本源。如《国语·郑语》说:"故先王以土与金、木、水、火杂,以成百物。"即是说这五种物质元素的运动变化和相互作用,构成了世界上复杂的众多事物。五材说的出现,说明了古人试图从五种物质元素的结构关系上来把握一切有形事物的整体联系,这是五行学说很大的发展。

(三)古代自然哲学的认识

《尚书·洪范》是先秦论述"五行"的重要著作,它的成书标志着五行学说哲学思想的形成。如《尚书·洪范·九畴》说:"五行,一曰水,二曰火,三曰木,四曰金,五曰土。水曰润下,火曰炎上,木曰曲直,金曰从革,土爰稼穑。润下作咸,炎上作苦,曲直作酸,从革作辛,稼穑作甘。"可以看出,至此,五行的含义已经超出了作为"五材"的单纯元素论的范围,已经上升为事物属性的抽象概念。木、火、土、金、水五行的五种属性,已经不仅仅限于木、火、土、金、水五种事物本身所具有,而是作为"润下"、"炎上"、"曲直"、"从革"、"稼穑"等五类事物特性的代名词,且又与酸、苦、甘、辛、咸五味等联系起来,并以此推演,认为其他一些复杂事物的内部或其相互关系,也可按上述特点分成五个方面。这就说明,五行的意义已经发生了质的变化,它已不再是单纯指木、火、土、金、水五种事物本身的运动,而是成为一种能够代表五大类事物属性的抽象的哲学概念。所以,五行学说也是我国古代的自然哲学之一,其生克制化的原理,即在于说明事物在其运动变化过程中的联系法则,以及各种不同事物在其发展过程中的相互关系。因此,五行学说亦属于古代唯物辩证观的哲学范畴。

(四) 中医学的系统结构说

中医学应用五行学说,主要在于运用五行的属性归类、生克、制化、胜复、乘侮等规律,来概括脏腑组织器官的功能属性,论证五脏系统相互联系的内在规律,并归纳人体与自然界的某些相互关系,特别是阐明人体的整体系统结构关系,从而指导中医临床之病理分析、诊断和治疗。

近年来,很多学者运用系统论的理论方法来研究中医的五行学说,认为五行学说是古代的一种普通系统理论,而且根据这种理论认为自然界的一切事物都具有共同的结构,这种共同的结构就是"五行系统结构"。五行系统结构说的特点在于它不着重于研究自然界的实体究竟是由何种质料所构成,也不着重于考察事物之间具体的作用方式,其着意研究的是事物内部和事物之间最一般的结构关系和系统联系,并用五行系统结构观念建构成关于自然的理论体系。已故著名中医学家任应秋教授在其所著《中医基础理论六讲》中指出,中医学的五行学说是一种具有东方色彩的比较完整的普通系统论的哲学理论。普通系统论的观点包括如下几个方面:一是强调研究事物要从整体着眼,并认为整体是由其组成部分以一定的联系方式所构成。二是认为认识事物,必须既认识其各个组成部分,又要观察它们的联系方式与结构关系。三是认为整体系统的存在,不能脱离其一定的周围环境。四是为要找出世界上任何系统普遍适用的共同规律,因而以肯定各种不同类型和不同等级的系统之间有着类似性和逻辑上的同调为其前提。可以看出,中医学的五行学说正是基本上体现了上述系统论的理论观点和思想方法,并以此观点和方法来概括和分析事物的结构组成及其内在联系,从而形成了以五行方法论为思维方式和系统结构的医学模式,用以阐释医学理论,总结临床经验,并指导医疗实践,对中医学理论体系的形成和发展具有重要意义。

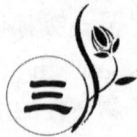

三 五行学说的基本内容

(一) 五行的特性

五行的特性,是古人在长期的生活和生产实践中,在对木、火、土、金、水五种物质朴素的认识基础上,进行抽象而逐渐形成的理论概念,是用以分析各种事物的五行属性和研究事物之间相互联系的基本法则。因此,五行的特性,虽然来自木、火、土、金、水,但实际上已经超越了木、火、土、金、水具体物质的本身,而是作为事物属性的抽象概念来应用,因而有更为广泛的含义。

1. 木的特性　木的特性是升发、条达。古人称"木曰曲直"。曲直,实际上是指树木的生长形态,都是枝干曲直,向上向外周舒展。因而引申为凡具有生长、升发、条畅、舒达等作用或性质的事物,均属于木。

2. 火的特性　火的特性是炎热、向上。古人称"火曰炎上"。炎上,是指燃烧之火,其性温热,其焰上升,因而引申为凡具有温热、升腾作用或性质的事物,均属于火。

3. 土的特性　土的特性是长养、化育。古人称"土爱稼穑"。稼穑,是指土有播种和收获农作物的作用,因而引申为凡具有生化、养育、承载、受纳作用或性质的事物,均归属于土。而且,中医学有"土载四行"、"万物土中生"、"万物土中灭"和"土为万物之母"等说法。

4. 金的特性　金的特性是清肃、敛降。古人称"金曰从革"。从革,其本义是指金的可熔铸变革特性。但渗透于中医学之后,则演变引申为凡具有清洁、肃杀、收敛、下降等作用或性质的事物,均属于金。

5. 水的特性　水的特性是滋润、下走。古人称"水曰润下"。润下,指水性湿润,由上向下流行,因而引申为凡具有寒凉、滋润、向下运行等作用或性质的事物,均属于水。

(二)事物五行属性的推演和归类

五行学说是以五行的特性来推演和归类事物的五行属性的。事物的五行属性,并不等同于木、火、土、金、水本身,而是采用了"取象比类"的方法,将事物的性质、作用或形态与五行的特性相类比,从而得出事物的五行属性。这样便把需要说明的事物或现象,朴素地分成了五大类,从而将相似属性的事物或现象,分别归属于五行之中,并在五行属性归类的基础上,运用五行的生克规律,进而阐释、推演事物或现象的复杂联系及变化。例如:

1. 以方位配属五行　由于日出东方,与木的升发特性相类,故东方属于木;南方炎热,与火的炎上特性相类,故南方属于火;日落于西方,气温相对下降,与金的肃降特性相类,故西方属于金;北方寒冷,与水的寒凉性质相类,故北方属于水。

2. 以五脏配属五行　由于肝主疏泄,故肝属于木;心阳主温煦,故心属于火;脾主运化,故脾属于土;肺主肃降,故肺属于金;肾主水液,故肾属于水。

应当指出,事物的五行属性,除了可用上述方法进行取象类比外,还应用了

57

间接的推演络绎的方法。如肝属于木,则肝主筋和肝开窍于目的"筋"和"目",亦属于木;心属于火,则"脉"和"舌"亦属于火;脾属于土,则"肉"和"口"亦属于土;肺属于金,则"皮毛"和"鼻"亦属于金;肾属于水,则"骨"与"耳"、"二阴"亦属于水。

3. 相同属性事物的相关性 五行学说认为属于同一五行属性的事物,都存在着相关的联系。如《素问·阴阳应象大论》所说:"东方生风,风生木,木生酸,酸生肝,肝生筋"。即是说方位的东和自然界的风、木,以及酸味的物质等都与肝相关。因而有人认为五行学说是说明人与自然界统一关系的理论基础。现将自然界和人体的五行属性,列为表5-1。

表5-1 事物五行属性归类表

自 然 界						五行	人 体						
五音	五味	五色	五化	五气	五方	季节		五脏	五腑	五官	形体	五志	五声	变动
角	酸	青	生	风	东	春	木	肝	胆	目	筋	怒	呼	握
徵	苦	赤	长	暑	南	夏	火	心	小肠	舌	脉	喜	笑	忧
宫	甘	黄	化	湿	中	长夏	土	脾	胃	口	肉	思	歌	哕
商	辛	白	收	燥	西	秋	金	肺	大肠	鼻	皮	悲	哭	咳
羽	咸	黑	藏	寒	北	冬	水	肾	膀胱	耳	骨	恐	呻	栗

上述归类内容,可参阅《素问·阴阳应象大论》、《金匮真言论》、《五脏生成》及《灵枢·顺气一日分为四时》、《五音五味》等篇章。

根据上表,主要能说明如下三方面内容:

(1) 以五行之特性,说明五脏的某些主要功能。

(2) 形成了以五脏为主体,外应五方、五季、五气等,内联五腑、五官、形体、情志等的五个功能活动系统。

(3) 通过五个功能活动系统,用以说明人体的内环境与外在自然环境之间亦存在着统一的联系。

(三) 五行的生克、制化、胜复、乘侮规律

1. 五行的相生、相克 五行生克,是五行学说用以概括和说明事物之间相互联系和发展变化的基本观点。五行学说并不是静止地、孤立地将事物归属于五行系统,而是以五行之间相生和相克的联系来探索和阐释事物之间的相互关系,及其相互协调平衡的整体性和统一性。

相生,是指一事物对另一事物具有促进、助长和滋生的作用。五行相生的次序是木生火、火生土、土生金、金生水、水生木。

相克,是指一事物对另一事物具有制约、克服和抑制的作用。五行相克的次序是木克土、土克水、水克火、火克金、金克木。

在相生关系中，任何一"行"都具有"生我"和"我生"两方面的关系。生我者为母，我生者为子。所以，相生关系又称之为"母子关系"。

在相克关系中，任何一"行"都具有"克我"和"我克"两方面的关系，克我者为我"所不胜"，我克者为我"所胜"。所以，相克关系又称为"所胜"、"所不胜"的"相胜关系"。

关于五行相生、相克关系的确立，古人原来的认识是很朴素的，主要是通过对季节气候的变化顺序及客观事物变化的直接观察而得出的。故《春秋繁露·五行之义》说："木，五行之始也；水，五行之终也；土，五行之中也。此其天次之序也。"《素问·宝命全形论》指出："木得金而伐，火得水而灭，土得木而达，金得火而缺，水得土而绝。万物尽然，不可胜竭。"

所谓"万物尽然，不可胜竭"，说明古人已不是单纯地把相生、相克关系仅作为五种物质的转化来看待，而是上升为一种概括事物运动变化的抽象概念，即是说各类事物之间或其内部所具有的属木、属火、属土、属金、属水的五个方面，它们之间具有着相生、相克的固定关系，这是一种相对稳定的有规律的系统结构联系。

应当指出，五行相生与相克的单向性和不可逆性，则正是五行生克的本质特征，具有其深刻的合理性。宇宙间虽然存在着与时间无关的可逆过程，但也存在着依赖于时间的不可逆过程。凡一切前进、上升、有序和稳定的事物与现象，都是不可逆过程所形成的。诸如四时气候的更迭、人体的生命活动等，都是不可逆的过程。五行的生克则正是不可逆过程的反映。即如《素问·玉机真脏论》所说："神转不回，回则不转，乃失其机。"即是说，事物向前运转而不能回却，若回而不转，则会失掉其生生不息之机。

五行的生克，乃是从认识和分析事物的性质和机能变化而抽象出来的理性认识，已成为一种阐释事物系统结构关系及其运动变化的理论方法，而不是指五种事物的本体。故《四圣心源》说："其相生相克，皆以气而不以质也，成质则不能生克矣。"这里的"气"，是指性质或机能。而"质"，则是指物质本体。即是说，生或克只是性质或机能上的滋生或制约关系而已。因此，《四圣心源》又进一步论述说："相克者，制其太过也……皆气化自然之妙也。"

五行学说认为，事物系统结构的五个方面之间的相生、相克关系，构成并促进着事物正常情况下的循环运动，并保持着相对的动态平衡。五行系统结构中的每一行都与其他四行发生一定的联系。从相生看，有"生我"和"我生"两种关系；从相克看，又有"胜我"和"我胜"两种关系。这就表明五行系统结构中的各部分之间不是孤立的，而是密切相关的，每一部分的变化，必然影响着其他部分的状态，同时又受着五行系统结构整体的影响和制约。

59

应当指出,任何部分之间,由于总是存在着不停的相生与相克变化,所以是不平衡的,从而经常处于运动变化之中。然而就五行系统结构整体来看,其相生和相克则又都是在总和中表现出相对的动态平衡。而五行中的每一行,由于其既生别行,又被别行所生;既克别行,又被别行所克,故在整体上也呈现为动态均势。可见,五行系统结构所达到的平衡,不是绝对的,而是建立在运动基础上的动态平衡。

但是,相生、相克,对于事物的正常生化和发展,又是必不可少的条件。如《素问·六微旨大论》说,"亢则害,承乃制,制则生化"。《类经图翼》则说:"造化之机,不可无生,亦不可无制。无生则发育无由,无制则亢而为害。"是说事物的发生、发展和运动变化,都不能没有相生,也不能只有相生而无相制。若无相生,则发生、发展无源;若无相制,就不能维持事物在发展变化中的平衡与协调,则势必会出现某一方面的过度亢盛而为病害。必须生中有制,制中有生,相反相成,相互为用,方能维持和推动事物正常的生化和发展。

2. 五行的制化、胜复 五行系统结构之所以能够保持动态平衡和循环运动,主要在于其本身客观存在着两种自我调节机制和途径。一种是正常情况下的相生相克,即"制化"调节;一种则是在反常情况下的"胜复"调节。

(1) 五行的制化调节:所谓制化调节,主要是指五行系统结构在正常状态下,通过其相生和相克的相互作用而产生的一种调节作用,又称之为"五行制化"。

调节形式:从五行的整体作用可以明显看出,任何两行之间的关系并不是单向的,而是相互的,表现为调节路线与反馈机制相似的形式,而反馈则是相互作用的一种特殊调节形式。

以火为例,在正常情况下,火受到水的制约,火虽然没有直接作用于水,但是火能生土而土有克制水的作用,从而使水对火的克制不致过分而造成火的偏衰。同时,火还受到木的资助,因此,火又通过生土,以加强土对水的克制,削弱水对木的滋生,从而使木对火的促进不会过分,以保证火不会发生偏亢。其他四行,依次类推。

所谓"制则生化",即是说木能制土,火才能生化;火能制金,土才能生化;土能制水,金才能生化;金能制木,水才能生化;水能制火,木才能生化。也就是说,母气能制己所胜,则子气方能得母气之滋养而起生化作用。故《素问·五脏生成》说:"心……其主肾也";"肺……其主心也";"脾……其主肝也";"肝……其主肺也";"肾……其主脾也"。这里所说的"主",即指生化之主,实际上即是相克制约之意。因其"克中有生","制则生化",所以称其为"主"。正如《黄帝内经素问集注》所说:"心主火,而制于肾水,是肾乃心脏生化之主。"

五行制化关系见图5-1所示。

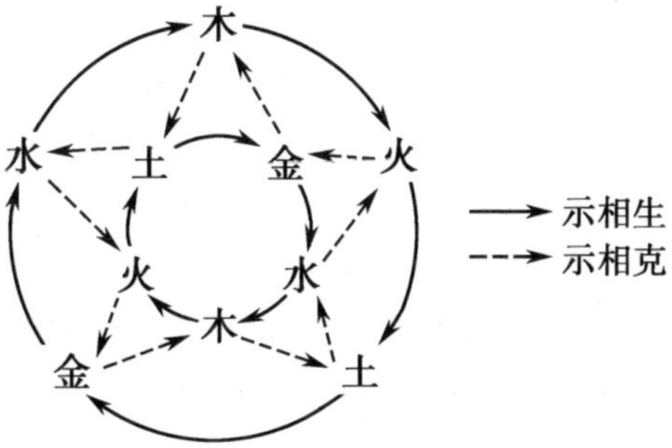

图5－1　五行制化关系示意图

即是说,木能克土,土能生金,金又能克木,从而使木不亢不衰,故能滋养火,而使火能正常生化。

火能克金,金能生水,水又能克火,从而使火不亢不衰,故能滋养土,而使土能正常生化。

土能克水,水能生木,木又能克土,从而使土不亢不衰,故能滋养金,而使金能正常生化。

金能克木,木能生火,火又能克金,从而使金不亢不衰,故能滋养水,而使水能正常生化。

水能克火,火能生土,土又能克水,从而使水不亢不衰,故能滋养木,使木能正常生化。

调节效应:五行学说认为,正是由于这种制化调节的自我调控效应,才保证了五行系统结构在正常情况下的生化运动,并保持着整体的协调与平衡。对于自然界来说,即是维持其生态平衡;对于人体来说,则是维持着生理上的动态平衡,从而保证着生命活动的正常进行。

应当说明,其相生相克的过程,也就是事物相互消长的过程,在此过程中,经常出现的不平衡的消长情况,其本身就是再一次相生、相克的调节,这样就会重复出现再一次的协调平衡。正是这种在不平衡之中求得平衡,而平衡又立刻被新的不平衡所替代的循环运动,推动着事物不断地发展。对人体来说,即是推动着机体气化活动的正常运行。

（2）五行的胜复调节:所谓胜复调节,主要是指五行系统结构在反常的情况下,即在局部出现较大不平衡的情况下,通过相克关系而产生的一种大循环的调节作用。可使一时性偏盛偏衰的五行系统结构,经过调节,由不平衡而再次恢复其平衡。

调节形式:《素问·至真要大论》说:"胜至则复","复已而胜,不复则害。"所谓"胜",即指"胜气"。是指因为某行之气太过所引起的对"己所胜"的过度克制。而"胜气"的一旦出现,则势必招致一种相反的力量将其压抑下去,此种力

61

量即所谓"复气"。故《素问·至真要大论》又说:"有胜之气,其必来复也。"而且胜气重,复气也重;胜气轻,复气也轻。可以看出,在五行胜复调节的过程中,亦包含着反作用的复气与作用的胜气,在数量上对等之规律。故《素问·气交变大论》说:"胜复盛衰,不能相多也。"《素问·五常政大论》说:"微者复微,甚者复甚,气之常也。"

仍以火为例,如火气太过,作为胜气则过分克金,而使金气偏衰,金衰不能制木,则木气偏胜而加剧克土。土气受制则减弱克水之力,于是水便旺盛起来,从而把太过的火气克伐下去,使其恢复正常。若火气不足,则将受到水的过分克制,使火衰不能制金,引发金气偏胜。金气胜则加强抑木,使木衰无以制土,则必将引发土气胜以制水,从而使水衰则制火力量减弱。从而使不足之火气相应得到逐渐恢复,以维持其正常协调平衡状态。故《素问·天元纪大论》说:"形有盛衰,谓五行之治,各有太过不及也。故其始也,有余而往,不足随之,不足而往,有余从之。"(图5-2)

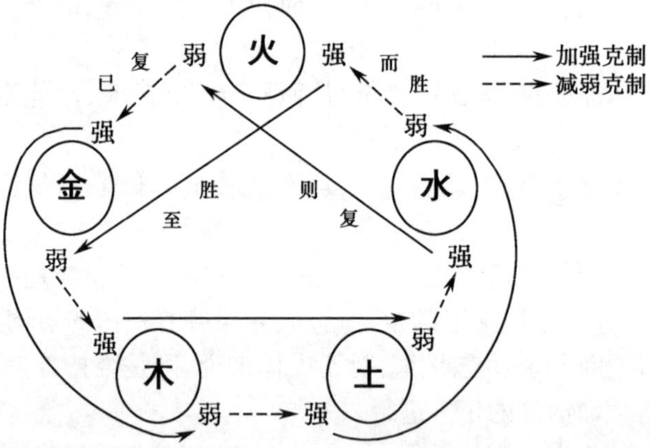

图5-2　五行胜复调节图

调节效应:即通过胜复调节,从而使五行系统结构在受到外界因素的影响时,即使在其局部出现某些较大的不平衡,则亦可通过自我调控,继续维持其整体的相对平衡。就自然界来说,即表现为寒热温凉较大气候变化的自我调整,这与日月的运行及宇宙规律有关。就人体来说,则是指感受外界气候变化或喜怒哀乐刺激所引起的某些脏腑出现一时性的偏盛偏衰,则经过自我调节而亦能恢复其生理活动的正常。故《素问·至真要大论》说:"有胜有复,无胜则否"。"胜至则复,无常数也,衰乃止耳"。

但是,如果单纯有"胜"而无"复",也就是说,当五行之中的任何一行出现有余(太过),而无另一行的相应制约时,则五行系统结构的协调关系就被破坏,而且盛者愈盛,衰者愈衰,就会出现紊乱的反常病害。《素问·六微旨大论》所说的"害则败乱,生化大病",即是指某一行之气亢盛无制而为损害之因,则可使生化机制紊乱败坏,从而产生严重疾病。

3. 五行的相乘、相侮 相乘和相侮,是指五行系统结构关系在外界因素的影响下所产生的反常状态,即五行之间不正常的相克。作为人体,则是病理上的相互传变。

(1)相乘:即相克的太过,超过了正常的制约力量,从而使五行系统结构关系失去正常的协调和平衡。此种反常现象的产生,一般有两种情况:一是被乘者本身不足,乘袭者乘其虚而凌其弱。如土气不足,则木乘土(虚)。二是乘袭者亢极,不受它行制约,恃其强而袭其应制之行。如木气亢极,不受金制,则木(亢)乘土,从而使土气受损(图5-3)。

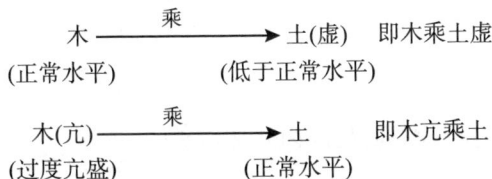

```
木 ————乘————→ 土(虚)    即木乘土虚
(正常水平)      (低于正常水平)

木(亢) ————乘————→ 土    即木亢乘土
(过度亢盛)      (正常水平)
```

图5-3 五行相乘图

应当说明,"相克"与"相乘"是有区别的,相克是正常情况下的制约关系;相乘则是正常制约关系遭到破坏以后的过度克伐,是反常现象。在人体,则前者是生理状态,后者则是病理状态。

(2)相侮,即相克的反向,又叫"反克"。是五行系统结构关系失去正常协调的另一种表现。同样也有两种情况:

一是被克者亢极,不受制约,反而欺侮克者。如金本克木,若木气亢极,不受金制,反来侮金,即为木(亢)侮金。二是克者本身衰弱,被克者因其衰而侮之。如金本克木,若金气虚衰,则木因其衰而侮金,即为木侮金(衰)(图5-4)。

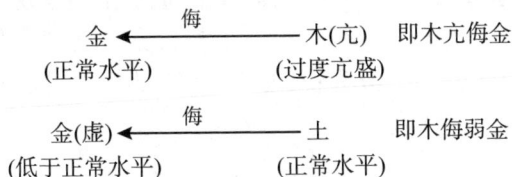

```
金 ←————侮———— 木(亢)    即木亢侮金
(正常水平)      (过度亢盛)

金(虚) ←————侮———— 土    即木侮弱金
(低于正常水平)  (正常水平)
```

图5-4 金木乘侮关系图

一般说来,凡因某一行过度亢盛而产生相乘或相侮,如木亢乘土或木亢侮金等,在病变过程中常表现为机能过亢的实性病理变化;而因某一行虚衰所导致的相乘或相侮,如木乘土虚或木侮弱金等,则常表现为机能不足的虚性病理变化。

应当指出,相乘与相侮都是不正常的相克现象,两者既有区别,又有联系。区别在于:相乘是按五行相克次序的克制太过,相侮则是与相克次序相反方向的克制异常。联系在于:当发生相乘时,有时也可出现相侮;发生相侮时,有时又常伴有相乘。故《素问·五运行大论》说:"气有余,则制己所胜而侮所不胜;其不及,则己所不胜侮而乘之,己所胜轻而侮之。"即是说,若某一行之气太过,则可对其所胜之行过度克制,从而发生相乘。而对其所不胜之行发生相侮,即反克。若某一行之气不足,则克我之行必过度制约而乘之。而己所胜者,即我克之行必因我之不足而反克相侮。

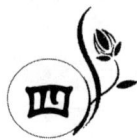

四　五行学说在中医学中的应用

(一)归类人体组织结构,反映内外环境统一

中医学运用五行类比联系的方法,根据脏腑组织的性能及特点,将人体的脏腑形体官窍组织结构等纳入五行系统,从而形成了以五脏为中心,配合六腑,联系五体,开窍于五官九窍,外荣于体表的脏腑功能系统,从而为藏象学说的系统化奠定了基础。

中医学根据"天人相应"的观点,同样运用了事物属性的五行归类方法,对自然界的有关事物或现象也进行了分类归属,并与人体脏腑组织结构的五行属性联系起来。如人体的五脏、六腑、五体、五官等与自然界中的五方、五季、五味、五色等相联系,这样就把人与自然环境统一起来,从而反映了人体内外环境之间相互收受通应的统一关系。故《素问·六节藏象论》说:肝"通于春气"、心"通于夏气"、肺"通于秋气"、肾"通于冬气"。《素问·脏气法时论》则说:"脾主长夏"。例如春应于东方,春天风气主令,故气候温和,阳气生发,万物滋荣,人体之肝气与之相应,故肝气旺于春。所以《素问直解》进一步说:"随天之五气,地之五行,人之五脏,而应象者也,故为苍、为角、为呼、为握、为目、为酸、为怒,惟东方风木之肝为然耳。"

(二)说明五脏的生理功能及其相互关系

1. 说明五脏的生理功能　根据五行之特性,用以说明五脏的某些生理特性和功能作用。如:

木性可曲可直,条顺而畅达。肝属木,故肝性喜条达而恶抑郁,并有疏泄之功能。

火性温热而炎上。心属火,故心阳有温煦之功能,心火易于上炎。

土性敦厚,有生化万物之特性。脾属土,故脾有消化水谷,运输精微,营养五脏六腑、四肢百骸的功能。又为气血生化之源。

金性清肃、收敛。肺属金,故肺气具有清宣、肃降之功能。

水性润下,有下行、闭藏之性。肾属水,故肾主水液的蒸化和排泄,并有藏精之功能。

2. 说明五脏之间的相互关系 五脏的功能活动不是孤立的,而是相互联系的。五脏的五行归属,不仅阐明了五脏的功能特性,而且还运用五行生克制化的规律,来说明脏腑生理功能的内在联系,即五脏之间既有相互资生的关系,又有相互制约的关系。

(1) 五脏相互资生的关系:《素问·玉机真藏论》指出:"五脏皆受气于其所生"。如肾能藏精,肝能藏血,肾精可以化生肝血,此为肾水滋养肝木,即水生木;肝藏血,心主血脉,肝贮藏血液和调节血量功能正常,则有助于心主血脉功能的正常发挥,此为肝木上济心火,即木生火;心主阳气,脾主运化,脾为气血生化之源,又主统血,心之阳热又可温运脾阳,心主血脉功能正常,则血能营脾,脾方能发挥其主运化、生血、统血之功能,此为心火温运脾土,即火生土;脾主运化水谷精微而化生气血,肺主气而司宣发肃降,脾功能正常则可转输精微,益气以充肺,从而维持肺的主气功能,并使宣肃正常,此为脾土滋养肺金,即土生金;肺主气而职司清肃,肾则主水藏精而纳气,肺气肃降,则水道通调,有助于肾主水功能之发挥。肺气正常,则有助于气之摄纳及肾精之封藏固秘,此为肺金滋养肾水,即金生水。这就是运用五行相生的理论来阐释五脏功能相互滋生之关系。

(2) 五脏相互制约的关系:如肺气肃降,气机调畅,可以抑制肝气之上逆和肝阳之上亢,此即金克木;肝气的疏泄条达,可以畅通脾气脾湿的壅滞,此即木克土;脾气的运化,可以调节肾主水的功能,以防水湿的泛滥,此即土克水;肾水的滋润,上济于心,可以制约心火的亢逆,此即水克火;心之阳热,可以制约肺气的清肃太过,此即火克金。可以看出,五脏之间在生理上的相互制约,亦是运用五行相克理论来阐明的。

总之,五脏之间的生克关系,说明每一脏在功能上都有他脏的资助,因而本脏不至于虚损。又有他脏的制约,因而亦使其不致过亢。若本脏之气过盛,则有他脏之气制约之。而本脏之气虚损,则又有他脏之气以滋养之。由此可见,通过生克关系,即把脏腑紧密地联结成一个整体,从而维持了人体内环境的统一。此外,关于人体与外界环境,诸如四时、五气,以及饮食五味等的关系,中医学亦是用五行的规律来加以说明的。

65

(三)概括脏腑病变的某些发病和传变规律

1. 关于疾病的发生　由于五脏外应五时,故四时六气的发病规律,一般是主时之脏首先受邪而发病。如春季肝先受邪,夏季心先受邪,长夏脾先受邪,秋季肺先受邪,冬季肾先受邪,此即主时之脏受邪发病的一般规律。

但是,有时亦可导致"所胜"或"所不胜"之脏受病。如气候失常,时令未至而气先至,则属太过;时令已至而气未至,则属不及。太过之气的发病规律是不仅可以侮其所不胜之脏,而且还可以乘袭其所胜之脏,同时,即使是我生之脏亦有发病之可能。不及之气的发病规律,则不仅是所胜之脏妄行而反侮,所不胜之脏乘袭而发病,同时,即使是生我之脏亦有可能因受其累及而有发病之可能。这只是根据五行生克乘侮规律而论。此种发病情况的推测,虽不能完全符合临床发病的客观规律,但却说明了疾病的发生,确实受着自然界气候变化的不同影响。

2. 关于疾病的传变　脏腑病变的相互影响,谓之"传变",即本脏之病可以传至他脏,或他脏之病亦可以传至本脏。从五行规律来说,病理上的传变主要是应用五行相生的母子关系,以及五行相克的乘侮关系,来说明脏腑间疾病相互影响的传变规律。

(1)母子关系传变:即根据相生关系进行传变。包括"母病及子"和"子病犯母"两种情况。

母病及子:又称"母病累子"。指病变从母脏传来,并依据相生方向侵及属子的脏腑。临床常先见到母脏证候,继则又见子脏证候。如"水不涵木"证,即肾阴虚亏,不能滋养肝阴,阴不制阳,以致肝阳亢逆,可见腰膝酸软,耳鸣遗精,眩晕,健忘失眠,急躁易怒,咽干口燥,五心烦热,颧红盗汗等症。由于其病变是由肾及肝,由母传子,根据相生关系,病情虽然可能有所发展,但相互滋生作用不绝,故病情可能较轻,亦易好转。

子病犯母:又称"子盗母气",指病变从子脏传来,侵及属母的脏腑,临床多见先有子脏的证候,继则又见母脏证候。如心肝火旺证,即是由于心火亢盛,进而导致肝火上炎,可见心烦失眠,或狂躁谵语,口舌生疮,舌尖红赤疼痛,又继见烦躁易怒,头痛眩晕,面红目赤等症。肝为母,心为子,由于其病变由心传肝,由子及母,则病情一般较重,主要是由于母气不敌子气,因而邪盛病重。

(2)乘侮关系传变:主要包括"相乘传变"和"相侮传变"两种情况。

相乘传变:即相克太过而导致疾病传变。如木亢乘土,即肝脾不和或肝胃不和证,临床多见肝气横逆,侵及脾胃,导致消化吸收功能紊乱,故先见肝病证候,继则又见脾虚失运或胃失和降证候。如肝气横逆,则先见烦躁易怒,胸闷胁痛,眩晕头痛等症。横逆犯胃则继见纳呆,嗳气,吞酸,呕吐等胃失和降症状;横逆及

66

脾则继见脘腹胀满,厌食纳呆,大便溏泄或不调等脾虚之症。由于病从相克方面传来,侵及被制脏腑,故病情发展较重。

相侮传变:即反克为害。如木火刑金,即肝犯肺病证,临床多见胸胁疼痛,口苦,烦躁易怒,脉弦数等肝火亢盛之症,又继见咳嗽,甚则咯血,或痰中带血等肺失清肃之症。由于肝病在前,肺病在后,病变由被克脏腑传来,故属相侮规律传变,因此病情较轻。

应当指出,五行母子或乘侮之病理传变,在临床上并不是必定要发生的,此种传变发生与否,与脏气虚实、病邪性质,以及护理、治疗等多方面因素或条件有关。一般来讲,脏气虚则传,脏气不虚则不传或难以传变。正如《素问·玉机真脏论》所说:"然其卒发者,不必治于传,或其传化有不以次。"伤寒学说的"六经传变"和温病学说的"卫气营血传变",则正是从广泛的临床实践中所总结出来的具有实用价值的传变规律。

(四)用于指导疾病的诊断和治疗

1. 用于疾病诊断 人体本身是一个有机的整体,内部脏腑有病可以反映于机体的体表,故《灵枢·本脏》说:"视其外应,以知其内脏,则知所病矣。"一般来说,人体内脏的病变或其相互关系的异常,皆可从其色泽、声音、形态、口味、脉象、舌苔等方面反映出来。所以,《难经·六十一难》说:"望而知之者,望见其五色,以知其病。闻而知之者,闻其五音,以别其病。问而知之者,问其所欲五味,以知其病所起所在也。切而知之者,诊其寸口,视其虚实,以知其病,病在何脏腑也。"如面见青色,喜食酸味,两胁胀痛,脉弦,即可诊为肝病;面见赤色,口苦,舌尖红或碎痛,脉洪或数,则可诊为心火亢盛;而脾虚病人,继见面色青,口泛酸水,则可诊为肝木乘土,肝脾不和之证。

一般说来,中医诊病很重视色诊与脉诊的结合应用,且能从客观上大致反映出疾病的状况。但是,欲从色脉来判断病情的发展趋势,则又必须根据五行生克规律来进行推测。《医宗金鉴·四诊心法》指出:"色脉相合,已见其色,不得其脉,得克则死,得生则生。"如肝病,色青而见弦脉,是为色脉相符;如不见弦脉而反见浮脉,则属相克之脉(浮为肺金之脉象),即脉克色(金克木)为逆;若得沉脉,则属相生之脉(沉为肾水之脉象),即脉生色(水生木)为顺。实践证明,此种分析方法亦有一定的参考价值。

2. 用于疾病治疗 主要在于控制疾病的传变和确定治则治法。

(1)控制疾病的传变:疾病的发生主要是由于人体的脏腑阴阳气血功能失调所致,而脏腑组织的功能失调,也必然反映出内脏生克制化关系的失常。疾病的传变,常是一脏受病而波及他脏,或他脏受病而传其本脏。因此,在治疗时,除对所病本脏进行适当处理外,特别应考虑到与有关脏腑的传变关系,并应根据五行学说的生克乘侮规律,来调整其太过或不及,以控制其病证的传变,使之恢复其正常的功能活动。

例如肝脏有病,则应先强健脾胃,以防其传变。脾胃不伤,则疾病不传,且易于痊愈。故《难经·七十七难》说:"见肝之病,则知肝当传之于脾,故先实脾气,无令得受肝之邪。"所谓"实脾",即健脾、调补脾气之意。这种病在本脏治在他脏的原则,充分体现了中医治疗学中的整体预防观点。

然而,疾病的传变与否,还取决于脏腑的虚实及其机能状态。即五脏虚则传,实则不传。故《金匮要略·脏腑经络先后病脉证》又指出:"见肝之病,知肝传脾,当先实脾,四季脾旺不受邪,即勿补之。"即是此意。

(2)确定治疗原则和治疗方法:主要是根据相生或相克规律,来确定相应的治疗原则和方法,主要有如下几方面:

一是根据相生规律确定治疗原则:多用于母病及子或子病犯母(即子盗母气)等证候。《难经·六十六难》说:"虚则补其母,实则泻其子。"故其基本治疗原则,即是补母或泻子。

补母:主要适用于母子关系失调的虚证。如肾阴不足,不能滋养肝木,而致肝阴不足,肝阳亢逆者,称为水不生木或水不涵木病证。其治疗原则为不单纯治肝,而应侧重补肾之虚。肾为肝母,水能生木,故补益肾水,即可以生养肝木,滋补肾阴即可以涵敛肝阳。又如肺气虚弱发展到一定的程度,即可影响及脾之健运,从而导致脾虚。脾土为母,肺金为子,土能生金,故可以用补脾益肺的方法进行治疗,此即"虚则补其母"的含义。

泻子:主要适用于母子关系失调的实证。如肝火炽盛,有升无降,出现肝病实证时,则肝木是母,心火是子,其治疗即可采用泻心之法,因为泻心火则有助于泻肝火。此即"实则泻其子"的含义。

此外,运用相生规律来进行治疗,除母病及子或子病犯母可采用补母或泻子等方法外,若系单纯的子脏虚证除补虚外,亦可运用母子关系,兼顾补其母以加强其相生力量,从而有助于子脏虚证之恢复。

根据五行相生规律而确立的治疗方法,临床常用者,主要有如下几种:

滋水涵木法:即通过滋补肾阴以养肝阴,从而达到涵敛肝阳的目的,又叫滋肾养肝法、滋补肝肾法或乙癸同源法。主要适用于肾阴亏损而致肝阴不足,肝阳偏亢之证。临床可见头目眩晕,眼干目涩,耳鸣颧红,口干,五心烦热,腰膝酸软,男子遗精,女子月经不调,舌红少苔,脉细弦而数等症。

金水相生法:是滋补肺肾阴虚的一种治疗方法,又叫补肺滋肾法、滋养肺肾法。主要适用于肺虚不能输布津液以滋肾,或肾阴不足,阴精不能上荣于肺,以致肺肾阴虚病证。临床可见咳嗽气逆,干咳或咳血,音哑,骨蒸潮热,盗汗,遗精,腰酸腿软,身体消瘦,口干舌红少苔,脉细数等症。

培土生金法:是指补脾益气而达到补益肺气的方法,又称补养脾肺法。主要适用于脾虚胃弱不能滋养肺气而致肺脾虚弱之证。临床可见久咳不已,痰多清稀或痰少而黏,食欲减退,大便溏薄,四肢乏力,舌淡脉弱等症。

二是根据相克规律确定治疗原则:临床上多用于因为相克关系紊乱而出现的乘侮病证。主要有相克太过、相克不及和反克(即相侮)之不同,其主要原则是应用抑强或扶弱,并侧重于制伏其强盛,从而使弱者易于恢复。此外,在必要的时候,亦可在其强盛之一方尚未发生相乘传变时,利用其相克规律,预先加强其被克者的力量,从而防止病情的发展。

所谓抑强,主要适用于相乘或相侮病证,如肝气横逆犯胃或乘脾,出现肝胃不和或肝脾不和病证,称之为木旺乘土,治应疏肝、平肝方法为主;若系脾胃壅滞,影响及肝,从而导致肝气失于条达疏泄者,则可成土壅木郁之证,是为相侮(反克)病证,其治疗则应以运脾和胃为主。总之,抑制其强,则被克者之机能自然易于恢复。

所谓扶弱,主要适用于相克力量不及,或因虚被乘、被侮所产生的病证。如肝虚气郁,影响脾胃之健运,则称为木不疏土,治宜补肝和肝为主,兼顾健脾和胃为法。总之,扶助其弱,则有助于恢复其相互制约关系的协调。

根据五行相克规律确定的治疗方法,临床常用者有如下几种:

抑木扶土法:是通过疏肝健脾以治疗肝气亢逆脾虚失运病证的一种方法,又称疏肝健脾法。主要适用肝郁脾虚病证,临床可见胸闷胁胀,不思饮食,腹胀肠鸣,大便或溏,或见脘痞胀痛、嗳气、矢气等症。

培土制水法:是通过温运脾阳,或健脾温肾方法,用以治疗水湿停聚病证的一种方法,又称健脾温肾利水法。主要适用于脾虚不运或脾肾阳虚,水湿泛滥而导致的水肿证候。

佐金平木法:是通过清肃肺气,以抑制肝火亢盛的一种治疗方法,又称泻肝清肺法。主要适用于肝火亢逆,灼伤肺金,影响肺气清肃之“木火刑金”证候。临床可见胁痛,口苦,咳嗽咳血,或痰中带血、急躁烦闷、脉弦数等症。

泻南补北法:即泻心火,补肾水的一种治疗方法,又称泻火补水法或滋阴降火法。主要适用于肾阴不足,心阳偏亢,水火失济,心肾不交病证。临床可见腰膝酸软,心烦失眠,遗精,心悸健忘,或潮热盗汗等症。

此外,在针灸疗法中,五行生克关系的应用亦有其重要的意义。针灸医家将手足十二经四肢末端的穴位分属于五行,即井、荥、输、经、合五种穴位,分属于木、火、土、金、水,临床上即可根据不同的病情,运用五行生克乘侮规律而选择穴位,进行治疗。

同样,五行的生克关系,对于精神疗法亦有一定的指导意义。精神疗法主要适用情志失调病证。在临床上即可以运用情志的相互制约关系来达到调整情志治疗疾病的目的。如：

悲为肺志,属金;怒为肝志,属木。金能克木,故悲能胜怒。

恐为肾志,属水;喜为心志,属火。水能克火,故恐能胜喜。

怒为肝志,属木;思为脾志,属土。木能克土,故怒能胜思。

喜为心志,属火;忧为肺志,属金。火能克金,故喜能胜忧。

思为脾志,属土;恐为肾志,属水。土能克水,故思能胜恐。

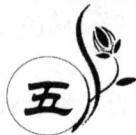

五 五行学说与阴阳学说之关系

（一）两者的不同侧重点

阴阳学说主要着重于以"一分为二"的观点来说明相对事物或一个事物的两个方面存在着相互对立制约、交感互藏、互根互用、消长平衡和相互转化的关系。阴阳学说用以解释宇宙,即认为整个宇宙是一个对立的统一体;用以解释人体,则把人体看作是由各种对立统一的组织结构、功能活动所组成的有机整体;用以解释人和自然界的关系,则就认为人和自然界亦是一个"天人相应"的统一整体。

五行学说则主要着重于以"五"为基数来阐释事物之间生克制化的系统结构关系。五行学说用以解释宇宙,即认为整个宇宙自然界是由木、火、土、金、水五种基本物质的生克制化组成的整体;用以解释人体,即以五行配属五脏、五腑、五官、五体、五志等来阐释其相互间生克制化的系统结构及其系统结构的调控机制;用以解释人和自然界的关系,则亦认为自然界的五运、五气、五方、五季等都可以内应脏腑,人体脏腑的生理活动与自然环境之间,同样存在着生克制化的适应调控关系,因而也是一个系统结构的有机整体。

（二）两者的综合应用

阴阳学说和五行学说,均是以阴阳、五行的各自属性及其各自相互关联的法则为理论指导,以可见的各种生理、病理现象为客观指标,去分析、研究、探讨和阐释人体内在脏腑、经络和组织器官等的生理功能和病理变化,试图对人的生命活动进行较好的阐释,并构建了系统的调控模式,以指导医疗实践,故两者是综合应用是密不可分的。正如《类经图翼》所说:"五行即阴阳之质,阴阳即五行之气。气非质不立,质非气不行。行也者,所以行阴阳之气也。"因此,在分析、研究和探讨脏腑生理活动和病理变化时,必须把阴阳和五行结合起来,综合运用,才能正确地认识和理解脏腑之间的系统结构关系及其调控机制。

第六讲

藏象学说、脏腑共同的功能特点、脏腑的生理功能和特性

【授课要点】

1. 一般了解藏象学说的概念和形成的基础。
2. 掌握五脏、六腑、奇恒之腑的共同功能特点及区别。
3. 掌握五脏、六腑的生理功能和生理特点。
4. 了解和掌握奇恒之腑脑、髓、骨、脉、胆、女子胞的概念和生理功能。

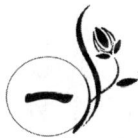

一 藏象学说的概念和形成的基础

(一) 藏象的概念

藏象,又称"脏象",指藏于体内的脏腑组织器官及其表现于外的生理和病理征象,以及与自然界相互通应联系的事物和现象。藏象学说,则是研究人体脏腑组织结构、生理功能及其相互关系的系统理论。

(二) 形成的基础

1. 古代解剖学的认识。
2. 长期生活实践的观察。
3. 反复医疗实践经验的积累。
4. 古代哲学思想的渗透。

在上述的基础上,古代医家通过概括、归纳、抽象、推理,逐步构建了形态认识与理性思维相结合的藏象学说理论体系。

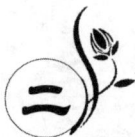

二 脏腑共同的功能特点与区别

（一）五脏的功能特点

五脏，即心、肺、脾、肝、肾。它们的生理功能，虽然各有专司，但也存在着某些相同的方面，有其共同的生理特点。这就是把心、肺、脾、肝、肾合称为五脏的基础。归纳起来，五脏的功能特点主要有以下两个方面：

1. 五脏主藏精气　在古代，脏写作"藏"。含有储藏的意思。五脏主藏，即能储藏人体生命活动所必需的各种精微物质。如精、气、血、津液等。具体来说，心藏脉（即藏血脉之气），肺藏气，脾藏营，肝藏血，肾藏精。这里所说的"脉"、"气"、"营"、"血"、"精"等，就是五脏所储藏的精气。五脏主藏，不轻易向外排泄。这些物质是营养机体、维持生命活动的基本物质。

2. 五脏与精神情志活动有关　如《灵枢·本脏》说："五脏者，所以藏精神血气魂魄者也。"这就是说，心肝脾肺肾五脏，都与精神活动有关，这里所说的"精神血气魂魄"，即代表着不同的精神活动。《灵枢·经水》说："五脏者，合神气魂魄而藏之。"即是此意。中医学把人体的精神情志活动，概括为神、魂、魄、意、志五个方面，并分别与五脏相应，即心藏神、肺藏魄、脾藏意、肝藏魂、肾藏志。因此，又有"五神脏"之称。

（二）六腑的功能特点

六腑，即胆、胃、大肠、小肠、三焦、膀胱。它们的生理功能是受盛和传化水谷。在古代，腑写作"府"，"府"是中空的，是盛放物品之处，有出有入。而这里所说的"传化"，有传导变化之意。由此说明，六腑的生理功能主要是主管饮食物的受纳、传导、变化，并排泄食物糟粕。六腑不储藏精气，以传化为主，这是其功能特点。

因此，五脏藏精气，以藏为主，藏而不泻；六腑传化水谷，以传化为主，泻而不藏。正是因为它们的功能特点不同，才分成了脏和腑两类器官。如《素问·五脏别论》说："所谓五脏者，藏精气而不泻也，故满而不能实；六腑者，传化物而不藏，故实而不能满也。"这里的"满"，指精气盈满；所说的"实"，是水谷充实。这段话的意思是说，五脏储藏精气而不传化水谷，其中应经常精气充满；六腑传化水谷，而不储藏精气，其中应经常水谷充实。这不仅是对五脏和六腑生理功能的概括，同时，也指出了脏与腑在生理功能方面存在的根本区别。

（三）脏与腑在形态上的区别

五脏与六腑不仅在生理功能方面存在着明显区别，而且在解剖形态方面，也存在着不同。一般说来，五脏多为实性器官，故由精气所充满；六腑多为管腔性器官，故中空而能容纳水谷和糟粕。因此，它们的不同形态，亦是区分脏和腑两类内脏器官的重要依据。

（四）奇恒之腑与五脏六腑的区别

在脏腑器官中，另有奇恒之腑一类。主要指脑、髓、骨、脉、胆、女子胞六腑。奇者，异也；恒者，常也。所谓奇恒，既是异于一般之意，也是说明这六个器官与一般的脏腑有不同之处。首先，奇恒之腑多数形态中空，与腑相近，故名曰"腑"，但其功能又不传化水谷，不与水谷和糟粕直接接触，这与六腑又有所不同。奇恒之腑，能藏蓄阴精，主藏而不泄，又与五脏同，但又不具备五脏那么复杂的生理功能，故与五脏又有所区别。因之，这些器官似脏非脏，似腑非腑，故另立名称，称为奇恒之腑。

强调脏与腑的区别，并不仅仅说明其生理功能上的不同，而且也具有指导临床实践的意义。例如，脏病多虚，腑病多实；脏实者可泻其腑，腑虚者可补其脏，亦都是经验的总结。

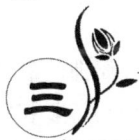

73

三　脏与腑的生理功能

（一）心的生理功能

1. 心主血脉　主，是主持、管理之意。血，是在脉管内流动着的红色液体，即血液。脉，指经脉，即脉管。是气血流行的通道，又称为"血之府。"如《素问·脉要精微论》说："夫脉者，血之府也。"府，即府库之意。所以，心主血脉包括主血和主脉两个方面。全身的血，都在脉管中运行，依赖于心脏的推动作用，才能输送到全身。正如《素问·痿论》所说："心主身之血脉"，《素问·五脏生成》所说："诸血者，皆属于心。"这些论述，都说明心有主血脉的生理功能。

心之所以能推动血液在脉管内循环贯注、营周不休，主要是靠心脏的正常搏动。心脏是血液循环的动力器官，它推动血液在脉管内按一定方向流动，从而运行周身，维持各脏腑组织器官的正常生理活动。中医学把心脏的正常搏动、推动血液循环的机能，称之为心气。"心气"在这里代表功能活动。《素问·平人气象论》说："心藏血脉之气"就是指的这种气，它是推动血液运行的动力，为心所藏。另外,心与血脉相连,心脏所主之血,称为心血,心血除参与血液循环、营养各脏腑组织器官之外,又为神志活动提供物质能量,同时贯注到心脏本身之脉管,维持心脏的功能活动。因此,心气旺盛,心血充盈、脉道通利,心主血脉的功能才能正常,血液才能在脉管内正常运行。若心的气血不足,则推动血液循环的力量减弱,便产生种种病变。

按阴阳理论来划分,气为功能属阳,血为物质属阴。因此,又有"心阳"、"心阴"的名称。心的气、血、阴、阳互相协调一致,维持着相对的平衡状态。现将心主血脉功能归纳为图6－1。

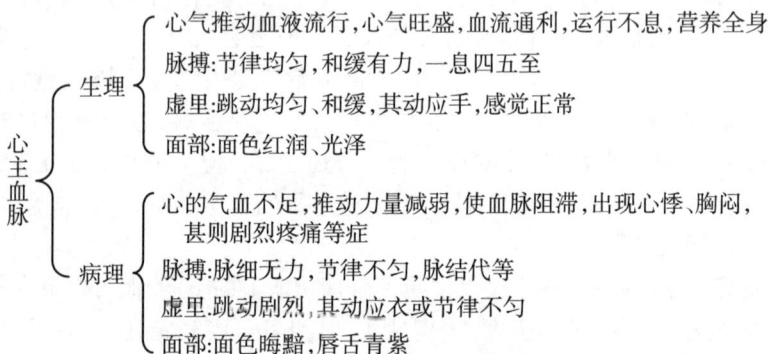

图6－1　心主血脉功能图

2. 心主神志　心主神志,又称心主神明,或称心藏神。在中医学中,神,指生命现象,即人的精神,是"形具而神生"之神。神有广义和狭义之分。广义之神,是指人体生命活动的外在表现,是对生命活动的高度概括。如整个人体的形象,以及面色、眼神、言语、反应等,无不包含在神的范围。心主神志之神,是指狭义之神,包括人的精神、意识、思维活动等。现代生理学认为,人的精神、意识、思维活动属于大脑的生理功能,是大脑对外界客观事物的反应。人体的精神、意识、思维活动,虽然与五脏都有关系,但主要还是归属于心的生理功能。这早在《内经》中即有明确论述。例如《灵枢·本神》说:"所以任物者,谓之心。"任,是接受、担任之意。说明了对外界客观事物产生反应、发生思维活动是属于心的生理功能。又如《灵枢·邪客》说:"心者,五脏六腑之大主也,精神之所舍也。"《灵枢·卫气》又说:"神生于五脏,舍于五脏,主导于心。"都是指心为藏神之所,是神志活动的发源地。古代医学家把这种观点引用到医学中来,就形成了"心主神志"的理论。李梴所说的"神明之心"的理论也源于此。

"心主神志"与"心主血脉"的生理功能也有密切的联系。这是因为血液是神志活动的物质基础。故《素问·六节藏象论》说:"血气者,人之神。"《灵枢·营卫生会》说:"血者,神气也。"所以心的气血充盛,心神得养,神志活动才能正常。若心的气血不足或血热扰动心神,则必然导致神志活动的异常。现将心主神志功能用图6-2归纳如下:

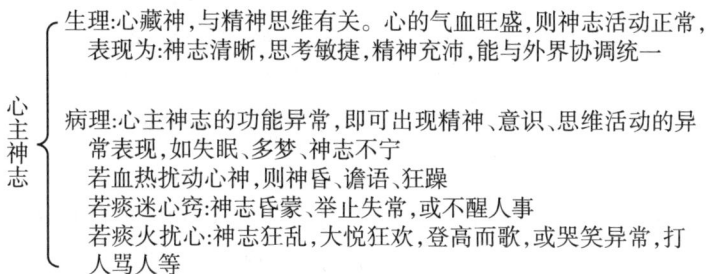

心主神志

{

生理:心藏神,与精神思维有关。心的气血旺盛,则神志活动正常,表现为:神志清晰,思考敏捷,精神充沛,能与外界协调统一

病理:心主神志的功能异常,即可出现精神、意识、思维活动的异常表现,如失眠、多梦、神志不宁
若血热扰动心神,则神昏、谵语、狂躁
若痰迷心窍:神志昏蒙、举止失常,或不醒人事
若痰火扰心:神志狂乱,大悦狂欢,登高而歌,或哭笑异常,打人骂人等

}

图6-2 心主神志功能图

3. 心对其他脏腑功能活动的调节作用 心脏既是血液循环的中枢,推动血液运行,维持各脏腑组织器官的功能活动。又是藏神之所,为生命活动的主宰,在诸脏腑中处于首要地位,且对各脏腑的生理活动发挥着调节作用。故《素问·灵兰秘典论》说:"心者,君主之官也,神明出焉……凡此十二官者,不得相失也。故主明则下安,以此养生则寿。"《类经·疾病类》更指出:"心为五脏六腑之大主,而总统魂魄,兼赅意志。故忧动于心则肺应,思动于心则脾应,怒动于心则肝应,恐动于心则肾应。"正如徐大椿《医学源流论》所说:"心为一身之主,脏腑百骸皆听命于心,故为君主,心藏神,故为神明之用。"因此,心的功能正常,则人体其他各脏腑功能活动才能协调正常。若心有了病变,君主之官的作用不能正常发挥,其他脏腑失去主宰,则功能失调,种种病变亦随之而生,最终可导致死亡,即"主不明则十二官危"。(图6-3)

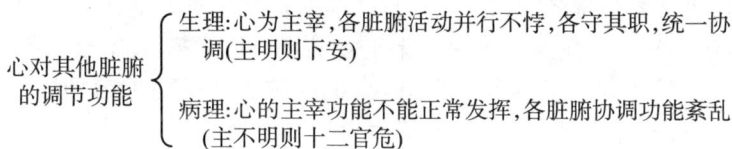

心对其他脏腑的调节功能

{

生理:心为主宰,各脏腑活动并行不悖,各守其职,统一协调(主明则下安)

病理:心的主宰功能不能正常发挥,各脏腑协调功能紊乱(主不明则十二官危)

}

图6-3 心调节功能图

[附] 心包

心包是心脏外面的包膜。为心脏的外围组织。在生理功能方面,心包能通行气血,保护心脏免受伤害。因能代心行令,故又称为"心主"。由于心包裹护心脏,为心之屏障,所以中医学认为邪气伤心时,必首先伤害心包,由心包代心受邪。故《灵枢·邪客》说:"故诸邪之在于心者,皆在于心之包络。"对此,张介宾

注解说:"包络在外,为心之卫,心为五脏六腑之大主,乃精神之所舍居,其脏坚固,邪不可伤,伤及于心,无不死者。故凡诸邪之在于心者,皆在于心外之包络耳。然心为君主之官,而包络亦心所主,故称为心主。"因此,在病理方面,心包受邪和心受邪是一致的,心主神志的功能失常,有时以心包病变代之,即心包代心受邪。例如,温病学说中,将外感温热病中出现的神昏、谵语等心神病变,称之为"热入心包"。

(二)肺的生理功能

1. 肺主气 主,即主持、管理之意。而气是人体赖以维持生命活动的基本物质。肺主气,就是指人身之气皆由肺所主持、管理。肺主气,主要包括两个方面的内容,即主呼吸之气与主一身之气。

首先,肺与呼吸功能有关,故说肺主呼吸之气。呼吸功能是人体重要的生理功能之一,人体在一生中,不停地进行着新陈代谢,在代谢过程中,一方面要消耗大量的清气,同时又产生大量的浊气,清气需不断地进入体内,而浊气需不断地排出体外,这都要依靠肺的生理活动,故肺既是主司呼吸运动的器官,又是气体交换的场所。通过肺的呼吸功能,机体从自然界吸入清气,又把体内的浊气排出体外,使体内外清浊之气进行交换,从而保证了新陈代谢的顺利进行。故《素问·阴阳应象大论》说:"天气通于肺。"《三三医书》亦说:"天气至清,全凭呼吸为吐纳,其呼吸之枢则以肺为主。"这里所说的"天气",即指空气而言。

肺主气司呼吸功能正常,除了肺本身的生理功能正常外,还与气道的通畅与否有关。所谓"气道",是指气体进出体内外的道路。包括气管、咽喉等。气道通畅,也是维持呼吸正常的重要条件。

另外,肺又主一身之气,所谓"一身之气",是指全身上下、内外所有之气,包括脏腑组织器官之气在内。肺主一身之气,说明肺有主持、调节全身各脏腑经络之气的作用。如《太平圣惠方·卷第六》说:"肺为四脏之上盖,通行诸脏之精气,气则为阳,流行脏腑,宣发腠理,而气者皆肺之所主。"故《素问·五脏生成》说:"诸气者,皆属于肺。"《素问·六节藏象论》说:"肺者,气之本。"肺主一身之气的活动,主要通过宗气来完成。宗气是由脾胃化生的水谷精气与肺吸入的自然界清气相结合,气化于胸中而成。因此,肺的呼吸功能正常与否,直接影响到宗气的生成。而宗气通过心脉散布全身也要靠肺气的协助。所以肺通过宗气的生成与布散,起到主持一身之气的作用。其次,肺主一身之气还体现在对全身的气机具有调节作用。实际上,肺的一呼一吸运动,即调控着全身之气的升降出入运动。(图6-4)

肺
主
气

生
理
{
肺主气司呼吸:吸清呼浊,气体交换。呼吸均匀,气道通畅,不咳不喘

肺主一身之气:功能正常则气的生成特别是宗气的生成正常,各脏腑之气旺盛,气的升降出入正常

病
理
{
肺司呼吸功能失常
{
肺气不足:呼吸功能减弱,气短,语声低微,咳喘无力

肺气壅塞:呼吸急促,胸闷咳喘,声高气促,张口抬肩
}

肺主一身之气功能失常:全身性的气虚表现如疲倦、乏力、气短、自汗、少气懒言、呼吸无力

肺一旦失去呼吸功能,清气不能进入,浊气不能排出,宗气不能生成,则呼吸停止,生命也会告终

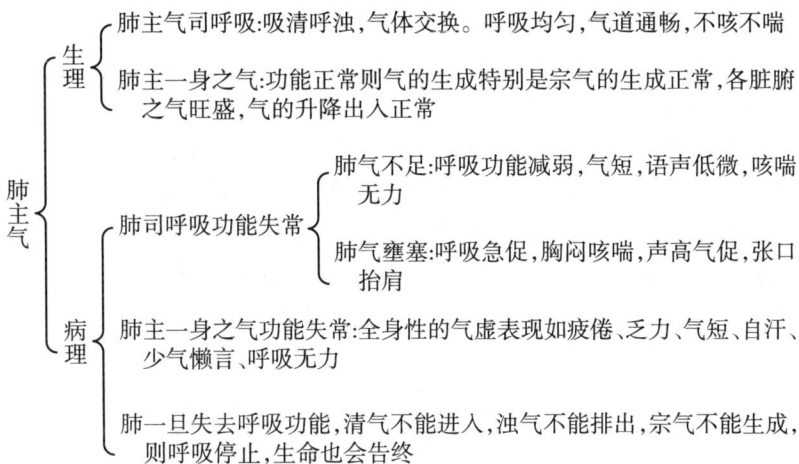

图6-4 肺主气功能图

2. 肺朝百脉、主治节 朝,即聚会之意,又有从下向上朝会之意。因此,肺朝百脉,即全身血液都向上朝会于肺(肺位最高)。肺朝百脉的生理意义在于:全身血液通过经脉而流注于肺,通过肺的呼吸功能,进行气体交换,然后再输布全身。故李士材在《医宗必读》中说:"肺如华盖,居于至高,而诸脏腑皆处其下,各经之气,无不上熏于肺,故曰肺朝百脉。"另外,肺主一身之气,并调节全身之气机,而血液的正常运行,亦赖于肺气的敷布和调节,故有"血非气不运"之说。

治节,即治理和调节。《素问·灵兰秘典论》:"肺者,相傅之官,治节出焉。"中医学认为,人体的脏腑组织器官生理活动能协调一致,密切配合,能循一定的规律进行,虽然主要靠心的统领和调节作用,但同时又必须依靠肺的辅佐和调节。肺位高近君,犹如宰辅,协助心君,治理和调节全身。心肺协调,则全身各种生理功能活动才能正常而有序。故《类经》说:"肺主气,气调则营卫脏腑无所不治。"《辨证奇闻·痹证门》说:"肺为相傅之官,治节出焉。统辖之气,无经不达,无脏不转,是乃肺之充,而肺乃气之主也。"概括起来,肺主治节的作用,主要体现在四个方面:一是肺辅助心脏运行气血,节制周身,并调节全身气血营卫。二是肺有节律地呼吸运动,协调全身气机升降运动,使脏腑功能活动有序。三是肺通过宗气的生成、布散,以调节全身脏腑器官的功能活动。四是治理、调节全身津液的输布、运行与排泄。

3. 肺主宣发肃降 所谓"宣发",即宣布、发散之意。肺主宣发,即肺脏具有向上向外升宣、布散的生理功能。这种功能,主要体现在以下三个方面:其一是宣散卫气,输布于体表、肌腠和内脏,以发挥温煦、保卫作用。其二是使气血、津液输布于表里上下,发挥其滋润营养作用。其三是使新陈代谢所产生的浊气宣

77

散以排出体外,完成气体交换,并通过汗孔排泄水液。故《灵枢·决气》说:"上焦开发,宣五谷味,熏肤、充身、泽毛,若雾露之溉。"《灵枢·痈疽》说:"上焦出气,以温分肉,而养骨节,通腠理。"这里所说的"上焦开发"、"上焦出气"都是指肺的宣发作用。肺气必须经常保持正常的宣发功能,才能使卫气、水津输布全身,使体内之浊气不断排出体外,从而保持着肺的清肃洁净状态,保证呼吸功能正常。故《医宗必读·改正内景脏腑图》说:"肺者生气之源……司清浊之运化。"在疾病时,若肺的宣发功能失常,则必然影响到卫气、水津、浊气等的布散、排泄,从而进一步使肺的呼吸功能发生异常。(图6-5)

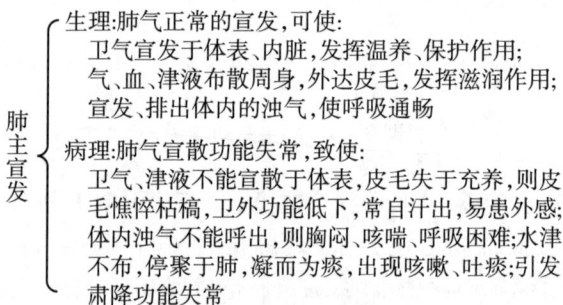

肺主宣发 {

生理:肺气正常的宣发,可使:
卫气宣发于体表、内脏,发挥温养、保护作用;
气、血、津液布散周身,外达皮毛,发挥滋润作用;
宣发、排出体内的浊气,使呼吸通畅

病理:肺气宣散功能失常,致使:
卫气、津液不能宣散于体表,皮毛失于充养,则皮毛憔悴枯槁,卫外功能低下,常自汗出,易患外感;体内浊气不能呼出,则胸闷、咳喘、呼吸困难;水津不布,停聚于肺,凝而为痰,出现咳嗽、吐痰;引发肃降功能失常

图6-5 肺主宣发功能图

所谓"肃降",即清肃下降之意。清肃又包含有肃清的意思,即指肃清、排出毒邪和异物的作用。肺为娇脏,属清虚之脏器,不能容有任何水湿痰浊和异物停留。故清·林珮琴在《类证治裁》中说"肺为华盖,职司清肃。"所以,肺的肃清、排出异物的功能,乃是机体所具有自卫保护能力的表现。肺能够排出肺内的各种异物,使呼吸道通畅,呼吸平稳,从而保持肺的清虚之性。所谓下降,是指肺气主降的生理作用,这种作用主要体现于三个方面:其一是肺气下降,能保持呼吸深沉、平稳。人体之气经常处于运动变化状态,其运动的基本形式是升降出入。在上之气,以下降为顺,在下之气以上升为和。肺居五脏之高位,肺气属上焦之气,故以下降为顺。因此,在肺气和降的作用下,从自然界吸入之清气向下布散,并由肾来摄纳,以保持呼吸深沉平稳。其二是肺气和降的作用在促进水液代谢、维持水液代谢平衡方面,发挥着重要作用。气行则水行,肺气和降则水液下行于肾和膀胱。其三是使脾转输于肺的水谷精津下行布散,肠内糟粕得以下行排泄。因此,若肺的肃降功能失职,气机升降紊乱,即可见到肺气不降或上逆的多种病变。(图6-6)

4. 肺对水液代谢的调节作用 肺调节水液代谢的作用主要体现在下述两个方面:其一,肺气宣发,调节汗液的排泄。汗液排泄,是人体水液代谢的重要机能。而排汗功能的调节主要在于肺。肺主宣发,不但能将水谷精微和津液

肺
主
肃
降

生理:肺的肃降功能正常,则:
　可清除肺内异物,保持肺的清虚之性;
　吸入之清气下行,与肾配合,使呼吸平稳;
　水谷精津下行布散周身;
　肠内糟粕下行,无用水液下行至肾和膀胱

病理:肺的肃降功能失常,则气机紊乱,升降失调,可致:
　肺内异物停留,产生剧烈咳嗽;
　吸入之清气不能下行,反而上逆,则胸闷,咳喘,呼吸急促;
　水液不能下行,则小便不利、水肿;
　水津不布,凝聚为痰饮;
　糟粕不能下行排泄,则大便困难或闭结

图6-6　肺主肃降功能图

宣布于周身,而且主司腠理的开阖,使布散到体表的津液,通过汗孔,以汗液形式排泄于体外。在生理情况下,肺的宣发功能正常,则汗液的排泄适度,体表微微汗出,起到散热并调节周身水液代谢的作用。在病理情况下,肺的宣发功能失常、则排汗发生异常,甚至有时会引起水肿、小便不利等病变。其二,肺气肃降,可维持水道通畅。水道,是指体内水液运行布散、升降出入、排泄的通路,即三焦水液通调之道。水道的通调畅达,是维持水液升降出入代谢平衡的重要条件。肺气肃降,不但能将吸入之清气下纳于肾,而且可将体内的水液不断向下转输,变化生成尿液,排出体外。正如《素问·经脉别论》所说:"饮入于胃,游溢精气,上输于脾,脾气散精,上归于肺,通调水道,下输膀胱,水精四布,五经并行。"是说上升于肺的水液除大部分宣发、布散全身,发挥滋润作用外,另一部分在肺气肃降的作用下,经过三焦之通路,下行于肾和膀胱,并经气化,环流应用。其废水则变为尿液而排出体外。正因为肺在水液代谢过程中有如此重要的作用,故有"肺主行水"、"肺为水之上源"的说法。因而《血证论·肿胀》说"肺为水之上源,肺气行则水行。"如果肺有病变,调节水液代谢功能失常,就会引发水液停聚而生痰成饮或水泛为肿等病证。(图6-7)

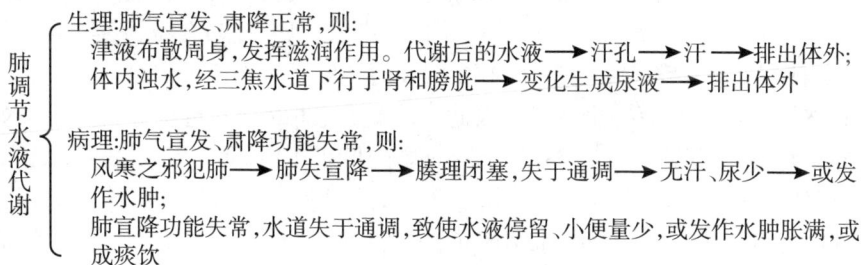

肺
调
节
水
液
代
谢

生理:肺气宣发、肃降正常,则:
　津液布散周身,发挥滋润作用。代谢后的水液 ⟶ 汗孔 ⟶ 汗 ⟶ 排出体外;
　体内浊水,经三焦水道下行于肾和膀胱 ⟶ 变化生成尿液 ⟶ 排出体外

病理:肺气宣发、肃降功能失常,则:
　风寒之邪犯肺 ⟶ 肺失宣降 ⟶ 腠理闭塞,失于通调 ⟶ 无汗、尿少 ⟶ 或发作水肿;
　肺宣降功能失常,水道失于通调,致使水液停留、小便量少,或发作水肿胀满,或成痰饮

图6-7　肺调节水液代谢功能图

（三）脾的生理功能

1. 脾主运化 运，有运输、布散、转输之意，如体内各种精微物质的运输布散等；化，有变化、消化、化生之意，主要指饮食物的消化、各种营养物质的化生，以及吸收等。脾主运化，概括起来，就是脾将饮食水谷消化吸收成为精微物质，并将其运输、布散至全身。当然，这些功能需要胃和小肠等的配合，但主要以脾为主。故《素问·灵兰秘典论》说："脾胃者，仓廪之官，五味出焉。"在古代，贮藏谷物的地方曰"仓"，藏米的地方曰"廪"，古代医学家用贮藏谷、米的粮食仓库来比喻人体的脾胃，即说明脾胃是各种精微物质的化生根源，为后天之本。脾的运化功能可分为运化水谷和运化水湿两个方面：

（1）运化水谷：水谷，即各种饮食物。运化水谷，即是对饮食物进行消化和吸收。人体的消化功能，和脾、胃、小肠等脏腑都有关系。如胃对饮食物的受纳腐熟，小肠的泌别清浊，使清浊分离，各走其道。但中医脏腑学说的特点是以五脏为中心，因此，无论是从生理角度，还是从病理角度来看，脾都是消化系统的主要脏器，人体之消化功能主要依赖于脾的阳气。饮食物进入体内后，必须依靠脾阳、脾气的运化功能，才能将水谷气化为精微物质，同样也要靠脾的转输功能方可将水谷精微布散到全身，使各脏腑组织器官得到充足的营养，借以维持正常的生理活动。正如《素问·经脉别论》所说："食气入胃，散精于肝，淫气于筋。"、"食气入胃，浊气归心，淫精于脉，脉气流经，经气归于肺，肺朝百脉，输精于皮毛。"这就是对脾运化水谷精微，维持五脏、六腑、四肢百骸和皮毛筋骨等脏腑组织器官荣养的很好概括。脾的这种生理功能，也即是《素问·厥论》所说的"脾主为胃行其津液者也"。

（2）运化水液：水液，即人体内正常的体液。运化水液，是指脾对水液的吸收、转输、布散和排泄作用，这是脾的运化功能的另一个重要方面，说明了脾在调节水液代谢、维持水液代谢平衡方面，发挥着重要作用。脾的运化水液功能，可以概括为以下两个方面，一是饮料（水、汤类等）进入体内后，在脾胃的共同作用下，游溢出精微之气，并在脾的转输布散作用下，在运输水谷精微的同时，亦将人体所需要的水液输送到全身各脏腑组织器官中去，以发挥其滋养、濡润作用。二是将全身各组织器官利用后多余的水液，及时地输送到相应的器官（如肺、肾、皮毛、膀胱等），经气化而排出体外。因此，在水液代谢的全部过程中，包括对水液的吸收、转输、布散和排泄，脾都发挥着重要的枢纽作用，促进着水液的环流和排出。正如《素问·经脉别论》说："饮入于胃，游溢精气，上输于脾，脾气散精，上归于肺，通调水道，下输膀胱，水精四布，五经并行。"即是对水液代谢过程的高度概括，其中明确说明了脾运化水液的转输气化重要作用。特别指出，水经脾气化，首先上输到肺，然后分为清浊两部分，并分别各走其道，水精四布，五经并行。

脾主运化功能，主要是依靠脾气的作用。脾的运化功能强健、旺盛，中医学习惯上称之为"脾气健运"。脾气健运,运化功能正常,则饮食水谷(包括各种饮料和食物)的消化、吸收、精微物质的运输布散等功能才能旺盛,水液输布、排泄才能正常,体内的水液代谢才能保持着相对的平衡状态。反之,若脾失健运,运化功能失职,则不但会引起饮食消化的异常,出现腹胀、便溏、倦怠等病变,而且还会引起水液代谢失常,进而产生多种水湿停滞的病变。(图6-8)

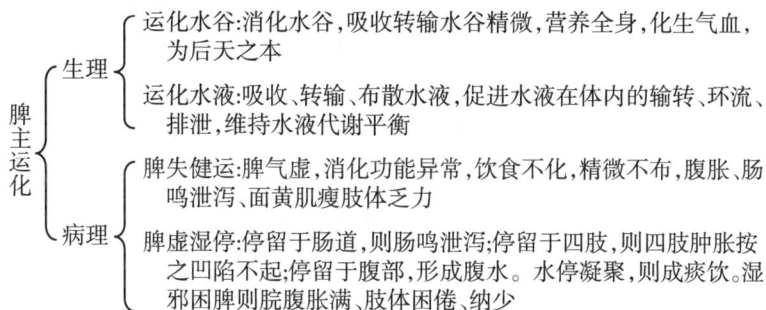

脾主运化
 生理
  运化水谷:消化水谷,吸收转输水谷精微,营养全身,化生气血,为后天之本
  运化水液:吸收、转输、布散水液,促进水液在体内的输转、环流、排泄,维持水液代谢平衡
 病理
  脾失健运:脾气虚,消化功能异常,饮食不化,精微不布,腹胀、肠鸣泄泻、面黄肌瘦肢体乏力
  脾虚湿停:停留于肠道,则肠鸣泄泻;停留于四肢,则四肢肿胀按之凹陷不起;停留于腹部,形成腹水。水停凝聚,则成痰饮。湿邪困脾则脘腹胀满、肢体困倦、纳少

图6-8 脾主运化功能图

2. 脾气主升 所谓"升",即上升。脾气主升,指脾气的功能特点以向上升腾为主,主要包括两方面的内容:其一是脾气升清。所谓"清",是指水谷精微营养物质。而升清,即是指精微物质的上升布散。经过脾、胃和小肠等消化后生成的精微物质,是在脾的升清作用下上输于心肺,然后再输布到全身各处。向上输布到头目的精微物质,则可充养清窍,以维持清窍的功能正常。因此,脾的升清功能正常,则水谷精微得以上升布散,各脏腑组织器官得到足够的物质营养,功能活动才能强健。若脾的升清作用失职,一方面清窍失养,功能失健,另一方面又可影响到全身各脏腑组织器官的荣养而使生理活动失常,若清不能上升,反与浊混合下注,则可使精微物质大量丢失。其二是维持人体内脏的正常位置。五脏六腑等脏器,在体内都有各自的固定的位置,如胃位于脘部,肾位于两侧腰部,胞宫位于下腹部等。这些脏器之所以能克服重力作用而固定在一定的位置上,主要是依赖于脾气上升的功能。正是由于脾气的上升,才保证了机体内脏不致下垂,若脾气主升的功能失常,中气下陷则能导致内脏下垂。(图6-9)

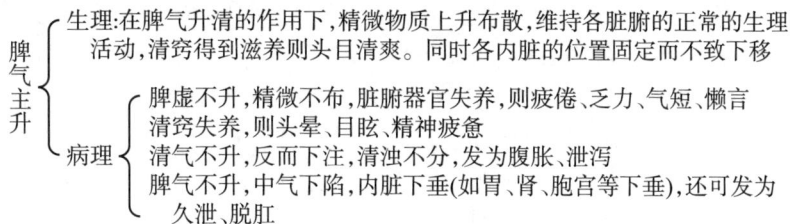

脾气主升
 生理:在脾气升清的作用下,精微物质上升布散,维持各脏腑的正常的生理活动,清窍得到滋养则头目清爽。同时各内脏的位置固定而不致下移
 病理
  脾虚不升,精微不布,脏腑器官失养,则疲倦、乏力、气短、懒言
  清窍失养,则头晕、目眩、精神疲惫
  清气不升,反而下注,清浊不分,发为腹胀、泄泻
  脾气不升,中气下陷,内脏下垂(如胃、肾、胞宫等下垂),还可发为久泄、脱肛

图6-9 脾气主升功能图

第六讲 藏象学说、脏腑共同的功能特点、脏腑的生理功能和特性

3. 脾主统血 统,是统摄、控制的意思。脾主统血,是指脾能统摄、控制血液,使之正常地在脉内循行而不逸出脉外。脾统血,在古典医籍中有详细记载,如《难经·四十二难》说:"主裹血,温五脏。"这里所说的"裹",即是指脾具有裹护统摄血液,聚而不散,血不外逸的意思。又如清·唐容川在《血证论·脏腑病机论》中说:"经云:脾统血,血之运行上下,全赖乎脾。"脾统血的功能,实际上是脾气对血液的固摄作用。是对液态物质(血、津液等)具有约束、控制的作用,故沈目南注《金匮要略·卷十六》说:"人体五脏六腑之血,全赖脾气统摄。"因而能防止血的无故流失。故《医碥·气血》说:"脾统血,血随气流行之义也。"

因此,脾气旺盛,则能统摄血液,使血液运行于脉内。若脾气虚弱,统血功能失职,血液运行将失其常轨而逸出脉外,导致出血。如便血、尿血、皮下出血等。中医学习惯上将这种因脾虚而引起的出血病证称为"脾不统血"。

(四)肝的生理功能

1. 肝主疏泄 所谓"疏泄",即指疏通、畅达、排泄之意。肝主疏泄,泛指肝脏具有舒展、畅达、宣散、流通、排泄等综合生理功能。"疏泄"一词首见于《素问·五常政大论》,是指肝具有生发、畅达的作用,并能使脾土疏通。这些论述,为后世医家认识肝的疏泄功能奠定基础。故元·朱丹溪在《格致余论·阳有余阴不足论》中说:"司疏泄者,肝也。"古代医家在论述肝的疏泄功能时,采用了类比、推理的方法,从"人与自然相应"观点出发,以自然界树木之生发特性来类比肝的疏泄作用。

(1)调畅气机:所谓"气机",泛指气的运动变化机制,可以说是对脏腑功能活动的高度概括。人体这一有机整体,时刻都在进行着各种复杂的物质代谢,而一切物质转化,均是在气机的运动"升降出入"过程中完成的。肝主疏泄,调畅气机,使气的升降出入运动正常,则对肝脏本身和其他脏腑组织器官的功能活动以及气、血、水的正常运行,发挥着重要的调控作用。故《读书随笔·卷四》说:"凡脏腑十二经之气化,皆必借肝胆之气化以鼓舞之,始能条畅而不病。"肝的疏泄功能正常,则气机调畅,升降有序,情志舒畅,新陈代谢旺盛,消化功能正常,各种富有营养的物质不断化生,而代谢后的水液和糟粕排出通畅。若肝失疏泄、气机不畅,不但会引起情志、消化、气血水运行等多方面的异常,而且由于气机郁滞,郁久则化热生火,甚则火热生风,还会出现肝郁、肝火、肝风等多种病理变化。

(2)调畅情志:"情志",即指人的感情、意志、情绪变化,是属于神的表现。人的情志变化,是大脑对外界事物的客观反应。在中医理论中,人的情志活动,除了为心所主宰外,还与肝的疏泄功能有着密切关系。

肝与情志活动的关系,在《内经》中有详细记载,如《素问·灵兰秘典论》说:"肝者,将军之官,谋虑出焉。"又说"肝主谋虑"。这里所说的"将军",指古代高级武官,其性好动不静,刚强躁急,但能深谋远虑,周密思考。古代医学家把人体的肝脏比喻为将军,是用来说明肝与情志变化的关系。正如吴崑所言:"肝气急而志怒,故为将军之官。"(《吴注黄帝内经素问》)《素问·六节藏象论》说:"肝者……魂之居也。"这里所说的"魂",也属于精神、情志活动的一种,与肝的功能有关。

在正常生理情况下,肝的疏泄功能正常,气机调畅,则肝气升发,既不亢奋,也不抑郁,从而使人的情志活动保持既不过于低沉、抑郁,又不过于高亢、兴奋的正常状态。人则精神乐观,心情舒畅,气血和平,五志安定,神魂安藏。反之,若肝的疏泄功能障碍,气机失调,就会导致精神情志活动的异常,表现为情志抑郁和亢奋两个方面。

(3)肝助消化:人体的消化功能,包括对饮食物的受纳和腐熟,水谷精微的吸收和输布等气化过程。这些生理活动,虽然主要由脾胃所主,但也需要得到肝气疏泄的促进作用,方能维持消化的过程顺利进行。肝能促进消化功能这一作用,可概括为"肝助消化"。清·唐容川说:"食气入胃,全赖肝木之气以疏泄之,而水谷乃化。"(《血证论·脏腑病机论》)所谓"食气",即是指各种饮食物。

肝助消化的作用,主要体现在下述两个方面:一是肝能促进胆汁的生成和排泄,二是维持脾胃气机的正常升降。即如戴起宗所说:"胆之精气,则因肝之余气溢入于胆,故(胆)藏于短叶间,相并而居,内藏精汁三合,其汁清净。"(《脉诀刊误集解》)由于胆附于肝叶之间,与肝直接相通。胆内贮藏胆汁,胆汁味色黄绿,具有较强的消化饮食物的作用。而胆汁的形成、排泄都与肝气的疏泄有密切关系。例如,肝之余气通过疏泄作用溢入于胆,聚合而成胆汁。胆汁藏于胆内,能按时排入肠道,也要依靠肝的疏泄作用。此外,肝气疏泄,气机调畅,从而维持了脾胃气机的正常升降,脾升胃降,消化吸收功能才能旺盛。

(4)肝气促进气、血、水运行通利:"通利"即疏通、畅利之意。气、血、水等液态物质在体内处于不停地流行状态。诸如气的升降出入运动,血液的循环贯注,水液的输注、布散和排泄等。这种气血水的流行通利,除了和肺、脾、肾等脏腑有关外,还和肝的疏泄功能关系密切。气的升降出入运行正常,与多个脏腑相关,但其中肝发挥着重要促进作用。肝主疏泄,调畅气机,使气的运行通利,升降出入才能正常。若肝的疏泄功能失职,气机不畅,气的运行则发生障碍,可出现气滞不行的病理状态。

血的运行,有赖于气的推动,即气行则血行之意。而这里所说的气,除了和心气的推动、肺气助心行血、脾气统摄血液等作用有关外,还和肝主疏泄的功能有关。肝主疏泄,调畅气机,气机通畅,则血行正常,从而使血液循行保持通利状态,故《血证论》说:"肝属木,木气冲和条达,不致遏郁,则血脉得畅"。

水液代谢的调节,主要由肺、脾、肾等脏腑共同完成,但与肝也有密切关系。肝调节水液代谢,主要体现在以下两个方面:一是肝主疏泄,调畅三焦气机,使三焦水道通利,水液易于流行。而且有利于肺、脾、肾等脏腑的气机升降,协调诸脏腑,推动水液的运行、布散和排泄。二是肝主疏泄,气行则水行,气行则血行。气血运行通利,经脉畅达,水液运行亦因之而正常,无停积存留之患。

此外,妇女的月经来潮、乳汁排泄,以及男子的排精,亦与肝的疏泄功能也有重要关系。如《类经·藏象类》说:"肝为阴中之阳,其脉络阴器,强则好色,虚则妒阴,时憎女子。"

现将肝主疏泄的功能用图 6－10 归纳如下:

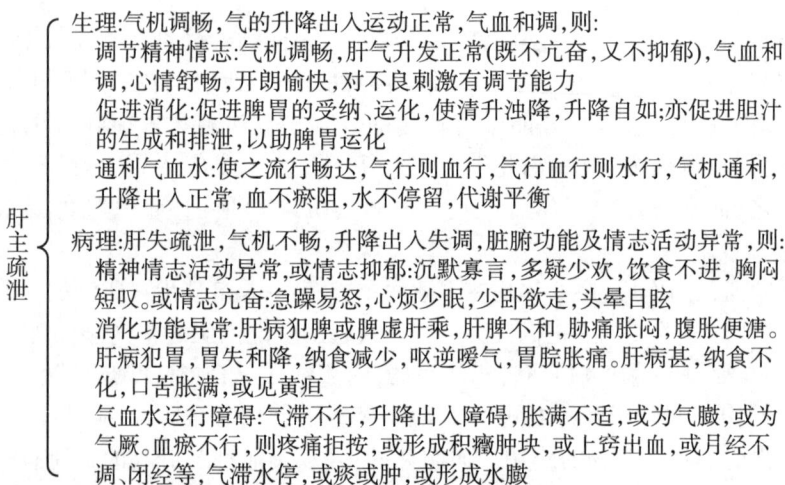

肝主疏泄

生理:气机调畅,气的升降出入运动正常,气血和调,则:
调节精神情志:气机调畅,肝气升发正常(既不亢奋,又不抑郁),气血和调,心情舒畅,开朗愉快,对不良刺激有调节能力
促进消化:促进脾胃的受纳、运化,使清升浊降,升降自如;亦促进胆汁的生成和排泄,以助脾胃运化
通利气血水:使之流行畅达,气行则血行,气行血行则水行,气机通利,升降出入正常,血不瘀阻,水不停留,代谢平衡

病理:肝失疏泄,气机不畅,升降出入失调,脏腑功能及情志活动异常,则:
精神情志活动异常,或情志抑郁:沉默寡言,多疑少欢,饮食不进,胸闷短叹。或情志亢奋:急躁易怒,心烦少眠,少卧欲走,头晕目眩
消化功能异常:肝病犯脾或脾虚肝乘,肝脾不和,胁痛胀闷,腹胀便溏。肝病犯胃,胃失和降,纳食减少,呕逆嗳气,胃脘胀痛。肝病甚,纳食不化,口苦胀满,或见黄疸
气血水运行障碍:气滞不行,升降出入障碍,胀满不适,或为气臌,或为气厥。血瘀不行,则疼痛拒按,或形成积癥肿块,或上窍出血,或月经不调、闭经等,气滞水停,或痰或肿,或形成水臌

图 6－10　肝主疏泄功能图

2. 肝主藏血　肝藏血是指肝脏具有贮藏血液和调节血量的功能。人体的血液主要由脾胃所化生,血液生成以后,一部分运行全身,营养脏腑组织,另一部分则流入肝脏贮藏起来。人体内环流的血液,常随不同的生理活动状态,调节其血流量。血流量即是指全身循环流行的血液量。调节全身血流量的作用属肝的生理功能。在正常情况下,人体各部分的血量,是相对恒定的。但是,随着机体活动量的增减、强弱以及情绪变化等,人体各部位的血量也随之有所变化。例如,人体在休息或睡眠等安静状态下,机体各部分对血液的需求量就相对减少,则一部分血液便回流到肝脏而贮藏起来。当人体在劳动、工作和学习时,人体对血液的需求量就相对增加,肝脏就把其贮藏的血液排出,从而增加其有效血循环量,以适应机体对血液的需要。故《素问·五脏生成》说:"人卧血归于肝",唐·王冰注解说:"肝藏血,心行之,人动则血运于诸经,人卧则血归于肝藏。"即说明了由于人之动静不同,血量调控,与体内分布多少,统由

肝来调节。此外,肝还参与血液的生成,即肝主生血。如《素问·六节藏象论》说:"肝……其充在筋,以生血气。"《张氏医通·诸血门》说:"精不泄,则归经于肝而化清血。"

正是由于肝有贮藏血液和调节血量的生理功能,故又有"肝为血海"的说法,如唐·王冰说:"肝主血海故也"(《黄帝内经素问》)。这里所说的"血海",即指肝藏血而言。由于肝脏对血液有贮藏和调节作用,所以人体各部分的生理活功,皆与肝有密切关系。故《素问·五脏生成》说:"肝(目)受血而能视,足受血而能步,掌受血而能握,指受血而能摄。"

另外,肝藏血还体现于女子的月经来潮。女子以肝为先天,所以,肝藏血功能发生病变,常引起月经的异常。如肝血不足,可见月经量少,甚至经闭;若肝不藏血,可见月经量多、甚则崩漏等。

现将肝主藏血的功能用图6-11归纳如下:

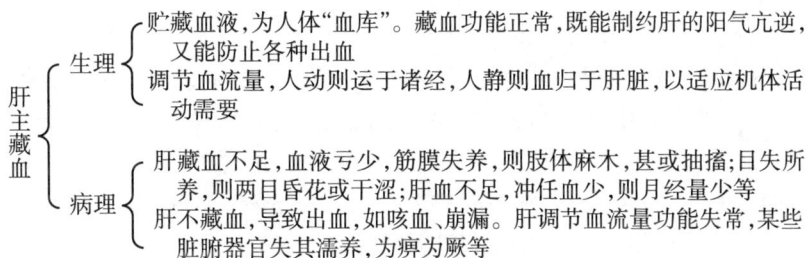

肝主藏血
- 生理
  - 贮藏血液,为人体"血库"。藏血功能正常,既能制约肝的阳气亢逆,又能防止各种出血
  - 调节血流量,人动则运于诸经,人静则血归于肝脏,以适应机体活动需要
- 病理
  - 肝藏血不足,血液亏少,筋膜失养,则肢体麻木,甚或抽搐;目失所养,则两目昏花或干涩;肝血不足,冲任血少,则月经量少等
  - 肝不藏血,导致出血,如咳血、崩漏。肝调节血流量功能失常,某些脏腑器官失其濡养,为痹为厥等

图6-11　肝主藏血功能图

(五)肾的生理功能

1. 肾藏精,主生长、发育与生殖　藏精,是肾的主要生理功能。所谓"藏",即贮藏之意。肾为藏精之处,对精有封藏作用。故《素问·六节藏象论》说:"肾者主蛰,封藏之本,精之处也。"所谓"蛰",即蛰伏潜藏之意。《医碥·遗精》亦说:"精者,一身之宝,原于先天而成于后天者也,五脏俱有而藏于肾。"

(1)肾所藏之精,从来源上讲,主要有两个方面:一是藏先天之精,二是藏后天之精。所谓"先天之精",即指先天即有、与生俱来之精,即是受之于父母,来源于先天的父母生殖之精。它是构成胚胎发育的原始物质,并具有生殖、繁衍后代的基本功能。故《灵枢·决气》说:"两神相搏,合而成形,常先身生,是谓精。"这里说的"两神相搏",即指男、女两性之精相互结合。这两种精结合,形成胚胎,就在母体内孕育并构成身形,逐渐发育成人。在出生离开母体之后,这种精就藏之于肾,成为肾精的一部分,并是代代相传、繁殖、化育的物质基础。所谓"后天之精",即指脏腑之精,是后天饮食水谷所化生的各种精微物质。因为这种精来源于出生之后,并依赖于脾胃所化生,故称之为后天之精。后天之精是维持人体生命活动的营养物质,主要分布于五脏六腑、皮毛筋骨,以发挥其滋养濡润作用。而通过代谢应用后所剩余的部分脏腑之精,则输注到肾脏,成为肾精的组成部分。故《素问·上古天真论》说:"肾者主水,受五脏六腑之精而藏之,故五脏盛乃能泻。"此段论述说明,肾是藏精之所,它接受五脏六腑精气的充养。所以当五脏六腑之精气充盛时,除一部分用于维持本脏腑系统的生理活动外,其余部分则输注到肾脏而藏之,成为肾精的重要补充。故《怡堂散记》说:"精藏于肾而非生于肾也。五脏六腑之精,肾实藏而司疏泄,输泄以时,则五脏六腑之精相续不绝,所以成其坎而位乎北,上交于心,满而后溢,生生之道也。"

肾藏精的生理功能十分重要,是生养身体的根本。生,即先天之精为生身之本,养,即后天之精为养身之源。肾精能化气,肾精所化之气,称为肾气。肾中精气的盛衰,决定着人体的生长、发育过程和生殖机能的旺盛与衰减。

(2)肾主生殖:人体的生殖机能包括两个方面,即性功能和生殖能力。它是繁衍后代、代代相传的根本保证。中医学认为,人体的生殖机能主要和肾有关。一方面,肾藏精,肾精是人体胚胎发育的基本物质,是生命起源的物质基础;另一方面,肾精又能促进生殖器官发育、生殖机能成熟,并维持生殖活动旺盛不衰。人在出生以后,由于先天之精和后天之精的相互滋养,肾的精气逐渐充盛,发育到青春期,即十四五岁左右,随着肾中精气的不断充盛,体内就产生了一种促进生殖机能成熟的物质,中医学称之为"天癸"。

所谓"天癸",来源于男女之肾精,主要由先天之精所化生,又得到后天之精的滋养而充盈。当"天癸"发展到一定水平时,则人体即发生某些重要的生理变化,即男子出现排精现象,女子则月经按时而下,男女性机能初步成熟,并具备一定的生殖能力。以后,随着年龄的变化,从中年到老年,肾精由充盛而逐渐衰减,"天癸"物质也逐渐减少,生殖能力也逐渐减弱,男子则精少不孕,女子则月经闭止,生殖功能丧失。

(3)肾主生长发育:人体生、长、壮、老、已生命过程,与肾藏精的生理功能直接相关,并直接受到肾中精气盛衰的影响。人从幼年开始,肾中精气开始充盛,人体生长、发育迅速,生机活泼。在七八岁时,即出现乳牙脱掉,生出新齿,头发也逐渐茂盛等生理变化。发育到十五六岁时,则随着天癸达到一定水平而生殖机能成熟,男能排精,女来月经,并具有生育能力。在整个青壮年时期,由于肾中精气旺盛,故身体强壮,筋骨坚强,精神饱满,肌肉满壮,牙齿坚固,头发黑亮。待到老年,由于肾中精气逐渐衰减,人的形体也逐渐衰老,不但生殖机能丧失,而且头发斑白,牙齿动摇,弯腰驼背,步履不稳,耳聋失聪,面焦无华。

现将肾藏精主生长发育与生殖的功能用图6-12归纳如下:

第六讲 藏象学说、脏腑共同的功能特点、脏腑的生理功能和特性

生理:肾藏男女交媾之精,是生育繁殖的根本物质。表现为:青春
期(十四五岁)──→肾中精气充盛──→天癸达到一定水平──→
男子排精,女子月经按时而下,阴阳和,故能有子,即生殖机能
成熟

病理:肾精亏损,性功能衰弱,如阳痿,性欲低下,或丧失生育能力

生理:肾藏精,肾中精气逐渐充盛,则从幼年、青年、壮年,身体逐
渐壮实,筋骨强健。到老年,肾中精气自然衰减,身体衰老,发
脱齿摇

病理:幼年肾精亏,则生长发育迟缓,智力低下;成年期,肾精亏损,
则未老先衰,或头晕耳鸣,记忆力减退,腰膝酸软

（肾藏精 / 主生殖 / 主生长发育）

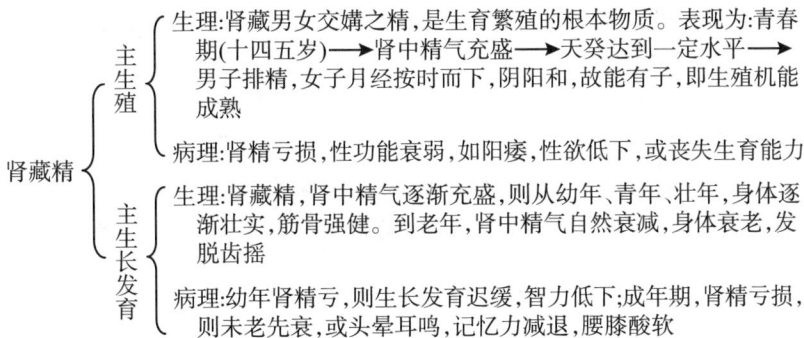

图6-12　肾藏精主生长发育与生殖功能图

（4）肾中精、气、阴、阳的关系:肾藏精,肾精化生肾气。肾精充足,则肾气旺盛;肾精不足,则肾气衰减。肾精与肾气互为体用,故二者常称为肾中精气。肾中精气是机体生命活动的根本,对机体各种生理活动均起着极为重要的作用。肾中精气分阴阳,实际上肾阴和肾阳概括了肾脏的物质和功能属阴属阳的两个方面:对机体各脏腑组织器官起着滋润、濡润作用的称为肾阴,对机体各脏腑组织器官起着温煦和推动作用的称为肾阳。肾阴和肾阳又称"真阴"、"真阳"、"元阴"、"元阳",肾之阴阳是人体各脏腑阴阳的根本。肾阴是一身阴液的本源,肾阳是一身阳气的根本。肾中阴阳如同水火一样寓居于肾中,故前人又有"肾为水火之宅"的说法。

2. 肾主水　肾主水,主要是指肾脏具有主持和调节人体水液代谢的生理功能。故《素问·逆调论》说:"肾者,水脏,主津液。"这里所说的"主津液",即指肾主持调控水液代谢而言。

人体水液代谢的调节,虽然与肺、脾、肝、肾等多个脏腑有关,但起主导作用的还是肾。肾对水液代谢的调节作用,贯穿在水液代谢过程的始终。

肾的调节水液代谢功能,是通过气化作用而实现的。所谓"气化",即指肾中阳气的蒸腾气化作用。肾阳蒸化水液,使水能化气,又能使气聚而为水,以利于水液在体内的升降环流、布散排泄,从而使水液代谢通利正常。正如《医学从众录》所说:"夫所谓气化者,即肾中之气也,即阴中之火也,阴中无阳则气不能化,所以水道不通,溢而为肿"。

具体来说,肾的气化作用,主要表现在以下三个方面:一是蒸腾气化,升清降浊;二是司膀胱的开阖;三是肾阳对肺、脾、肾、三焦等脏腑功能的促进作用。

首先,在水液代谢过程中,水液有清浊之分。所谓"清"者,即指含有营养成分的部分,所谓"浊"者,即指含有各种代谢废物的水液部分。清者上升,浊者下降,是水液在体内升腾气化的基本趋向。清者上升,即指含有营养成分的部分水液,经肾阳蒸化,沿三焦水道上升复归于肺再继续被利用。浊者下降,

87

即指代谢后多余的水液不断下降进入膀胱经气化而排出体外。故归于肾的水液虽名为浊,但其中仍含有清的部分,在肾阳蒸化作用下,其中的浊中之清仍能进入水液环流,复上升于肺,再次经肺气宣发,布散周身。这种生理过程,亦称为"肾的蒸化升清功能"。而其中的浊中之浊,则通过肾的气化作用,下注于膀胱为尿,这个生理过程亦称为"肾的气化降浊功能"。因此,在肾的蒸腾气化作用下,清升浊降,促进着水液的代谢与排泄,维持着人体水液代谢的平衡。

另外,肾的气化作用,还表现在司膀胱的开阖方面。膀胱属六腑之一,是贮存、排泄尿液的器官。而膀胱的贮尿、排尿功能,也靠肾的气化作用才能完成。习惯上称之为肾司膀胱开阖。司,即主持管理,"开阖"即指膀胱启闭。这是说在肾的气化作用和固摄作用调节下,膀胱方能开阖适度。膀胱开,则使尿液顺利排出体外;膀胱阖,则又能使水津保留于体内,从而维持机体内水液量的相对恒定。

肾的气化作用,对于肺、脾、肝、三焦等脏腑的功能活动也有重要的促进作用。肾阳为一身阳气的根本,是各脏腑功能活动的温煦气化动力,在肾中阳气的温煦作用下,脾的运化水液、肺的通调水道、肝的疏利水液、三焦水道之决渎,以及膀胱的开阖等,方能并行不悖,各守其职,协调一致,以维持机体水液代谢的平衡。

现将肾主水液的功能用图6-13归纳如下:

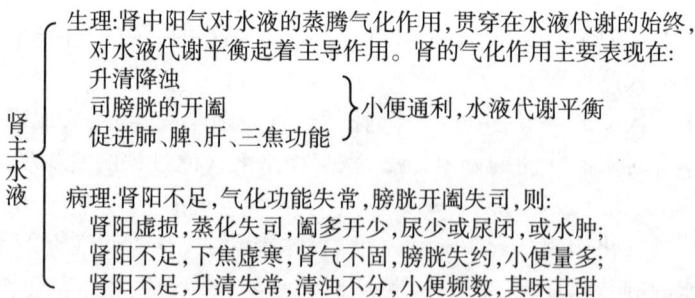

图6-13 肾主水液功能图

3. 肾主纳气 所谓"纳",即收纳、摄纳;肾主纳气,是指肾有收纳或摄纳肺所吸入之清气并调节呼吸的生理功能。

人体的呼吸功能虽为肺所主,但正常的呼吸功能,还必须有肾的参与,依赖于肾的纳气作用,其人体的呼吸才能通畅、深沉而调匀。因此,肺肾协调配合,才能维持呼吸功能正常。故林珮琴在《类证治裁·喘证》中说:"肺为气之主,肾为气之根,肺主出气,肾主纳气,阴阳相交,呼吸乃和"。所谓"呼吸乃和",即呼吸功能协调平和之意。所以肺吸入之清气,自外而入,经肺气的肃降作用,应下达于肾,由肾所收纳、潜藏。实际上,肾的纳气作用,是肾主封藏作用在呼吸运动中的具体体现。从理论上来说,肺所吸入之清气必须下达于肾,被肾摄纳。实质是肺的呼吸为要保持呼吸平稳、深沉,肺活量充足,必须有肾纳气功能的参与才能完成。而肾的纳气功能,则主要是通过肾中阳气充盛对肺的温养作用而体现出来的。肾中阳气旺盛,则肺气充足,气道通畅、气流通顺,则呼吸平稳而和调。

现将肾主纳气功能用图 6-14 归纳如下:

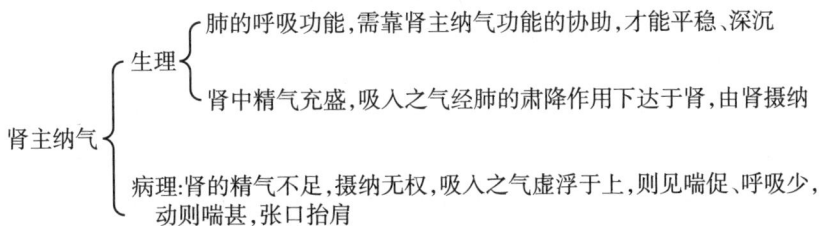

图 6-14　肾纳气功能图

[附] 命门

"命门"一词最早见于《内经》,如《灵枢·根结》说:"命门者,目也。"在这里,命门是指眼睛内侧的睛明穴,是足太阳膀胱经的起点穴位。但《内经》以后,对命门的认识未能统一。主要有如下几种认识,即左肾右命门说、命门在两肾之间说、两肾总称命门说、命门肾间动气说等。

历代医家对命门的认识虽有争论,但对其生理功能的认识却是基本一致的。命门是元气的根本,对各脏腑组织器官具有温煦生化作用,能促进各脏腑组织的功能活动,并与人体的生殖功能和性功能有关。正如张介宾在《类经图翼·真阴论》所说:"命门之火,谓之元气,命门之水,谓之元精。五液充,则形体赖而强壮,五气治,则营卫赖以和调。此命门之水火,即十二脏之化源。故心赖之,则君主以明;肺赖之,则治节以行;脾胃赖之,济仓廪之富;肝胆赖之,资谋虑之本;膀胱赖之,则三焦气化;大小肠赖之,则传导自分。"他在《景岳全书》中又说:"命门为元气之根,为水火之宅。五脏之阴气,非此不能滋,五脏之阳气,非此不能发。"

(六) 胆的生理功能

1. 胆贮藏和排泄胆汁　胆能贮藏胆汁,胆汁为精微之汁液,并由肝所分泌和化生。故《东医宝鉴》引脉诀刊误说:"肝之余气,泄于胆,聚而成精。"胆汁生成之后,则流入胆囊而存之。正因为胆中贮有精汁,故《灵枢·本输》称它为"中

89

精之腑"。胆中所藏精汁为清净之液,与其他传化之腑所盛之浊质不同,故《备急千金要方》又称其为"中清之腑"。胆汁的颜色呈黄绿色,味极苦,有重要的消化作用。在饭后的消化旺盛时期,胆汁排入肠道,以助饮食物的消化,这是脾胃消化功能得以正常进行的重要条件。另外,不仅胆汁的生成来源是肝脏,而且胆汁的排泄也要依靠肝的疏泄功能。因此,肝的疏泄功能正常,胆汁的生成和排泄才能正常,脾胃的运化功能也就旺盛。故《难经正义》说,胆汁"感肝木之气化而成,入食后小肠饱满,肠头上逼胆囊,使其汁流入小肠之中,以融化食物,而利传渣滓。若胆汁不足,则精粗不分,粪色白洁而无黄。"

2. 胆主决断,与情志活动相关 《素问·灵兰秘典论》说:"胆者,中正之官,决断出焉。"所谓"中正",即不偏不倚之意,含有公平、准确的意思。所谓"决断",即决定、判断。古代医家用"中正"之官,主"决断",来说明胆与人的精神活动的关系。在正常情况下,胆主决断的功能正常,具有准确的判断能力,刚正果断、能对事物进行正确的判断,并迅速做出决定。而胆的这一功能与肝也有密切关系,肝胆相合,共同调节情志活动。如进一步分析,则肝胆调节情志又有所不同。肝为将军之官,主谋略,但其计谋、策略的决断,还要依靠胆,方能做出。故《素问·奇病论》说:"夫肝者,中之将也,取决于胆。"又如张介宾说:"胆附于肝,相为表里,肝气虽强,非胆不断,肝胆相济,勇敢乃成。"(《类经》)

胆虽属六腑之一,但能藏精汁,为清净之府,又不直接接受水谷或糟粕,与其他腑有异。所以胆既属六腑,又属奇恒之腑。

总之,中医学所说的胆,与现代解剖学之胆囊,基本相同。但在情志活动方面,则又概括了神经系统的某些功能在内。

现将胆的功能用图 6-15 归纳如下:

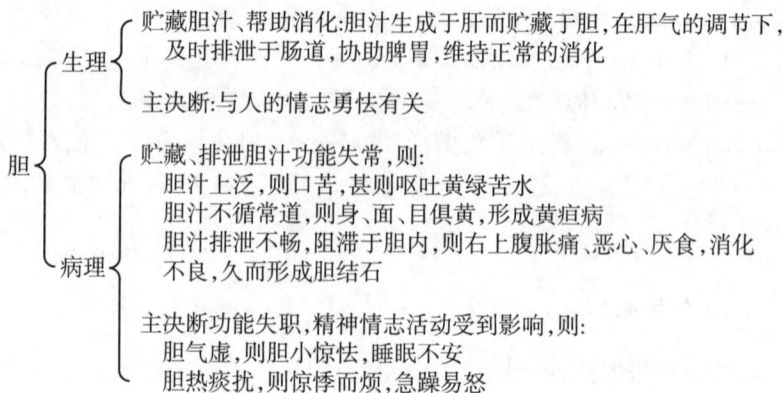

胆 {
　生理 {
　　贮藏胆汁、帮助消化:胆汁生成于肝而贮藏于胆,在肝气的调节下,及时排泄于肠道,协助脾胃,维持正常的消化
　　主决断:与人的情志勇怯有关
　}
　病理 {
　　贮藏、排泄胆汁功能失常,则:
　　　胆汁上泛,则口苦,甚则呕吐黄绿苦水
　　　胆汁不循常道,则身、面、目俱黄,形成黄疸病
　　　胆汁排泄不畅,阻滞于胆内,则右上腹胀痛、恶心、厌食,消化不良,久而形成胆结石
　　主决断功能失职,精神情志活动受到影响,则:
　　　胆气虚,则胆小惊怯,睡眠不安
　　　胆热痰扰,则惊悸而烦,急躁易怒
　}
}

图 6-15　胆功能图

90

(七) 胃的生理功能

1. 胃主受纳、腐熟水谷 所谓"受纳",即接受、容纳之意。"水谷",则泛指各种饮食物。饮食从口而入,经过食管,进入胃中,由胃接受并容纳之。饮食物积聚于胃内,故胃又称为"水谷之海"。如《中藏经》说:"胃者,腑也,又名水谷之海,与脾为表里。"水谷之海是形容饮食物停聚于胃内的状况,形象地说明了胃司受纳的功能。所谓"腐熟",指胃有初步消化的作用。饮食物在胃内,经过胃的濡磨和消化作用,使之变为食糜,为进一步下注小肠,进行更完备的消化吸收打下基础。而其精微物质,继则通过脾的运化转输,以供养周身。所以,胃虽有受纳和腐熟饮食物的功能,但必须和脾的运化功能以及小肠的泌别、化物功能相互配合,才能使消化功能正常发挥。

胃的消化作用是胃阳在胃阴(胃中津液)的参与下共同完成的。而胃的受纳、腐熟功能正常,饮食物得以消磨、腐熟,气血、津液得以化生,机体的生理活动才能得到充足的营养。若胃有病变,受纳腐熟的功能失常,就会产生种种消化不良病证。

2. 胃主通降,以降为和 所谓"通降",即通畅和下降之意。胃主通降是指饮食物入胃后,经过胃的受纳和腐熟作用后,则继续下传,通过幽门进入小肠,进行泌别清浊消化吸收活动。所以,胃气贵在和降、通畅。胃气和降,才能维持胃肠虚实更替过程,消化功能才能旺盛。因此,胃气和降,又是胃主受纳和腐熟功能正常的前提条件。如果胃气和降的功能失常,则不但饮食物不能顺序下行,而且会进一步影响到胃的受纳和腐熟,从而使消化吸收功能紊乱,产生多种消化系统疾病。

现将胃的功能用图6-16归纳如下:

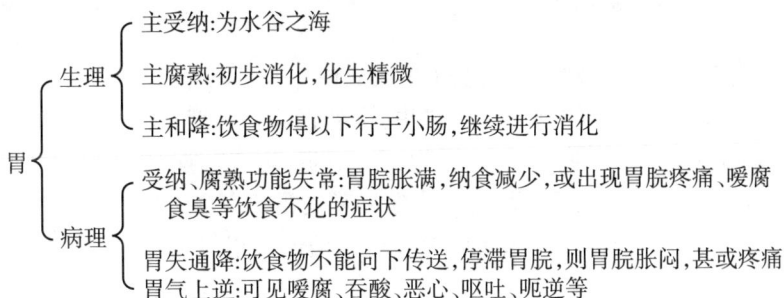

胃 ┫
　生理 ┫
　　　主受纳:为水谷之海
　　　主腐熟:初步消化,化生精微
　　　主和降:饮食物得以下行于小肠,继续进行消化
　病理 ┫
　　　受纳、腐熟功能失常:胃脘胀满,纳食减少,或出现胃脘疼痛、嗳腐食臭等饮食不化的症状
　　　胃失通降:饮食物不能向下传送,停滞胃脘,则胃脘胀闷,甚或疼痛
　　　胃气上逆:可见嗳腐、吞酸、恶心、呕吐、呃逆等

图6-16　胃功能图

(八) 小肠的生理功能

《素问·灵兰秘典论》说:"小肠者,受盛之官,化物出焉。"故小肠的生理功

能可以概括为以下两个方面：

1. 受盛化物 “受”，即接受之意，“盛”，即容纳之意。化物，指饮食物经过胃的初步消化而成的食糜，在胃气和降的作用下，通过幽门下注于小肠。食糜在小肠内停留时间较长，以利于细致的消化和吸收，从而使水谷化生为精微，以营养全身。

2. 泌别清浊 所谓“清”，即指各种水谷精微物质。所谓“浊”，即指饮食物消化吸收后剩余的残渣部分。所谓“泌别”，即分泌、区别之意。小肠的泌别清浊功能，就是消化饮食物并分别清浊。中医学称小肠消化饮食物的功能为“化物”，即消化饮食物，化生水谷精微。在小肠化物并分别清浊的作用下，将食糜泌别为三部分：即精微物质、糟粕和无用之水液。水谷精微经吸收后转输各部；糟粕下传，降入大肠；某些水液则渗入膀胱而为尿。张介宾说：“小肠居胃之下，受盛胃中水谷而分清浊，水液由此而渗于前，糟粕由此而归于后，脾气化而上升，小肠化而下降，故曰化物出焉。”（《类经·脉象类》）

现将小肠的功能用图6－17归纳如下：

- 小肠
  - 生理
    - 受盛化物:接受胃中水谷,进行更完备的消化
    - 泌别清浊:经消化后的饮食物,分别各走其道,清者被吸收,再转输周身各部。食物残渣下行进入大肠,某些水液渗入膀胱
  - 病理
    - 受盛化物功能失常:消化异常,出现腹胀、腹痛等症状,如小肠气痛、小肠虚寒等
    - 泌别清浊功能失常:清浊不分,或水液不走膀胱而下行大肠,则小便量少,大便泄泻

图6－17 小肠功能图

（九）大肠的生理功能

主要是传送糟粕，吸收水分，变化生成粪便并排出体外。

大肠接受小肠下传的食物残渣糟粕、再吸收部分水液，变化生成大便，由肛门排出体外，故《素问·灵兰秘典论》说：“大肠者，传道之官，变化出焉。”“道”与“导”通用。“传道”即传导，大肠是传送糟粕的通道。“变化”，即将糟粕经过“燥化”变为有形的粪便。由于大肠有吸收水液的功能，因此，又有“大肠主津”的说法。

糟粕的传导通利，一方面要靠大肠的传导正常，另一方面又和肺气肃降的功能相关。肺气下行，腑气通调。肺与大肠相配合，方能维持传导的通畅。故唐容川说：“大肠之所以能传导者，以其为肺之府。肺气下达，故能传导。”（《医经精义》）

现将大肠的功能用图 6 - 18 归纳如下：

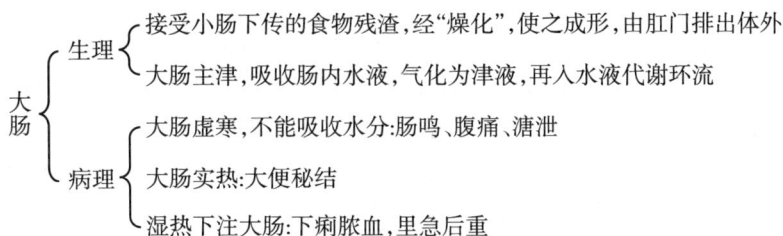

$$
大肠 \begin{cases}
生理 \begin{cases} 接受小肠下传的食物残渣，经"燥化"，使之成形，由肛门排出体外 \\ 大肠主津，吸收肠内水液，气化为津液，再入水液代谢环流 \end{cases} \\
病理 \begin{cases} 大肠虚寒，不能吸收水分:肠鸣、腹痛、溏泄 \\ 大肠实热:大便秘结 \\ 湿热下注大肠:下痢脓血，里急后重 \end{cases}
\end{cases}
$$

图 6 - 18　大肠功能图

（十）膀胱的生理功能

膀胱是参与水液代谢的脏腑之一，其生理功能主要是贮存和排泄尿液。《素问·灵兰秘典论》说："膀胱者，州都之官，津液藏焉，气化则能出矣。"所谓"州都"，原义为水中的小陆地，在这里引申为水液汇积管理之处。所说的"津液"，即指尿液。由此可见，膀胱是管理尿液的器官。人体饮入的水液，在肺、脾、肾等脏腑的气化作用下，化为津液，分布于全身。而尿液也由津液所化，是津液代谢后剩余之水液，经三焦之通路下达于肾和膀胱，由膀胱贮存之。由于古人把尚未排出体外的尿液仍叫做津液，故曰"津液藏焉"。如《诸病源候论·五脏六腑病诸候·膀胱病候》说："津液之余者，入胞脬则为小便"，"小便者，水液余也。"

中医学认为膀胱之尿液来源，主要有两条途径：一是代谢后多余的水液，通过三焦之道下行于膀胱；二是通过小肠泌别清浊气化作用，使某些无用水液渗入膀胱而成。

膀胱的贮尿和排尿功能，亦依赖肾的气化功能。所谓膀胱气化，实际上也是隶属于肾阳的蒸腾气化功能。一般来说，尿液的贮存，与肾的固摄、封藏作用有关。尿液的排出，则与肾阳的气化有关。所以肾的气化、固摄功能失常，则必然会影响到膀胱的贮尿与排尿，产生小溲的异常。

现将膀胱的功能用图 6 - 19 归纳如下：

$$
膀胱 \begin{cases}
生理 \begin{cases} 贮存尿液:津液藏焉 \\ 排泄尿液:气化则能出矣 \\ 其生理功能与肾气密切相关 \end{cases} \\
病理 \begin{cases} 气化功能失常:小便不利，尿少，甚则癃闭 \\ 膀胱失约:尿频，尿量多，甚则失禁不能自控 \\ 湿热毒邪侵入膀胱:尿急，尿痛，尿淋涩 \end{cases}
\end{cases}
$$

图 6 - 19　膀胱功能图

93

（十一）三焦的生理功能

1. 主持诸气，总司人体的气化 所谓"诸气"，即全身所有之气，诸如脏腑之气、经络之气、呼吸之气和营卫之气等。所谓"气化"，即指各种物质在体内所发生的各种变化和转化，其中包括饮食水谷的受纳、消化和营养物质的吸收、布散以及糟粕的排泄等。三焦气化不但能激发和推动各脏腑组织的功能活动，而且是机体受纳水谷、吸收精微物质和排泄糟粕的通路，是气化活动的场所。

三焦之所以具有如此重要的作用，主要是因为三焦能通行元气，如《难经·三十八难》说：三焦"有原气之别焉，主持诸气。"《难经·三十六难》也说："三焦者，原气之别使也，主通行三气，经历于五脏六腑。"这里所说的"三气"，是指宗气、营气和卫气。所谓"别使"，即元气通行的特殊道路。元气根源于下焦，发源于肾，由先天之精所化生，元气生成后，必须借助于三焦之通路，方能布散而通达于周身，内而脏腑，外而肌腠，无处不至，从而激发、推动各个脏腑组织器官的功能活动。故《中藏经》说：三焦"总领五脏六腑、营卫经络、内外左右上下之气也；三焦通，则内外左右上下皆通也，其于周身灌体，和内调外，荣左养右，导上宣下，莫大于此者也。"

2. 疏通水道，运行水液 《素问·灵兰秘典论》说："三焦者，决渎之官，水道出焉。""决"，疏通之意，"渎"，沟渠。"决渎"，即疏通沟渠。三焦能疏通沟渠，可使体内水液由上向下流动并排出体外。古代医家用"决渎之官"来比喻三焦，说明三焦是水液升降出入的道路，是调节水液代谢的器官之一。因此，三焦的功能正常，则水道通利，水液的升降出入方能正常。

主持诸气，疏通水道，这是三焦总的功能，但三焦又分上、中、下三部分，故从局部来说，则部位不同，其生理功能又有所区别。古人采用了形象的比喻方法，分别说明其各自的生理功能。如《灵枢·营卫生会》说："上焦如雾，中焦如沤，下焦如渎。"

上焦如雾：上焦主要包括心肺两脏，主宣发、敷布，使水谷精津、卫气等布散到全身，就像自然界弥漫的雾露一样，发挥营养作用。《灵枢·决气》说："上焦开发，宣五谷味，熏肤，充身，泽毛，若雾露之溉。"即是对上焦生理功能的概括。

中焦如沤：中焦主要包括脾胃两脏。故中焦的生理功能主要指脾胃的生理功能。主要是受纳、腐熟和消化饮食物，化生和转输水谷精微，为升降之枢，气血生化之源。这种生理状态，称为"如沤"，就像热天久浸发酵一样，泌糟粕、蒸津液，转化成为精微。

下焦如渎：下焦主要包括肾、膀胱、小肠、大肠等脏腑。下焦的生理功能主要是泌别清浊，排泄水液废料，其气下行。这种排泄水液废料的状态，古人用"如渎"来比喻,形容水液废物不断地疏通下行,向外排泄,就像沟渠流水一样,向外排泄糟粕。故《灵枢·营卫生会》说:"下焦者,别回肠注于膀胱,而渗入焉。故水谷者,常并居于胃中。成糟粕,而俱下于大肠而成下焦。渗而俱下,济泌别汁,循下焦而渗入膀胱焉。"

现将三焦的功能用图 6-20 归纳如下:

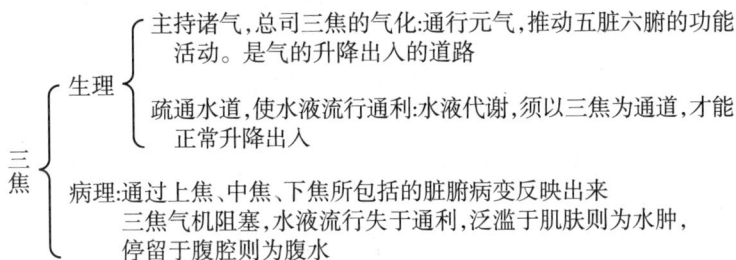

三焦 {
　生理 {
　　主持诸气,总司三焦的气化:通行元气,推动五脏六腑的功能活动。是气的升降出入的道路
　　疏通水道,使水液流行通利:水液代谢,须以三焦为通道,才能正常升降出入
　}
　病理:通过上焦、中焦、下焦所包括的脏腑病变反映出来
　　三焦气机阻塞,水液流行失于通利,泛滥于肌肤则为水肿,停留于腹腔则为腹水
}

图 6-20　三焦功能图

四　脏腑与形体官窍的关系

(一) 心与形体官窍的关系

1. 其华在面　其华在面,是说心的生理功能是否正常以及气血的盛衰,可以显露于面部色泽的变化上。人的面部血脉丰富,皮肤薄嫩,又易于观察,所以望面色常作为判断心脏气血盛衰的指标。如心的气血旺盛,则面色红润而有光泽。故《素问·六节藏象论》说:"心者……其华在面。"清·张隐庵注解说:"十二经脉,三百六十五络,其气血皆上于面,心主血脉,故其华在面也。"若心脏发生病变,心的气血失常,则常从面部表现出来。如心气不足,则可见面色㿠白、晦滞;心血不足则面色苍白无华;心血瘀阻,则面色青紫;如心经有热,气血沸腾,血络充盈,则面色红赤;若心血暴脱,则面色苍白或枯槁无华。

2. 心开窍于舌　心开窍于舌是指舌为心之外候,又称"舌为心之苗"。心虽位于胸中,但手少阴心经之别络与舌相连,如《灵枢·经脉》说:"手少阴之别……系舌本。"说明心与舌通过经脉发生联系。因此,心的气血通过经络而上通于舌,从而维持了舌的正常生理功能。舌的功能是主司味觉、表达语言。所以,心的功能正常,则舌质红润、舌体柔软、语言清晰、味觉灵敏。故《灵枢·脉度》说:"心气通于舌,心和则舌能知五味矣。"若心有病变,通过经络联系,即可以从舌上反映出来。因此,临床上通过观察舌的形态、色泽的变化,即可以推断心的病理改变。

（二）肺与形体官窍的关系

1. 肺外合皮毛 所谓"合"，即相配合之意。皮毛，包括皮肤、毫毛、汗腺等组织，直接与外界相接触，为一身之表，是人体的屏障，称作"藩篱"。皮毛的生理功能主要是分泌汗液、抵御外邪侵犯、调节体温等。中医学认为，皮毛的生理功能与肺有密切关系。如《素问·咳论》说："皮毛者，肺之合也。"《素问·痿论》又说："肺主身之皮毛"。由此说明，肺与皮毛有相互配合的关系，皮毛的正常功能，要靠肺气来维持。

肺与皮毛的相合关系，主要体现在下述两个方面：一是肺主气属卫，有宣发卫气、水谷精津至体表的生理功能，可以滋润、温养皮毛、使皮毛润泽光彩，功能正常。故《素问·经脉别论》说："肺朝百脉，输精于皮毛。"《素问·五脏生成》说："肺之合皮也，其荣毛也。"这里所说的"输精于皮毛"、"其荣毛也"，都是指肺宣发布散精气到皮毛，供给皮毛营养以维持其生理功能。二是皮毛与肺配合，可协助肺的呼吸作用。皮毛的汗孔毛窍，亦具有散气的作用，故《内经》称汗孔为"气门"（《生气通天论》），"气门"即气体出入之门。因此，汗孔也能宣散肺气，协助肺脏，维持其正常的呼吸功能。后世医家唐容川在《医经精义》中也说："遍身毛窍，俱暗随呼吸之气以为鼓伏。"

2. 肺开窍于鼻 鼻是呼吸道的一部分，是肺与外界直接通连的孔窍。鼻的生理机能主要有两个方面：一是通气功能，鼻腔是呼吸之气的出入通路，所以说"鼻为肺窍"。二是嗅觉功能，能分辨各种气味。中医学认为，鼻的通气和嗅觉功能均须依赖肺气的作用。如《灵枢·脉度》说："肺气通于鼻，肺和则鼻能知臭香矣。"这里所说的"肺和"，是指肺气充足，功能正常而言。肺气调和，则鼻窍通畅，呼吸通利，嗅觉灵敏，能知香臭。

3. 喉为肺之门户 喉咙是呼吸之气出入的门户，又是发音器官。肺的经脉过喉，如《灵枢·经别》说："手太阴之正……循喉咙。"所以，喉的通气和发音功能与肺有关，并直接受到肺气的支配。肺气调和，喉的通气功能正常，则声音洪亮。若肺气虚弱，则语声低微，甚则嘶哑或失音，即"金破不鸣"。若肺气壅实，或邪气亢盛，表现为语声高亢，声高气粗，有时也会引起声音嘶哑或失音，即"金实不鸣"。

（三）脾与形体官窍的关系

1. 脾主肌肉、四肢 《素问·痿论》说"脾主身之肌肉"，明确指出了脾与肌肉的内在联系。脾主肌肉，是指脾能维持肌肉的正常机能。而脾之所以能维持肌肉的正常功能，是和脾主运化的功能分不开的，脾主运化水谷精微和津液，以化生气血,并将其输送布散到全身肌肉中去,以供应肌肉营养,维持肌肉活动的充足能量,并使肌肉发达丰满,壮实有力。如《素问集注·五脏生成》所说:"脾主运化水谷之精,以生养肌肉,故合肉。"所以,脾的运化功能健全与否,往往直接关系到肌肉的壮实与衰弱。

四肢,指上肢和下肢。与躯干相对而言,为人体之末,故四肢又称"四末"。四肢也需要脾气输送水谷精微,化生气血,以维持其正常生理活动。所以,脾气健运,营养物质充足,则四肢肌肉丰满,活动轻劲而有力。

2. 脾开窍于口,其华在唇　脾"在窍为口"(《素问·阴阳应象大论》),"口唇者,脾之官也"(《灵枢·五阅五使》),"脾气通于口,脾和则知五谷矣"(《灵枢·脉度》)。这些经论是在说口唇的形态色泽、食欲口味的正常与否等与脾之运化功能有关。脾气健旺,则津液上承于口腔,唇红而润,舌下金津、玉液二穴正常分泌津液以助消化,则食欲旺盛,口味正常。

(四)肝与形体官窍的关系

1. 肝主筋,其华在爪　关于"筋"的概念,在《内经》中已有记载,如《素问·痿论》说:"肝主身之筋膜"、"宗筋主束骨而利机关也"。《素问·五脏生成》说:"诸筋者,皆属于节。"所谓"筋膜"、"宗筋"、"诸筋"等,都是指人体之筋腱。"宗筋"即筋的聚合处,"诸筋"即全身各部位之筋膜。筋膜附着于骨而聚于关节,是联结关节、肌肉,专司运动的组织。筋与关节相联结,通过筋腱的弛张收缩,即可牵引关节进行屈伸活动。中医学认为,人体筋膜的生理功能与肝有关。主要是由于筋膜的营养来源于肝脏。故《素问·经脉别论》说:"食气入胃,散精于肝,淫气于筋。"这只所说的"食气",概指各种饮食物而言。饮食物经脾胃消化产生的精微物质,转输布散到肝脏,化生气血以濡养筋膜。因此,肝的血液充盈,筋膜得养,功能才能正常,从而使筋腱强健,运动有力,关节运动灵活自如。

爪,即爪甲,包括指甲和趾甲。中医学认为,爪甲是筋腱延续到体外的部分,故又称之为"筋之余"。肝主筋,爪为筋之余,故爪甲与肝关系密切,肝血的盛衰,常反映于爪甲。在生理情况下,肝的气血充足,筋膜得养,筋力强壮,则爪甲坚韧,光泽红润,富有华彩。故《素问·五脏生成》说:"肝之合筋也,其荣爪也。"

2. 肝开窍于目　眼睛是视觉器官,能视万物、审短长、别黑白。其功能的正常与否,与五脏都有关系。故《灵枢·大惑论》说:"五脏六腑之精气,皆上注于目而为之精。"由此说明,正是五脏之精气,上达于目,从而维持了目的功能正常。例如,瞳子是肾之精气所注,黑眼是肝之精气所注,眼络是心之精气所注,白眼是肺之精气所注,眼睑是脾之精气所注。但是,目与肝的关系更为密切。这是因为肝藏血,肝的经络又上通于目的缘故。如《素问·五脏生成》说:"肝(目)受血而能视",《灵枢·脉度》也说:"肝气通于目,肝和则目能辨五色矣。"所谓"肝和",

即指肝的气血充盛,功能调和正常;所谓"辨五色",即分辨各种颜色。即是说目之所以具有视觉功能,主要依赖于肝血之滋养。

(五) 肾与形体官窍的关系

1. 肾主骨、生髓、通于脑,齿为骨之余 骨骼为人体的支架,对人体有支持、保护作用。而骨骼的营养主要来源于骨髓,骨髓对全身各种骨骼都具有滋养作用。骨髓藏于骨腔之中,其生成与肾有关。中医学认为,肾藏精,精生髓,髓养骨。因此,肾—精—髓—骨组成一个系统,有其内在联系。故《黄帝内经素问集注》说:"肾藏精髓而注于骨,故所主在骨。"肾精充足,骨髓化生有源,骨骼得养,则发育旺盛,骨质致密,坚固有力,能耐久立而强劳作。

牙齿属骨骼的一部分,是骨骼延伸到体外的部分,故称齿为"骨之余"。由于牙齿与骨同出一源,所以牙齿也由肾中精气所充养。精髓充足,则牙齿坚固、齐全,不容易动摇或脱落。

髓,有骨髓、脊髓、脑髓之分。藏于骨腔内之髓,称为骨髓。位于脊椎内之髓,称为脊髓。位于颅腔中之髓,称为脑髓。脑为髓汇聚而成,故又称"脑为髓海"。这三种髓,均由肾精所化生。因此,肾中精气的盛衰,不仅影响到骨的生长与发育,而且也影响到髓的充盈和脑的功能。肾精充足,髓海满盈,脑得其养,则耳目聪明,思维敏捷,精力充沛,记忆力强。故《素问·灵兰秘典论》说:"肾者作强之官,伎巧出焉。"所谓"作强",即指人体骨骼健壮,能耐受大强度的劳作。所谓"伎巧",即指聪明智慧,精巧多能。正如吴崑注所言:"伎,多能也;巧,精巧也。"

2. 肾其华在发 "发"指头发。肾其华在发,是指肾的精气充盛,可以显露在头发上,故发为肾之外候。所以,《素问·五脏生成》说:"肾之合骨也,其荣发也。"另外,发的生长与脱落,荣润与枯槁,不仅依赖于肾中精气的充养,而且还和血液的濡养有关。所以,又有"发为血之余"的说法。但头发的生机,其根本在于肾,这是因为肾藏精,精能生血以充养头发的缘故。因此,头发的荣枯黑白等变化,常随着肾中精气的盛衰而变化。

3. 肾开窍耳及二阴 肾窍和其他脏腑不同,有上窍与下窍之分,在上开窍于耳,在下开窍于二阴。

耳是听觉器官,能听辨各种声音。听觉灵敏与否和肾中精气的盛衰有密切关系。如《灵枢·脉度》说:"肾气通于耳,肾和则耳能闻五音矣。"这里说的"肾气",即肾中精气。"肾和",即肾中精气充足调和。"闻五音",五音,即角、徵、宫、商、羽,是说肾中精气旺盛,则能分辨高低各种声音。若肾精不足,髓海失养,耳的听力就会减退,或致耳鸣、耳聋等。

二阴,即前阴和后阴。前阴指外生殖器,有排尿和生殖功能。尿液的排泄虽由膀胱所主,但要靠肾的气化功能才能正常。后阴,即肛门,主要排泄粪便。粪便的排泄,虽主要和大肠与脾胃有关,但亦和肾的气化、温煦、封藏等功能密切相关。

前阴生殖器官的发育和功能,亦与肾中精气的盛衰密切相关。

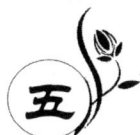

五 脏腑的生理特性

脏腑生理特性,是指脏腑形态、部位、生理和病理的特点,及其与自然界季节气象特点相联系,进行概括与综合分析所得出的认识。故能反映出某些脏腑的生理特征和病理变化的倾向或趋势,因而具有重要的理论和实践意义。

(一) 心的生理特性

1. 心为阳脏而主阳气 《素问·六节藏象论》说"心为阳中之太阳",是说心脏在生理上保持有强大的阳气,以促进和维持心脏正常的搏动,温运血脉,振奋精神,温煦周身,以保持生命活动的正常进行。

2. 心与夏气相通应 夏季自然界阳气旺盛,同气相求,故心脏阳气在夏季亦最为旺盛。

(二) 肺的生理特性

1. 肺为五脏之华盖 肺位于胸腔,居五脏之上,通过口鼻与外界直接相通,易直接感受外邪之侵袭。

2. 肺为娇脏,不耐寒热 娇,即娇嫩之意。肺为清虚之体,性喜清润而不耐寒热,故自然界寒、热、燥、湿等邪气,常易侵及肺脏。内生水饮、痰浊、湿邪,亦常停积于肺。

3. 肺与秋气相通应 肺为清肃明润之体,与秋季气候清肃相通应。且秋季气候多燥,燥邪亦易损伤肺津。

(三) 脾的生理特性

1. 脾喜燥而恶湿 脾为阴土,脾的阳气易虚,阴气易盛。脾主运化水液,脾喜燥,阳能化阴,则说明运化水液功能正常。脾恶湿浊,湿邪内侵,或湿浊内困,则亦损伤脾阳。故《临证指南医案·卷二》说:"湿喜归脾者,与其同气相盛故也。""太阴湿土,得阳始运;阳明燥土,得阴自安,此脾喜刚燥,胃喜柔润。"

2. 脾为气机升降之枢 脾位中焦,与胃升降相因,故人体气血、水火、阴阳的升降出入气机协调,均以脾胃为升降之枢纽。

3. 脾与长夏相通应 长夏,即农历六月。长夏季节湿气当令,脾为湿土之

99

脏,故脾气通应于长夏。长夏用药,常加藿香、佩兰醒脾燥湿之品。

(四)肝的生理特性

1. 肝为刚脏,体阴而用阳　刚,为刚强、躁急之意。肝为风木之脏,其气主升、主动。用阳,即指肝气肝阳生动之变,为病则肝气易逆,肝阳易亢。故《杂病源流犀烛》说:"肝……其体柔而刚,直而升,以应乎春,其用条达而不可郁,其气偏急而激暴而怒,故其为病也,多逆"。体阴,则指肝藏阴血,有涵敛阳气功能。

2. 肝性喜条达而恶抑郁　肝应春生之气而属木,肝气宜柔和、舒畅、升发而条达,不宜抑郁或亢奋,方能维持其正常的疏泄功能。故《血证论·脏腑病机论》说:"肝属木,木气冲和发达,不致遏郁,则血脉得畅。"《医学衷中参西录·论肝病论治》说:"木郁达之","木性原喜条达,所以治肝之法当以散为补,散即升发调达也。"

3. 肝与春气相通应　春季生物复苏,树木有生长伸展和生机勃发之性,而肝气的疏泄、条畅气机功能,正与之相应,以维持机体气血冲和,五脏安定,生机不息。并决定了肝脏病变以升泄太过或不及为多见。

(五)肾的生理特性

1. 肾司封藏,为固摄之本　肾的封藏、固摄作用,在生理上可防止精气血津液的过度外泄和亡失,并能维持呼吸的平稳和深沉。

2. 肾为一身阴阳根本　肾阴肾阳,以肾中精气为物质基础,对全身发挥着两种生理效应。肾阴,又称元阴、真阴,为一身阴液之本,对其他脏腑组织乃至全身发挥重要的滋润作用。肾阳,又称元阳、真阳,为一身阳气之本,对其他脏腑组织乃至全身具有重要的温煦作用。故称肾为"阴阳之根","水火之脏"。

3. 肾与冬气相通应　冬季寒冷地冻,万物蛰伏,肾气封藏,与之相应,故冬季应注意保精,防止肾中精气的过度耗泄。

(六)胆的生理特性

1. 胆主升发　胆属木,应于东方而主少阳春生之气。如《脾胃论·脾胃虚实传变论》说:"胆者,少阳春生之气,春气升则万化安,故胆气春生,则余脏从之。"肝胆气机升发疏泄,胆汁方能正常贮藏和排泄,以供饮食消化之用。

2. 胆主宁静　胆为清净之府而主决断,性喜宁静而恶躁扰。肝与胆,刚柔相济,方能维持正常宁静和谐的情志活动。

(七)胃的生理特性

1. 胃气以下行为顺　胃气下行,胃腑蠕动,向下传降食糜于小肠。脾宜升则健,胃宜降则和,脾升胃降,共同促进并完成饮食物的消化吸收。故《灵枢·平人绝谷》说:"胃满则肠虚,肠满则胃虚,更虚更满,故气得上下。"

2. 胃喜润而恶燥　胃禀阳燥之气,方能受纳腐熟而通降,但燥需赖水润湿济以为常,故曰"胃喜柔润","阳明燥土,得阴自安"(《临证指南医案·卷二》)。喜润,指胃腑活动宜保持充足的津液,以利饮食物的受纳、腐熟和湿润下行。故《医学求是·治霍乱赘言》说:"胃润则降。"胃为阳土而恶燥,是恶其太过之燥热,故为病易成燥热之害,且多损耗胃中津液。

(八)小肠的生理特性

小肠的生理特性是泌清别浊而分化,其气畅行而和调。方能保持受盛化物,泌别清浊消化吸收功能的发挥。故《类经·脉象类》说:小肠"受盛胃中水谷而分清浊,水液由此而渗入于前,糟粕由此而归于后"。

(九)大肠的生理特性

大肠的生理特性是腑气通降,主津燥化,传导有度。以保证饮食糟粕适时排出体外。

(十)膀胱的生理特性

膀胱的生理特性是开阖适时而有度,以保持尿液的正常贮存和排泄。然膀胱的开阖适度又依赖于肾气的蒸化和封藏。故《笔花医镜》说:"膀胱者,州都之官,津液藏焉,气化则能出矣。然肾气足则化,肾气不足则不化。入气不化则水归大肠而为泄泻。出气不化,则闭塞下焦而为癃肿。小便不利,膀胱主之,实肾气主之也。"

(十一)三焦的生理特性

三焦的生理特性是上焦如雾,即上焦摄纳诸气和水谷精微,故又称"上焦主纳";中焦如沤,即中焦腐熟水谷,运化精微,化生营血,故又称"中焦主化";下焦如渎,即下焦疏通二便,排泄废物,故又称"下焦主出"。

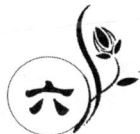

六　奇恒之腑的概念和生理功能

(一)奇恒之腑的概念

奇恒之腑,是脑、髓、骨、脉、胆、女子胞的总称。均是贮藏精气的脏器,但其似脏非脏,似腑非腑,故《素问·五脏别论》说:"此六者,地气之所生也,皆藏于阴而象于地,故藏而不泻,名曰奇恒之腑。"奇者,异也。恒者,常也。故是一组特殊的脏腑。奇恒之腑的特点是形态似腑,多为中空或囊性器官;功能似脏,主藏精气而不泻。除胆外,余皆无表里配合,亦无五行相配。但奇恒之腑多与奇经八脉有关。

(二)脑的生理功能

1. 主宰生命活动 "脑为元神之府"(《本草纲目》),是生命的枢机。元神来自于先天,由先天之精化生,赖先天元气所充养,故亦称之为先天之神。《灵枢·本神》说:"两精相搏谓之神",由于此神是人在出生之前,随形俱而生,故又称为"元神"。《灵枢·脉经》亦说:"人始生,先成精,精成而脑髓生。"故脑髓由肾精化生,亦由肾所主。《医学入门·天地人物气候相应图》说:"脑者髓之海,诸髓皆属于脑,故上至脑,下至尾骶,髓则肾主之。"故元神藏于脑中,为生命之主宰。得神则生,失神则死。

2. 主司精神活动 脑为髓海,亦主人的思维意识和记忆等精神活动,故《类证治裁·卷三》说:"脑为元神之府,精髓之海,实记忆所凭也。""灵机记性不在心而在脑"(《医林改错》),脑主精神活动功能正常,则精神饱满,意识清楚,思维灵敏,记忆力强,语言清晰,情志正常。

3. 主司感觉运动 五脏外窍,皆位于头面,与脑相通。人的视、听、言、动等,皆与脑有密切关系。《医意一理》说:"脑者人身之大主,又曰元神之府","脑气筋入五官脏腑,以司视听言动,""人身能知觉运动,及能记忆古今,应对万物者,无非脑之权也"。《医学原始》亦说:"耳目口鼻之所导入,最近于脑,必以脑先受其象而觉之,而寄之,而存之也。"

(三)髓的生理功能

1. 充养脑髓 脑为髓海,为髓聚之处,脑髓充盈,则耳聪目明。故《素问·五脏生成》说:"诸髓者,皆属于脑。"

2. 滋养骨骼 肾精能生髓,髓能养骨。肾精充足,骨髓充盈,则骨骼得养,生长发育正常,骨骼则强健有力。如《医经精义·上卷》说:"盖髓者,肾精所生,精足则髓足;髓在骨内,髓足则骨强,所以能作强而才力过人也。"

3. 化生血液 精血可以互生。肾精可以生髓,而骨髓则可化血。肾精生髓化血理论,具有重要的临床指导意义。故《素问·生气通天论》说:"骨髓坚固,气血皆从。"

(四)骨的生理功能

1. 贮藏骨髓 骨为髓之府。骨髓充盈,骨骼得养,才能强健有力。

2. 支持形体 骨骼为人体的支架，具有支持形体，保护内在脏器的重要功能。故《素问·脉要精微论》说："骨者，髓之府"。

3. 主司运动 骨骼通过肌肉、经筋等组织连接周身之关节，主司全身的运动。

现将脑、髓、骨的功能用图6－21归纳如下：

- 脑、髓、骨
  - 生理
    - 脑:主精神思维和感觉，与视、听、嗅等功能有关
    - 髓:藏于骨腔之中，由肾精所化。髓汇聚为脑，对脑有滋养作用，脑髓充盈，则耳聪目明，精神活动正常。髓能养骨，使骨刚强
    - 骨:支持形体，保护内脏，贮藏骨髓。骨得髓养，才能维持坚刚之性
  - 病理
    - 精亏则髓减，脑失其养:则精神思维和感觉功能失常
    - 髓虚不能养骨:则骨软无力，易于折断，或腰膝酸软，不能久立

图6－21 脑、髓、骨功能图

（五）脉的生理功能

1. 运行全身气血 "脉为血之府"，全身气血在心气的推动下在经脉内循行不息，将水谷精微输布于全身脏腑组织器官，以维持其正常生理功能。

2. 联络脏腑组织 经脉具有重要的联络作用，纵横交错的经脉，把人体各脏腑组织器官联络在一起，从而构成生理、病理上的整体联系。

（六）女子胞的生理功能

1. 主持月经 月经，又称月信、月事、月水，是女子生殖细胞发育成熟后周期性子宫出血的生理现象。月经发生于14岁左右，"天癸至"，月事以时下。至49岁左右，"天癸"竭绝，月经闭止。月经的产生，是脏腑经脉气血及"天癸"作用于胞宫的结果。《黄帝内经素问注证发微》说："天癸者，阴精也，盖男女之精皆主肾水，故皆可称为天癸也。"胞宫的形态与机能正常与否，直接影响着月水的来潮。

2. 孕育胎儿 胞宫是女性孕育胎儿的器官。两性交媾，两精结合，构成胎孕。受孕之后，月经停止来潮，脏腑经络血气下注于冲任，到达胞宫以养胎，培育胎儿直至成熟而分娩。故《类经》说："女子之胞，子宫是也，亦以出纳精气而成胎孕者为奇"，"阴阳交媾，胎孕乃凝，所藏之处，名曰子宫"。

3. 女子胞功能与脏腑经络的关系 月经来潮和孕育胎儿，主要关系到如下脏腑经络的生理功能：一是肾藏精气的充盛。二是心、肝、脾三脏的作用。三是冲任二脉的作用。"冲为血海"，"任主胞胎"，故《灵枢·逆顺肥瘦》说："冲脉

者,五脏六腑之海也。"脏腑经络之气血皆下注冲脉,方能蓄贮阴血,胞宫才能泄溢经血,孕育胎儿,发挥其生理功能。故《景岳全书·妇人规》说:"经言太冲脉盛月事以时下,此可见冲脉为月经之本也。"

现将女子胞的功能用图 6-22 归纳如下:

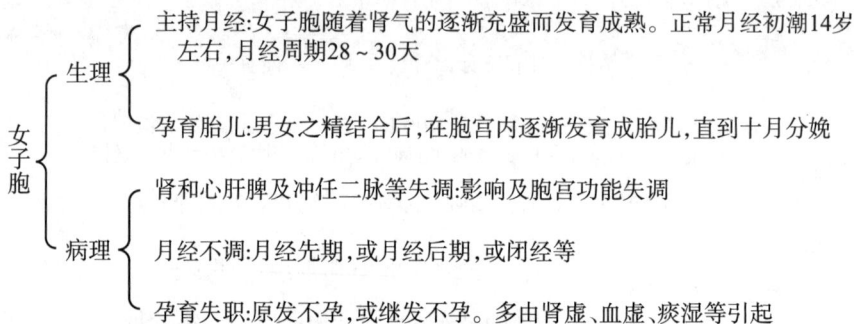

女子胞
- 生理
  - 主持月经:女子胞随着肾气的逐渐充盛而发育成熟。正常月经初潮14岁左右,月经周期28~30天
  - 孕育胎儿:男女之精结合后,在胞宫内逐渐发育成胎儿,直到十月分娩
- 病理
  - 肾和心肝脾及冲任二脉等失调:影响及胞宫功能失调
  - 月经不调:月经先期,或月经后期,或闭经等
  - 孕育失职:原发不孕,或继发不孕。多由肾虚、血虚、痰湿等引起

图 6-22 女子胞功能图

第七讲

脏腑相关,脏腑与饮食物消化吸收、水液代谢及精神活动的相互关系

【授课要点】

1. 掌握脏与脏之间在生理上的协调配合关系。
2. 掌握脏与腑在生理上的特殊配合关系。
3. 掌握六腑在饮食物的消化、吸收和排泄等生理活动中的协调配合关系,理解"六腑以通为用"的意义。
4. 综合掌握脾、胃、小肠、大肠、肝、胆、肾等脏腑在饮食物消化、吸收、排泄等过程中的作用。
5. 掌握肺、脾、肾、膀胱、三焦和肝等脏腑在维持水液代谢过程中的重要作用。
6. 掌握精神活动的概念及精神活动与五脏的关系。

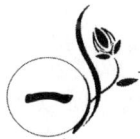

一 脏腑的相互关系

(一)脏与脏的关系

1. 心与肺 心主血,肺主气,心血肺气,互相依存,所以,心与肺的关系主要表现在气与血两个方面。

(1)肺气助心行血:心主血脉,推动血液循环。但要维持血流通利,还需靠肺气的资助。肺气通过宗气的作用来助心行血。宗气生成于肺,而生成后贯注到心脉中去,推动血液流行。所以,肺有病变,使宗气不足,往往影响到血液的正常运行,产生血液淤滞的病证,例如心悸、口唇紫绀、胸闷不舒等,故有"气为血帅","气行则血行","气滞则血瘀"等理论。

(2)心血运载宗气布散周身:肺主气、司呼吸,从自然界吸入之清气与水谷精微相结合形成宗气。宗气的布散和输布周身,又要依附于血液,靠心血运载,

故前人有"血为气母"的说法。因此,若心有病变,影响到血液运行,使肺气的布散不利,阻滞于肺内,可出现胸闷、气短、咳喘等症状。

此外,温邪犯肺,逆传心包,也是肺病及心的具体例证。温热邪气伤人,首先影响到肺脏,导致肺的功能失常。由于心肺同居上焦,关系密切,故肺病亦常进一步影响到心,出现神志失常等症。

现将心与肺的关系用图 7-1 归纳如下:

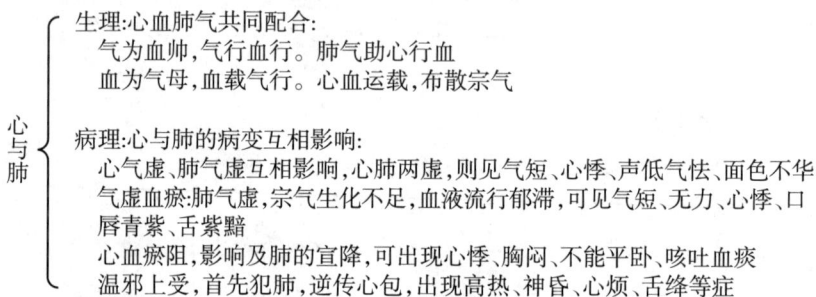

心与肺 {

生理:心血肺气共同配合:
　　气为血帅,气行血行。肺气助心行血
　　血为气母,血载气行。心血运载,布散宗气

病理:心与肺的病变互相影响:
　　心气虚、肺气虚互相影响,心肺两虚,则见气短、心悸、声低气怯、面色不华
　　气虚血瘀:肺气虚,宗气生化不足,血液流行郁滞,可见气短、无力、心悸、口唇青紫、舌紫黯
　　心血瘀阻,影响及肺的宣降,可出现心悸、胸闷、不能平卧、咳吐血痰
　　温邪上受,首先犯肺,逆传心包,出现高热、神昏、心烦、舌绛等症

图 7-1　心与肺关系图

2. 心与脾　心与脾的关系主要表现在血液的生成和运行两个方面。

(1)在血液生成方面:脾为生血之源,脾气旺盛则血之化生充足。血液充盛,心有所主则功能正常。而脾的转输、布散、生血功能又赖心的协助。心之阳热以温脾土(火生土),则血液化生旺盛。故《济阴纲目》说:"脾气入心而变为血,心之所主亦借脾气化生。"由于心与脾在血液的生成方面互相配合,故在病理情况下亦常互相影响。如脾气虚弱,血之化源不足,导致心血亏损;若心阳功能不足,失去对脾阳的温煦(火不生土),则脾亦虚弱。所以,心脾病变常互相影响,最终导致心脾两虚(心血虚、脾气虚)。

(2)在血液运行方面:血液的正常运行,需要多个脏器共同维持,而心、脾两脏更需要互相配合。心气推动血液循环流行,脾气统摄血液,使之运行于脉内而不外逸。心脾配合,是维持血液正常运行的重要因素。因此,心脾有病时,血液循环常受到影响。而且心脾病变,往往互相影响,不论何脏先病,最终导致心脾俱病。

现将心与脾的关系用图 7-2 归纳如下:

3. 心与肝　心与肝的关系主要表现在血液和精神情志活动两个方面。

(1)在血液方面:心主血,肝藏血,血液充盈,则心有所主,肝有所藏,以维持心肝两脏的生理功能。此外,"肝藏血,心行之"(《黄帝内经·素问》王冰注),共同调节血流量,以适应机体对血液用量的需求。同时,肝主疏泄,通利血液环流,与心主血脉,推动血行,又共同维持血液循环的通利。因此,心肝有病变,往往在

$$心与脾\begin{cases}生理\begin{cases}心主血,脾生血,脾旺血足,心血充足\\心阳温脾,脾气旺盛,气血生化有源\\心行血,脾统血,心脾配合,血运正常\end{cases}\\病理\begin{cases}脾虚,生血减少,心血不足,终则心脾两虚,出现纳少、\\\quad乏力、心悸、失眠\\脾虚不能统血而出血,导致心血不足,出现出血、心悸、\\\quad面色苍白等\end{cases}\end{cases}$$

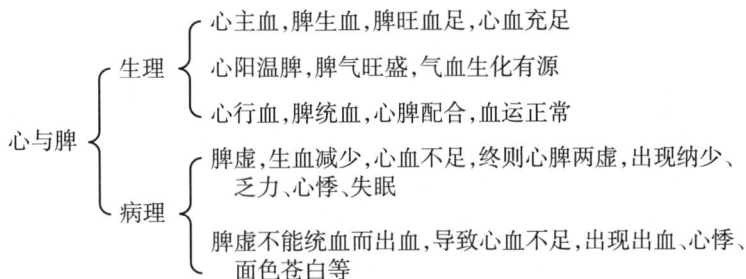

图 7-2　心与脾关系图

血液方面表现出来。若心血不足,则肝血亦亏损;反之,肝血不足,心血亦因之而不足,可出现血虚、心肝失养等病证。

（2）在精神情志活动方面:肝主疏泄,调节情志,心藏神而主神明。所以,心肝两脏都与精神、意识、思维活动有关。心肝两脏互相配合,共同维持着神志活动的正常。若心肝发生病变时,往往可见到神志方面的改变。

现将心与肝的关系用图 7-3 归纳如下:

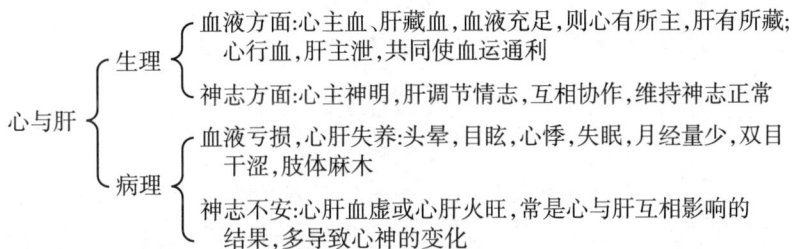

$$心与肝\begin{cases}生理\begin{cases}血液方面:心主血、肝藏血,血液充足,则心有所主,肝有所藏;\\\quad心行血,肝主泄,共同使血运通利\\神志方面:心主神明,肝调节情志,互相协作,维持神志正常\end{cases}\\病理\begin{cases}血液亏损,心肝失养:头晕,目眩,心悸,失眠,月经量少,双目\\\quad干涩,肢体麻木\\神志不安:心肝血虚或心肝火旺,常是心与肝互相影响的\\\quad结果,多导致心神的变化\end{cases}\end{cases}$$

图 7-3　心与肝关系图

4. 心与肾　心属阳,位居在上,其性属火。肾属阴,位居于下,其性属水。所以心与肾的关系主要体现在下述三个方面:

（1）心肾相交:在生理状况下,心与肾保持着上下、阴阳、水火相交的状态。这种心肾相交主要表现在心阳下交肾阴和肾阴上济心阳两个方面。一般情况下,心的阴阳平衡,除和心本身功能正常有关外,还需肾的协助,即肾协助心维持阴阳平衡。反之肾的阴阳平衡亦需心的协助。心阳下助肾阳,则使肾水不寒(即肾阳得到心阳的帮助,维持肾的阴阳平衡);肾阴上济心阴,则使心阳不亢(即心阴得到肾阴的滋润,维持心的阴阳平衡),这种心肾水火阴阳上下交通,互相既济的关系,称之为"心肾相交"、"水火既济"。故《备急千金要方》说:"夫心者,火也,肾者,水也,水火相济"。朱丹溪更具体地指出:"人之有生,心为之火,居上,肾为之水,居下,水能升而火能降,一升一降,无有穷已,故生意存焉。"(《格致余论·相火论》)《慎斋遗书》亦说:"心肾相交,全凭升降。而心气之降,由于肾气之升;肾气之升,又因心气之降。"

心肾相交的理论,与其他脏与脏的关系一样,都以相关两脏各自本身的阴阳动态平衡为重要条件。因此,在病理上,不论是心或肾,只要一脏有病,阴阳失调,均可导致心肾相交关系的破坏,从而出现心肾不交的病证。例如,心阳不振,不能下交于肾,以温助肾阳,使肾的阴阳平衡失调,致使水寒不化,反而上凌于心,可出现水气凌心的证候。若肾水不足,不能上滋心阴,阴不制阳,可致心阳独亢于上,可出现"阴虚火旺"的证候。此外,还有肾阳不化肾阴,心阴失去肾阴滋养,而使心脏为病者。

(2)精血互生:心主血,肾藏精,精能生血,血能化精,精血互相滋养。因此,在病理上,肾精亏损与心血不足,亦常互为因果。

(3)调节神志:心藏神,主精神、意识、思维活动;肾藏精与志,精又是神志活动的物质基础,故积精可以全神。如《推求师意》说:"心以神为主,阳为用;肾以志为主,阴为用。阳则气也,火也。阴则精也,水也。凡乎水火既济,全在阴精上承,以安其神;阳气下藏,以安其志。"因此,心肾功能协调,则神志活动正常。若心肾功能失调,或心血、肾精不足,均可见到神志活动的病变。

现将心与肾的关系用图7-4归纳如下:

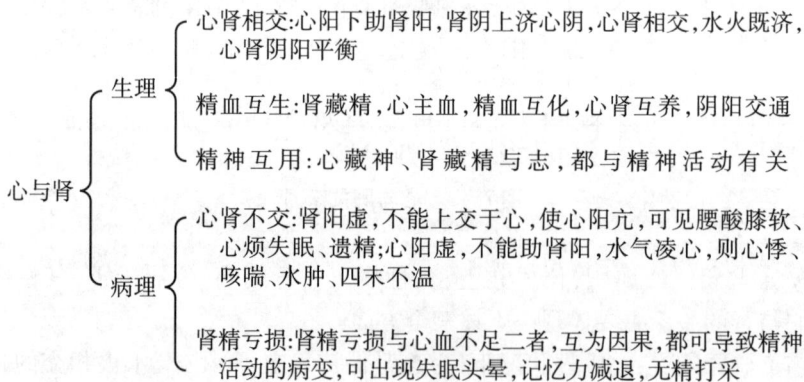

图7-4 心与肾关系图

5. 脾与肺 脾与肺的关系主要表现在气的生成与水液代谢两个方面:

(1)在气的生成方面:肺主气,司呼吸,脾为气血化生之源。肺脾配合。为后天之气的生成打下基础,为宗气的生成提供了条件。另外,肺脏的津气亦需脾脏运化的水谷精微予以补充。因此,肺气的盛衰,在一定程度上决定于脾气的强弱。故有"脾为生气之源,肺为主气之枢"、"脾能助肺益气"等说法。另外,肺气肃降,促进水液下行排泄,对脾亦有调节作用。故肺脾两脏在生理情况下密切配合,相互资助。若肺脾发生病变,则又往往互相影响。脾气虚损,失去对肺的资助,因而肺气亦虚。如李东垣曾说:"脾胃一虚,则肺气先绝"。(《脾胃论》)因而形成肺脾两虚证候。

(2)在水液代谢方面:脾主运化水液,肺为水之上源而主通调水道,因此肺脾两脏的协调配合,在维持水液代谢平衡方面发挥着重要作用。《素问·经脉别论》说:"脾气散精,上归于肺,通调水道,下输膀胱"。即是指脾主运化与肺主宣发肃降,二者既分工又合作,协调统一,以完成水液代谢过程。而脾与肺的病变,则往往亦影响到水液代谢,使之发生紊乱。而且,脾肺病变亦常互相影响。例如脾虚不运,水液代谢失常,水湿停留,聚而为饮,凝而为痰,痰饮阻塞于肺内,则可使肺气失于宣降。因此,中医学又有"脾为生痰之源,肺为贮痰之器"的说法。当然肺病日久,也可影响到脾脏,如肺失宣降,水液代谢发生障碍,水湿停留,阻滞于中焦,脾为湿困,则运化功能失调。

现将脾与肺的关系用图7-5归纳如下:

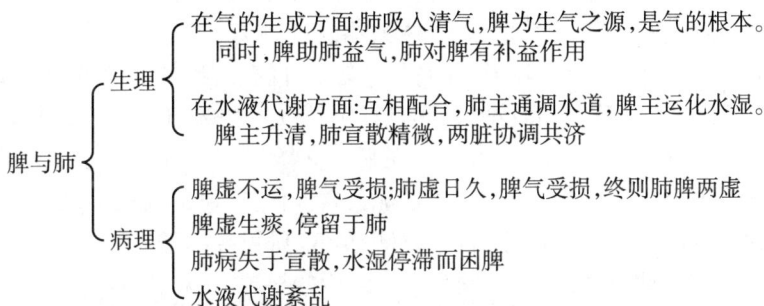

图7-5 脾与肺关系图

6. 肺与肝 肺与肝的关系,主要表现在气机的升降方面。

《素问·刺禁论》说:"肝生于左,肺藏于右"。此指左升右降,阳升阴降,肝与肺气机升降之道。人体精气血津液运行均以肝肺为枢转,肝升肺降,方能维持人体气机的正常升降运动。肝升肺降,阳升阴降,调节着人体气机,维持着气机升降的功能正常。肝的经脉贯膈注于肺中,与肺有密切联系。因此,肝与肺在生理上互相协调。表现在病理上,则往往互相影响。例如,肝气郁结,气郁化火,循经上行,影响到肺,灼伤肺津,从而出现胁痛、易怒、咳嗽,甚则咳血等病证。反之,若肺病日久,宣肃失常,气机不调,则可影响到肝,使肝失条达,因而在咳嗽的同时,可出现胸胁痛、急躁易怒等病证。

现将肺与肝的关系用图7-6归纳如下:

7. 肺与肾 肺与肾的关系主要表现在水液代谢、呼纳配合以及阴液互生等方面。

肺与肝 {
生理:在气机调节方面互相配合,肝气升于左,肺气降于右,升降协调。肝升肺降,是全身气机升降调节的关键
病理:肺、肝病变互相影响:肝郁化火,灼伤肺阴,即"肝火犯肺";肺病,宣降失常,使肝疏泄失职,如久咳、胁痛等症
}

图 7-6　肺与肝关系图

（1）在水液代谢方面:肾为主水之脏,具有气化功能,升清降浊,以主持水液代谢。肺为水之上源,具有宣发肃降功能,能通调三焦水道,使上焦之水液下输于肾,再由肾蒸腾气化,使重吸收之水液再入环流,因此,肺肾配合,以维持着水液代谢的平衡。在病理情况下,肺肾功能失调,不仅可以影响到水液的正常代谢,而且两脏之间又常互相影响。例如,肾病气化不利,水液停留,泛滥成灾,上凌于肺,可导致肺的功能失调,称为"水寒射肺"。

（2）在呼吸方面:人体呼吸功能的维持,需要肺肾两脏协调共事,相互配合。肺主呼吸,又须肾主纳气来协助。肺从自然界吸入的清气,须在肺气肃降的作用下,下达于肾,由肾摄纳之。若肾中精气充盛,摄纳功能正常,则能收纳肺吸入的清气,使呼吸平稳、深沉。因此,清·林珮琴说:"肺为气之主,肾为气之根,肺主出气,肾主纳气,阴阳相交,呼吸乃和。"(《类证治裁·卷二》)《医碥·气》亦说:"气根于肾,亦归于肾,故曰肾纳气,其息深沉。"而肾主纳气,又是其封藏作用在呼吸运动中的体现。故《医学入门·脏腑》说肾"纳气、收血、化精,为封藏之本。"若肺肾功能失调,往往导致呼吸功能失常。例如,肾的精气不足,摄纳失职,则吸入之气浮于上;或肺气久虚,伤及肾中精气,则可导致呼吸异常。

（3）肺肾之阴互相滋养:肾阴为一身之阴的根源,它对各脏腑阴液具有滋养作用,因此,肾阴能滋助肺阴,使肺阴充足。另外,肺气肃降,能使肺之阴津下输于肾,使肾之阴精得到滋养。因此,肾阴滋助肺阴,肺阴滋助肾阴,肺肾之阴互相滋养,这种关系又称为"金水相生"。故《时病论》说:"金能生水,水能润金"。在病理情况下,肺或肾之阴不足,则又可互相影响,最终导致肺肾阴亏。

现将肺与肾的关系用图 7-7 归纳如下:

8. 肝与脾　肝与脾的关系主要表现在消化和血液的生成、贮藏及运行方面。

（1）在消化方面:人体的正常消化过程是由多个脏腑参加、共同完成的。其中肝脾两脏的协调配合起着重要作用。首先脾胃的正常升降,有赖于肝气的疏泄调节。故《素问·宝命全形论》说:"土得木而达",即脾土得到肝木之疏泄,才能气机升降畅达,健运不息。另外,脾气健运对肝的生理功能也有资助作用。这是因为脾为后天之本,为水谷精微生化之源,脾气健运,则水谷精微输送到肝以滋养肝体,肝木得养,疏泄功能方能正常。而肝脾病变亦常互相影响。如脾虚不运,水湿停留,久蕴成热,湿热熏蒸肝胆,可使肝胆疏泄不利,胆汁外溢,形成黄疸。习惯上称这种病理变化为"土壅侮木"。

第七讲　脏腑相关,脏腑与饮食物消化吸收、水液代谢及精神活动的相互关系

肺与肾 {
  生理 {
    在水液代谢方面:肺为水之上源,通调水道,下达于肾;肾为主水之脏,主气化开合,升清降浊。二者互相配合
    在呼吸方面:肺为气之主,肾为气之根,肺主呼气,肾主纳气,二脏协调,呼吸平稳
    在阴液互生方面:金能生水,肺阴滋助肾阴;水能润金,肾阴上济肺阴
  }
  病理 {
    水液代谢紊乱:肺宣降功能失常,水液下行不利,则尿少浮肿;肾病水湿泛滥,或水寒射肺,则咳喘
    呼吸异常:肺病日久,病及于肾,肾虚失于摄纳,气浮于上,可使呼吸异常,可出现腰酸肢冷,气短喘急,呼多吸少,动则喘甚
    肺肾阴虚:肺阴不足,下及肾阴,或肾阴不足,肺阴失养,终则导致肺肾之阴皆虚,可出现五心烦热,潮热盗汗,干咳少痰,遗精,滑泄,腰膝酸软
  }
}

图 7 - 7　肺与肾关系图

（2）在血液的生成、贮藏、运行方面:肝有贮藏血液,调节血量的生理功能,而脾能统血,又为气血生化之源。脾气旺盛,生血充足,则肝有所藏,肝血充足。另外,血液之正常运行,与肝的疏泄作用和脾的统摄作用密切相关,共同维持血液循环功能的正常。肝脾病变,影响到血液,则可出现出血、血虚等病证。

现将肝与脾的关系用图 7 - 8 归纳如下:

肝与脾 {
  生理 {
    在消化方面:肝主疏泄,脾主运化,肝脾协调,消化旺盛
    在血液方面:脾生血,肝藏血,血足则肝有所藏;脾统血,肝主疏泄,二者配合,血不外溢,循行无阻
  }
  病理 {
    在消化方面:肝病及脾,消化异常。脾病及肝,土反侮木,形成黄疸,影响消化
    在血液方面:脾虚血少,肝血亦亏,可出现纳少腹胀,头晕目眩,月经涩少,爪甲色淡;脾虚不能统血,引起出血,肝血亦亏
  }
}

图 7 - 8　肝与脾关系图

9. 脾与肾　脾为后天之本,肾为先天之本,脾与肾的关系是先天和后天的互相滋养。主要表现在消化吸收和水液代谢方面。

（1）在饮食物的消化吸收方面:脾具有重要的作用,在脾的运化作用下,饮食物方得以消化,精微物质方得以吸收。但是脾的生理作用,需要肾中阳气的温煦,才能保证消化吸收功能的正常。而肾脏精气的充足,亦有赖于水谷精微的不断补充和化生。因此,在生理方面,脾与肾互相滋助,互相促进;在病理方面,脾与肾的病变亦往往互相影响。例如,肾阳不足,不能温助脾阳,则脾阳亦虚弱;脾阳久虚,亦可进一步损及肾阳,亦会出现肾阳虚,最终可导致脾肾阳虚。

（2）在水液代谢方面：脾主运化，肾主蒸化，脾肾两脏配合，水液代谢方能通利。脾肾有病变时，则水液代谢障碍，可发生水肿等病证。

现将脾与肾的关系用图7-9归纳如下：

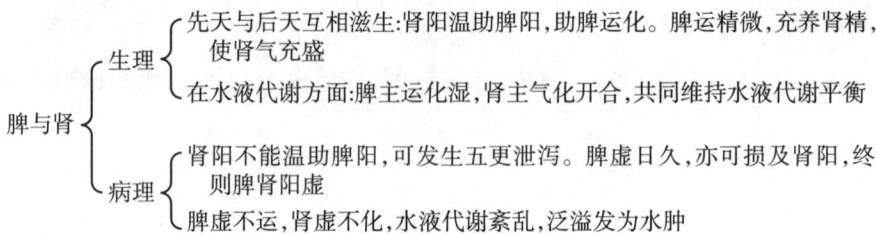

脾与肾
- 生理
  - 先天与后天互相滋生：肾阳温助脾阳，助脾运化。脾运精微，充养肾精，使肾气充盛
  - 在水液代谢方面：脾主运化湿，肾主气化开合，共同维持水液代谢平衡
- 病理
  - 肾阳不能温助脾阳，可发生五更泄泻。脾虚日久，亦可损及肾阳，终则脾肾阳虚
  - 脾虚不运，肾虚不化，水液代谢紊乱，泛溢发为水肿

图7-9 脾与肾关系图

10. 肝与肾 肝与肾的关系主要表现在精血互生、阴液互养和藏泄互用等方面。

（1）精血同源：即"肝肾同源"，是指肝肾的生理功能都以精血为基础，而精血又同源于饮食水谷。肝藏血，肾藏精，精能生血，血能化精，肝血有赖于肾精滋生，肾精足则肝血旺。肾精亦赖肝血的滋养，肝血旺，则精有化源而肾精充盛。正是由于精血之间互相化生，所以肾精与肝血盛则同盛，衰则同衰。因此，肝肾同源又称为"精血同源"。另外，肾精、肝血同源于水谷精微，靠水谷精微的不断充养才能旺盛。肝肾同源的另一含义是同具相火。所谓相火，是与君火相对而言。肝肾皆内寄相火，而相火则源于命门，因此又有肝肾"同源于命门"的说法。

由于肝肾关系密切，在五行、天干、方位等配属上，肝属东方甲乙木，肾属北方壬癸水。又肝胆相表里，肝为乙木，胆为甲木；肾与膀胱相表里，肾为癸水，膀胱为壬水。因此，肝肾同源亦称为"乙癸同源"。

（2）阴液互养：肾阴为一身阴液的本源，除了用于肾本身保持阴阳平衡以外，肾阴又能滋助肝阴（水能生木），肝阴得到肾阴的滋助，从而保持肝的阴阳平衡协调，即肝阴抑制肝阳，使之不亢逆于上。由于肝肾在生理方面有如此密切联系，因此在病理上也常互相影响。如肾阴不足，肝失滋养，肾阴亦虚；若肝火过亢，阳气有余，亦可下劫肾阴，导致肾阴亏损。如果肾阴不能滋养肝阴，肝阴虚不能制约肝阳，则肝阳亢逆于上，可出现头晕、耳鸣、腰酸膝软、头重脚轻等上盛下虚证候，中医学习惯上称其为"水不涵木"。

（3）藏泄互用：肝气疏泄可使肾气封藏而开阖有度，肾气封藏又可制约肝气的疏泄太过，也可调节其疏泄不及。主要表现于女子月水来潮及男子排精功能方面。

现将肝与肾的关系用图7-10归纳如下：

```
                  ┌ 精血同源:肝藏血、肾藏精,精血同源于水谷。肝肾内居相火,
                  │    相火源于命门,故肝肾同源于命门
             生理 ┤ 阴液互养:肾阴滋补肝阴,抑制肝阳,使肝阳不亢。水能生木,
                  │    因此肝肾又有母子关系
                  │ 藏泄互用:肝主疏泄,肾主封藏,二者协调,相互制约,月经来
                  └    潮与排精正常
     肝与肾 ┤
                  ┌ 肾精不足,精不化血,肝血亦虚,反之亦然
             病理 ┤ 肾阴不足,不能滋助肝木,则肝阳上亢,甚则化风。肝火也可
                  │    劫伤肾阴,使之亏损
                  └ 藏泄失调,女子月经周期紊乱,男子遗精、滑泄,或阳强不泄
```

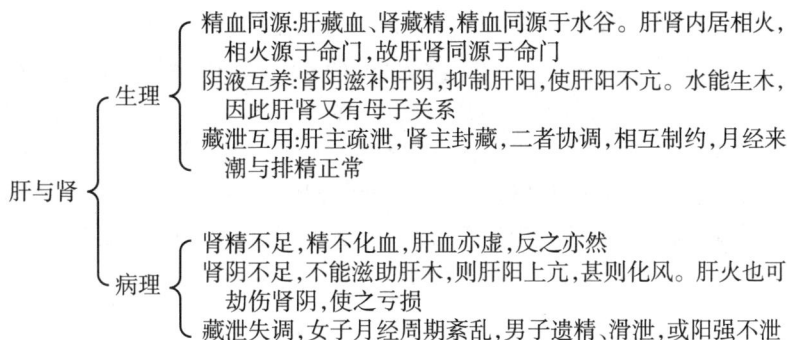

图 7-10   肝与肾关系图

(二)脏与腑的关系

1. 心与小肠   心的经脉,属心而络小肠;小肠的经脉,属小肠而络心。心与小肠通过经络,构成表里相合的关系。这种相合的关系,在生理上心与小肠相互配合,在病理表现上则更为突出。心经实火,通过经络,可以下传于小肠,引起小肠实热病证,谓之为"心移热于小肠"。所谓"移",有传导、传变的意思,表现为小便灼热、赤涩,甚则尿血。故《诸病源候论》说:"心主于血,与小肠合。若心家有热,结于小肠,故小便血也。"又如清代唐容川在《血证论》中说:"心者……与小肠相表里,移热于小肠则小便赤涩"。反之,小肠有热,亦可循经上熏于心,而使心火亢盛,表现为口舌生疮等。临床实践说明,心与小肠之间,病变往往互相影响,故在治疗时应兼顾心与小肠两个脏腑。

2. 肺与大肠   肺与大肠的经脉互相络属,构成相合的关系。在生理方面,互相配合,协调一致。肺居上焦,其气肃降,肺气降则有利于大肠的传导,使大肠传导排泄大便功能正常。大肠属腑居下焦,大肠腑气通畅,排泄大便正常,则有利于肺气的肃降,使呼吸保持平稳。

肺与大肠不仅在生理上互相配合,在病理上亦常互相影响,如肺有病变,宣发肃降功能失常,气机不利,津液不能下行,则大肠失其津液滋润,传导失职,可出现大便干结。反之,大肠功能失常,传导不利,则会影响到肺的生理功能,而使肺气不降,反而上逆,表现为胸闷、咳喘、呼吸困难等。所以,上窍不通则下窍不利,下窍不通,则上窍为之闭塞。

由于肺与大肠相表里,发生病变时常互相影响,因此在治疗肺与大肠的病变时,就应兼顾肺与大肠。如肺病,宣降失常,或肺热不降时,则应通畅大肠腑气,多有利于肺病的治疗。

3. 脾与胃   脾与胃的经脉互相络属,构成表里相合关系,从解剖部位上来看,脾胃同居于中焦,以膜相连;在生理功能方面,既分工又合作,共同维持着消

113

化功能的正常。脾与胃的配合关系,主要体现在以下三个方面:

(1) 纳运相合:脾主运化,胃主受纳,一纳一运,互相配合。胃主受纳,饮食物进入胃后,由胃受纳、腐熟,并为脾的运化提供了物质基础;而脾主运化,消化、吸收、布散饮食物,又为胃的再一次受纳提供了条件。故张景岳说:"胃司受纳,脾司运化,一运一纳,化生精气。"(《景岳全书》)正因为在生理上脾与胃纳运配合,所以脾胃有病变时,纳运失职亦互相影响。如胃不受纳,则必然影响到脾的运化,使运化失去物质基础;而脾失健运,则亦会影响到胃的受纳、腐熟,使饮食物停积于胃脘,产生胃脘胀满、不思饮食等病证。

(2) 升降相因:脾气主升,胃气主降,一升一降,相互配合。脾气升,则使清阳之气上升布散;胃气降,则使饮食物下降进入小肠,以便进一步得到消化。因此,脾升胃降,气机调畅,才能维持消化功能的正常进行。故清代喻昌说:"中脘之气旺,则水谷之清气,上升于肺,而灌输百脉。水谷之浊气,下达于大小肠,从便溺而消。"(《寓意草》)清代叶桂亦说:"纳食主胃,运化主脾,脾宜升则健,胃宜降则和。"(《临证指南医案》)当发生病变时,脾升胃降的功能失调常互相影响。脾不升清,则胃不降浊;反之,胃不降浊,则脾不升清,清气不升,则清浊混杂,下注于大肠,发生泄泻;胃不降浊,则气机上逆,可发为恶心、呕吐、脘腹胀满,不思饮食。

(3) 燥湿相济:脾喜燥而恶湿,胃喜润而恶燥,脾燥胃湿,燥湿相合,相互为用而既济。胃属阳土,有受纳、腐熟的功能,必恶燥而喜润(指胃阴充足、消化液滋润),故阴液充足,胃之功能始能正常;脾属阴脏,主运化水湿,因之必恶湿而喜燥,脾燥,则运化水谷始能正常。脾与胃,燥与湿,既无太过,又无不及,则脾胃阴阳平衡,消化功能才能维持旺盛状态。若脾胃发生病变,燥湿失其协调,则会产生脾胃不和病证。

4. 肝与胆 胆附于肝下。肝胆经脉互相络属,胆汁来源于肝,为肝之余气溢入胆聚合所成。肝气疏泄、分泌胆汁,胆能贮藏、排泄胆汁。肝胆相济,谋虑决断正常。因此,肝胆在生理、病理上,都存在着密切的联系。肝病常影响到胆,胆病亦常波及到肝,终致肝胆俱病,如肝胆火亢、肝胆湿热等,在治疗上亦多是肝胆同治。

5. 肾与膀胱 肾与膀胱的经脉互相络属,构成表里相合关系。肾主水液,贯穿于水液代谢的始终。膀胱则贮尿、排尿。而膀胱的开阖作用,又取决于肾气的气化功能。肾的精气充盛,固摄有权,膀胱开阖有度,则排泄尿液功能正常。如果肾气不足,气化不利或固摄无权,就可以出现小便的改变,并可引起水液代谢紊乱。

从临床实践来看,肾与膀胱的病变往往互相影响,其治疗亦相互兼顾。一般来说,实证多责之于膀胱,虚证多责之于肾。

—— 第七讲 脏腑相关,脏腑与饮食物消化吸收、水液代谢及精神活动的相互关系

（三）腑与腑的关系

胆、胃、小肠、大肠、膀胱、三焦等六腑的生理功能虽然各不相同，但它们的主要功能是传导化物，在饮食物的受纳、腐熟、消化、吸收，以及水液代谢和废物的排泄过程中相互配合，共同发挥着重要作用。

饮食入胃后，在胃内初步被腐熟，成为食糜，在胃气和降的作用下降入小肠，并进行完善的消化，且分别清浊。其清者为水谷精微，由脾吸收、布散；其浊者为糟粕或浊水，糟粕下行大肠，浊水则渗入膀胱。大肠主要起传导作用，亦可吸收部分水分，经过燥化，使大便成形，然后排出体外。浊水渗入膀胱则变为尿液，排出体外。在消化过程中，还需胆汁帮助。三焦能敷布元气，又是水液代谢升降的道路。故六腑必须协调配合，方能保证饮食物的消化、吸收与排泄功能的正常。

六腑的这种配合及综合作用，正如《灵枢·本脏》所说："六腑者，所以化水谷而行津液者也。"由于六腑传化水谷，需要不断地受纳、消化、传导和排泄，虚实更替，因此又有"六腑宜通不宜滞"、"六腑以通为用"、"腑病以通为补"等说法。这些说法都强调了六腑必须保持通畅，才能使饮食物不断下行，营养成分不断生成，糟粕、废物不断排出体外，新陈代谢才能旺盛的重要性。

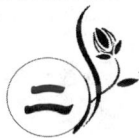

二　脏腑与饮食物的消化、吸收和排泄

饮食物在体内的消化吸收过程是极为复杂的，它是在多个脏腑协调配合下完成的。为了进一步理解脏腑之间的协调关系，以饮食物的消化过程为代表，从饮食物的受纳和腐熟、饮食物的消化和水谷精微的吸收、水谷精微的转输布散以及食物糟粕的传导和排泄四方面，阐释如下：

（一）饮食物的受纳和腐熟

饮食物经口腔、食管而进入胃腑，胃具有受纳、腐熟的生理功能。胃容纳饮食物，故又称之为"水谷之海"。在胃的消磨作用下，饮食物被加工、磨碎，并进行初步的消化，然后在胃气主降的作用下逐渐下移，进入小肠。

（二）饮食物的消化和水谷精微的吸收

饮食物的消化过程与多个脏腑的生理活动有关，现简要归纳于下：

1. 胃的初步消化作用　已如上述。

2. 小肠内的消化、吸收过程，即受盛化物和泌别清浊　饮食物进入小肠以后，开始在小肠内的消化，这是极重要的深度消化阶段。《内经》所说小肠化物，就是指小肠的泌别清浊的功能。饮食物在小肠内被消化泌别为两种物质:一为清者,即是水谷精微,被小肠所吸收;一为浊者,包括食物残渣和浊水两部分,分别降入大肠和膀胱,并逐渐排出体外。

3. 脾主运化 脾在饮食物的消化和水谷精微的吸收、布散等过程中发挥的重要作用,中医学用"运化"来概括。需要说明的是,胃、小肠和脾三个脏腑虽然都具有消化作用,但是中医学理论以五脏为中心,把各种主要功能分别归属于五脏,认为人体的消化吸收功能主要归于脾,脾主运化,脾为胃行其津液,而且,胃和小肠消化产生的精微物质也要靠脾的转输与布散才能运送到全身。

4. 胆助消化 胆汁色黄味苦,有重要的助消化作用。在消化旺盛时期,胆汁排入肠道,以助消化。

5. 肝对消化的促进 肝在消化方面发挥作用,主要通过两条途径,一是分泌生成胆汁贮存于胆囊,并疏泄胆汁进入肠道,以助消化。二是肝主疏泄,调畅气机,维持脾胃的正常升降,使消化功能正常。正因为肝有促进消化的作用,故有"肝主生化"的说法。肝病,则消化吸收异常。

6. 肾对消化的温煦推动 肾中之阳气,为全身阳气的根本,能温运脾阳,以助运化,温助胃阳以助腐熟。因此,肾阳对脾胃的消化功能具有温煦推动作用,是消化作用的根本动力和热能源泉。若肾有病变,则常影响到消化机能,出现消化异常等病变。如肾阳虚损,蒸化无力,动力不足,则脾胃阳气虚损,腐熟运化减退,因而出现腹胀,肠鸣,完谷不化,甚则五更泻泄,或久泄不止等病症。

(三)水谷精微的转输布散

消化后生成的各种精微物质,在体内的转输布散过程亦是非常复杂的。《素问·经脉别论》说:"食气入胃,浊气归心,淫精于脉,脉气流经,经气归于肺,肺朝百脉。"据此可以看出,消化后生成的各种精微物质,须在脾的转输作用下,流经心脏(浊气归心),并在心气的推动作用下,经脉管流入肺脏(经气归于肺),在肺内,水谷精微之气与吸入的自然界清气相结合积于胸中,形成宗气。在心肺的协同作用下(心主血脉,肺朝百脉),分别布散于全身各个脏腑组织器官,以维持它们的各种生理功能。例如,散精于肝,淫气于筋,维持了筋的功能正常;肺朝百脉,输精于皮毛,皮毛获得濡养而润泽;脾气散精,输布于五脏,输送到肾脏,则成为肾精的一部分,即后天可养先天。

(四)饮食物糟粕的传导和排泄

饮食物经小肠的泌别清浊作用,所分离出的糟粕,即下传入大肠,然后在大肠内吸收部分水液,经燥化成为大便,经肛门(又称魄门)排出体外。粪便排泄通畅除与大肠的生理功能有关外,还和肺、胃、肝等脏器有密切关系。肺与大肠相表里,肺气肃降,有利于大肠腑气通降传导;胃气和降,也有助大便排泄正常;肝主疏泄,调畅气机,气机通利,则腑气通畅,粪便方能顺利排出体外。因此,排泄粪便与大肠、肺、胃、肝等脏腑有关,如果这些脏腑发生病变,亦往往影响粪便的排泄,使之出现异常。

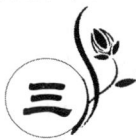

三 脏腑与人体水液代谢

人体的水液代谢与调节十分复杂而又极为重要,需要多个脏腑参与,共同发挥作用来完成。所谓水液代谢平衡,即进入体内的水液与排出体外的水液,在量上保持着大致的平衡。水液代谢的过程在古代医学书籍中没有专篇论述。为了便于理解和记忆,对水液代谢有一个比较系统的认识,现就水液进入体内,在体内的升降变化,代谢后水液的排泄等整理归纳于下:

(一)水液进入体内

水液可以单独进入体内(如饮水、喝汤等),又可夹杂食物之中一并进入体内。水液进入体内后(饮入于胃),经脾、胃、小肠等脏腑的吸收、布散,转输分布到全身,发挥重要作用。

(二)水液的升降出入与调节

对于水液在体内升降出入的代谢过程,早在《内经》中就有论述,如《素问·经脉别论》说:"饮入于胃,游溢精气,上输于脾,脾气散精,上归于肺,通调水道,下输膀胱,水精四布,五经并行。"这段论述是对水液代谢的简要说明。"饮"在这里代表进入体内的水液。水液进入体内后,其运动变化形式主要是清浊的升降运动;在这里所说的"清"和"浊",又是一个相对的概念。在代谢过程中有清有浊,而清浊之中又可再进一步再分清浊,即清中有清,清中有浊,浊中有清,浊中有浊。"清",代表含有营养的水液部分,"浊"代表含有废物的水液部分,而总的清浊升降规律是清者上升,浊者下降,清升浊降,往复循环。

中医学认为,促进清升浊降、调节水液代谢的脏器,主要有心、肝、脾、肺、肾、膀胱和三焦等。

1. 心 心主血脉,推动血液循环。与此同时,也对水液的环流与代谢起到推动作用。心气旺盛,血行正常,则水液运行通利。中医学认为,"气行则水行"。这里所说的"气",就包括了心气的作用。心病则水液代谢失常,可产生水肿等病证。

2. 肺 肺中之水为清,其清中之清者,经肺的宣发布散,分布到体表和脏腑,以润养肌腠、皮毛和脏腑;而清中之浊者,则通过肺气的肃降,通过三焦水道下降于肾。所以肺在水液代谢的调节方面,主要是通过调节排汗和通调三焦水道而发挥作用,从而维持了水液代谢的平衡,故称"肺为水之上源"。肺病,则水液代谢失常,水液潴留,可形成水肿。

3. 脾 脾主运化水液,在水液代谢过程中亦发挥着重要作用。运化水液的含义是很广泛的,包括"脾气散精,上归于肺",以及水液在全身各处的布散转输过程。正如《素问·太阴阳明论》所说:"脾与胃以膜相连,而能为之行其津液。"此外,脾居中焦,为全身气机升降之枢纽,水液在体内的环流,如由肺而下降于肾,或由肾蒸腾气化而上升于肺,均需靠脾气的转输,方能维持正常。若脾虚失于健运,则水液难于输布运转排泄,可导致水液过多地潴留于体内,产生种种病理变化。

4. 肾 肾的作用贯穿于水液代谢的始终,即从水液进入体内到代谢后排出体外这一全过程,肾都起着积极的作用,故称"肾主水液"。肾对水液代谢的调节作用,主要是通过肾的气化作用完成的。肾阳为人身阳气的根本,肾阳对水液的蒸化作用乃是人体水液代谢的动力和能量源泉,是水气互化的激发和推动力量。因此,肾在水液代谢全过程中起着主导作用。肾的气化作用主要表现在蒸腾气化及升清降浊、助膀胱气化和促进脾、肝、肺、三焦的生理功能三个方面。若肾有病变,则水液代谢受到影响,可产生水液不化或水湿痰饮潴留等病变。

5. 肝 水液代谢的调节和肝有密切关系,即通过肝主疏泄、通利水液而促进水液的代谢环流。气血和水液,气行则血行,血行则水行。故肝气疏泄,调畅气机,血流通畅,水亦随之流行。若肝有病变,疏通不利,则可影响到气、血、水的流行,气滞水亦滞,血瘀水亦停,就会出现气滞血瘀,水液代谢障碍等病变。

6. 三焦 三焦属六腑之一,为气之通道,又是水液升降的道路,属调节水液代谢的脏腑之一。《素问·灵兰秘典论》所说的"三焦者,决渎之官,水道出焉",就是对三焦通行水液的很好说明。因此,若三焦有病变,往往影响水液代谢,产生水液泛滥等病证。从临床实际来看,三焦病变的水肿多属实证。三焦壅塞,水液受阻,不但可以见到皮肤、肌肉等全身性水肿,同时还可见到腹水、尿少等症。

7. 膀胱 膀胱具有贮存、排泄尿液的生理功能,亦为调节水液代谢的脏腑之一。膀胱的排尿功能与肾有密切关系,在肾的气化开阖作用下,膀胱适时启闭,排泄尿液,从而维持水液代谢活动正常。

(三)代谢后水液的排泄

水液被机体利用后所余的含有废物的部分,需要及时排出体外,其排泄途径主要有汗、尿、粪便等,而其中尤以尿的排泄最为重要。

综上所述,人体水液代谢的平衡和调节,主要与心、肝、脾、肺、肾、三焦、膀胱七个脏腑有关,而其中尤以肺、脾、肾三脏最为重要。因此,由于肺脾肾功能失调而产生水液代谢紊乱的病证,在临床上最为常见(图 7-11)。故张景岳说:"凡水肿等证,乃脾肺肾相干之病。盖水为至阴,故其本在肾,水化于气,故其标在肺,水惟畏土,故其制在脾。"

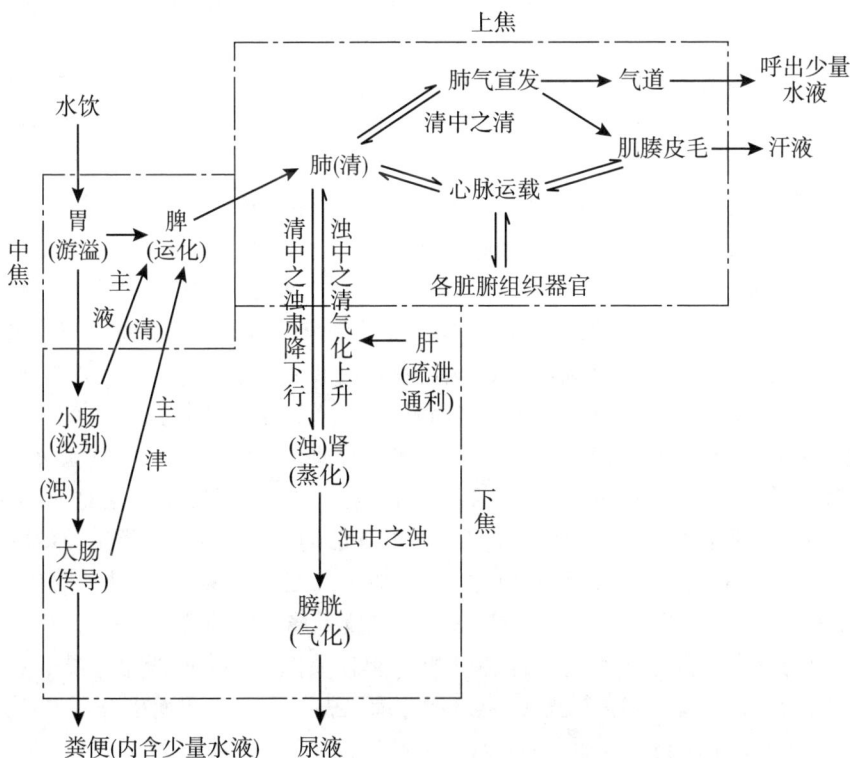

图 7-11　人体水液代谢示意图

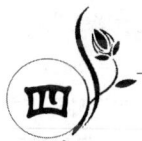

脏腑与精神活动

　　精神活动是外在客观世界在人的头脑中的反映,主要包括意识、思维、情感、智能、认识等,属于大脑的功能活动。中医学将其概括为两个方面:一是神志活动,即神、魂、魄、意、志及思、虑、智等;二是情志反映,即喜、怒、忧、思、悲、恐、惊等,又简称"七情"。人的精神活动与内脏有密切联系,分别与相应脏腑有关,形成脏腑精神活动系统。

　　1. 精神活动的基本概念　《灵枢·本神》说:"生之来,谓之精,两精相搏谓之神,随神往来者谓之魂,并精而出入者谓之魄,所以任物者谓之心,心有所忆谓之意,意之所存谓之志,因志而存变谓之思,因思而远慕谓之虑,因虑而处物谓之智。"此论述,主要是讨论神志活动,把人的精神、神志活动分别为神、魂、魄、意、志和思、虑、智等。中医学认为,精是生命的起源物质,人身即由此精而生成,父母生殖之精互相媾合就产生了生命并表现为精神现象。而神是对一切生命现象的高度概括,先有精,尔后才有神。精又是神志活动的物质基础。因此,常精与神并称。

神由先天之精所生,又赖后天之精以养。神的正常与否,是衡量生命和健康的重要标志。故《灵枢·天年》说:"失神者死,得神者生"。所谓"魂",亦属神志活动的范围,它是在"神"的支配下进行活动,故《灵枢·本神》说:"随神往来者谓之魂",又说:"肝藏血,血舍魂。"则说明了魂和肝有密切关系。魂有病变,可以见到梦游(睡梦中游走、活动)、夜惊、恶梦等,正如《类经·藏象类》所说:"魂为之言,如梦寐恍惚,变幻游行之境,皆是也。"如"魂"受到损害,则会引起精神不振,或处于恍惚、昏睡状态。所谓"魄",和肺脏有密切关系,俗语所说的"气魄",即是指"魄"的精神活动。如《灵枢·本神》说:"肺藏气,气舍魄。""魄"的活动主要表现为"能动能作,痛痒由之而觉也。"(《类经·藏象类》)由此说明了"魄"和运动、感觉有关,属于生而就有的本能反应。有魄,则动作敏捷、感觉敏锐;魄不足,则感觉不灵敏、动作迟缓。所谓"意",即某一种想法、主意或回忆,是指心中有所忆念、向往而准备去实施的思维活动。故《类经·藏象类》亦说:"一念之生,心有所向,而未定者曰意。"所谓"志",是指主意已定,决心已下,一定要去实现它,并能支配其实际行动。意和志都是属于精神活动的一部分,是人类特有的能力。古人认为它与脾和肾的功能有关,如《灵枢·本神》说:"脾藏营,营舍意","肾藏精,精舍志","意之所存谓之志"。"意已决而卓有所立者,曰志"(《类经·藏象类》)。

至于思、虑、智等,则是指人的思维活动过程。"思",为反复思考,虽下决心做某一件事情,但还要再斟酌一番,再想一想。"虑",是指深谋远虑,全面分析。实际上往往思虑并称,处理各种事物,反复思虑,认真推敲,使思想尽量符合事物的客观规律,才能达到预期目的。能这样处理事物就叫做"智",即聪明、才智。

另外,人的情志变化,也属于精神活动的一部分,是头脑对外界客观事物的反映。古人把情志变化概括为七种,即喜、怒、忧、思、悲、恐 惊。在正常情况下,这是属于心理活动的内容,是对外界事物产生的不同心理反应。遇到愉快的事情就欢喜;遇到不顺心的事情,可能使之发怒;遇到严重而又难以解决的事情,可能使之忧愁;遇到复杂的事情,则要反复思考;遇到伤心的事情,可能使之悲伤;突然遇到惊吓或可怕的事情,就可能使之惊恐不安。

2. 精神活动与五脏的关系 精神活动虽属于大脑的功能活动,但是古人认为它和五脏有关。这是由于:一方面,精神活动是脏腑生理功能的一种表现;另一方面,精神活动又以脏腑精气作为物质基础。故《素问·阴阳应象大论》说:"人有五脏化五气,以生喜怒悲忧恐。"肝"在志为怒";心"在志为喜";脾"在志为思";肺"在志为忧";肾"在志为恐"。因此,故有"五神脏"的说法。此外,精神活动又能对人体脏腑产生一定影响;而精神活动超过常度,又会使脏腑功能失常而发生疾病。因此《灵枢·百病始生》说:"喜怒不节,则伤脏,脏伤则病起于阴也。"精神活动导致疾病,往往影响其相关脏腑,使气机升降功能发生紊乱。

中医学关于精神活动与脏腑相关的理论,是长期临床观察的经验总结,具有重要的实践意义。精神活动能影响脏腑机能,而脏腑有病也往往表现为精神活动的异常,这对于现代医学临床实践来说,亦是具有重要指导意义的。

121

第八讲

人体的精、气、血、津液

【授课要点】

1. 了解和掌握精、气、血、津液的正确概念和含义。
2. 掌握精、气的生理功能,气的运行规律,元气、宗气、营气、卫气的概念、组成分布和主要功能。
3. 掌握血液的生成、生理功能和循行规律。
4. 了解和掌握津液的概念、生成输布、排泄及其功能。
5. 掌握气与血、气与津和血与津的关系。

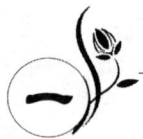

一 人 体 之 精

(一) 人体之精的基本概念

人体之精,是由禀受于父母的生命物质与后天水谷精微相融合而形成的一种精华物质。是人体生命活动的本原,具有一定的生命活力,是构成人体和维持人体生命活动的最基本物质。故《素问·金匮真言论》说:"夫精者,身之本也"。精一般呈液态贮藏于脏腑之中或流动于脏腑组织之间。故《灵枢·本神》说:"是故五脏者,主藏精"。一般来说,人体之精的概念或范畴,仅限于先天之精、水谷之精、生殖之精和脏腑之精,并不包括气血。

(二) 人体之精的代谢

1. 人体之精的生成

(1) 先天之精禀受于父母,是构成胚胎的原始物质。父母遗传的生命物质,是与生俱来的,故称为先于天之精。《灵枢·决气》说:"两精相搏,合而成形,常先身生,是谓精"。

(2) 后天之精来源于水谷,又称水谷之精,是人出生后赖以维持生命活动的精微物质,水谷之精以与津液相合的液态形式,由脾气转输至全身脏腑形体器官,以荣养周身。

2. 人体之精的贮藏　人体之精分藏于脏腑,但主要藏于肾中。先天之精在

胎儿时期即贮藏于肾,是肾精的主要成分。在其发育和生长过程中,先天之精亦有部分分藏于其他脏腑之中。

后天之精分藏于脏腑组织,化生为脏腑之精,并在供给脏腑组织生理活动能量需要的同时,又将其多余部分向下输送于肾,以充养肾所藏的先天之精。故《素问·上古天真论》说"肾者主水,受五脏六腑之精而藏之"。故五脏皆藏寓有先后天之精。

由于先天之精主要藏于肾,并在后天之精的资助化育下,转化为生殖之精,以繁衍生命,因而称肾为"先天之本"。

肾的藏精功能主要依赖肾气的封藏作用,肾精化生肾气,肾气的封藏作用,使精藏肾中而不妄泄,以保证肾精发挥其正常生理功能。故《素问·六节藏象论》说"肾者主蛰,封藏之本,精之处也"。

3. 人体之精的施泄

(1)分藏于全身各脏腑之精,濡养脏腑组织器官,并化气以推动和调节各脏腑组织的功能活动。

(2)化育为生殖之精,并有度的排泄,以繁衍生命,代代相传。故《素问·上古天真论》说男子"二八,肾气盛,天癸至,精气溢泻,阴阳和,故能有子"。

生殖之精的化生与施泻有度,亦与肾气的封藏、肝气的施泄及脾气的运化等功能密切相关。

(三)人体之精的生理功能

1. 繁衍生命 指由先天之精和后天之精化合而生的生殖之精具有遗传功能,因而能繁衍生命,诞育后代。

2. 濡养作用 人体之精能濡养全身脏腑组织形体器官。脏腑之精充盈,肾精充盛,脏腑组织得以充养,则各种生理功能方能正常发挥。

3. 精能化气 先天之精化生先天之气(元气),先天之精气具有生命活力。后天水谷之精化生水谷之气,水谷精气与肺吸入的自然界清气结合而生成宗气,即综合而成一身之气,以不断地推动和调控人体的新陈代谢而维持生命活动。因此,精是气化生之本原。故《素问·阴阳应象大论》说"精化为气"。此外,精化生卫气,具有保卫机体,抵御外邪的功能。

4. 精能化血 肾精生髓,髓能生血,精血同源。因之,精可以转化为血,是血液生成的来源之一。肾能藏精,肝能藏血,精血互化而同源,与肝肾功能密切相关。故《张氏医通·诸血门》说"精不泄,归精于肝而化清血"。

5. 精能化神 神,即精神活动。包括神识、情志等活动及其外在表现。精是精神活动化生的物质基础。积精全神,是生命活动存在的根本保证。故《素问遗篇·刺法论》说"精气不散,神守不分"。

123

二　人体之气

（一）人体之气的基本概念

气是人体内活力很强运行不息的精微物质,是构成人体和维持人体生命活动的基本物质之一。

气,是构成人体的最基本物质。《素问·宝命全形论》说:"人以天地之气生,四时之法成。""天地合气,命之曰人。"这就是说,人是自然界的产物,也就是"天地合气"的产物。人的形体构成,实际上亦是以"气"为最基本的物质基础。故《医门法律》说:"气聚则形成,气散则形亡"。

气,又是维持人体生命活动的最基本物质。故《素问·六节藏象论》说:"天食(音义同饲)人以五气,地食人以五味,五气入鼻,藏于心肺,上使五色修明,音声能彰;五味入口,藏于肠胃,味有所藏,以养五气。气和而生,津液相成,神乃自生。"五气,指臊气、焦气、香气、腥气、腐气。五味,即指酸、苦、甘、辛、咸。人的生命活动,需要从"天地之气"中去摄取营养成分,以养五脏之气,从而维持机体的生理活动。所以,气又是维持人体生命活动的基本物质。

但是,由于"气"本身是极其微小的物质,难以用肉眼直接观察到,只能通过人的感官,通过人的生理活动或病理变化而觉察其存在。故《仁斋直指方》指出:"人以气为主……阴阳之所以升降者,气也;血脉之所以流行者,亦气也。营卫之所以转运者,气也;五脏六腑之所以升降者,亦此气也。"所以,中医学即以气的运动变化来阐释人体的生命活动。

（二）人体之气的生成

人体之气,来源有三,一是禀受于父母的先天之精气。二是饮食物中的营养物质,即水谷之精气,简称"谷气"。三是存在于自然界的清气。并通过肺、脾胃和肾等脏腑生理功能的综合作用,将此三者结合起来而生成。

先天之精气,依赖于肾所藏之精而化生;水谷之精气,依赖于脾胃的运化功能,从饮食物中正常摄取而化生;存在于自然界中的清气,则依赖于肺的呼吸功能,方能吸入。因此,从气的来源或气的生成来看,除与先天禀赋、后天饮食营养,以及自然环境等状况有关外,均与肾、脾胃和肺的生理功能密切相关。肾、脾胃和肺等生理功能正常,人体之气方能充沛;反之,肾、脾胃或肺等生理功能发生异常或失去协调,则均能影响及气的生成,从而形成气虚等病理变化。

（三）人体之气的生理功能

1. 推动作用 气是活力很强的精微物质,它对于人体的生长发育、各脏腑经络等组织器官的生理活动、血液的生成和运行、津液的生成、输布和排泄等,均起着推动和激发作用。如元气,有激发和推动各脏腑生理活动的作用,使其功能正常发挥,不断化生新的气血津液,以供给生命活动的需要和生长发育之需要。又如宗气,能贯心脉而行气血,故有"气为血帅"、"气行则血行"之说。此外,人体的整个水液代谢过程,也都要依赖于气的推动而完成。如果气有所虚衰,或气的推动、激发作用减弱,则均能影响及人体的生长、发育,或出现早衰;或使脏腑、经络等组织器官的生理活动减退;或使血和津液的生成不足或运行迟缓,从而引起血虚、血液运行不利,或水液停滞等病理变化。

2. 温煦作用 所谓温煦,是说气是人体热量的来源。故《难经·二十二难》说"气主煦之"。人体的体温相对恒定,主要靠气的温煦作用来维持和调节;各脏腑、经络等组织器官,也要在气的温煦作用下进行正常的生理活动;机体内的血和津液等液态物质,也要依靠气的温煦,才能维持正常的循环运行。故又有"血得温而行,得寒而凝"等说法。如气的温煦作用失常,则不仅可出现畏寒喜热,四肢不温,体温下降,血和津液运行迟缓等虚寒之象;还可因某些原因,引起气聚不散,郁而化热,从而出现恶热喜冷,发热等实热之象。

3. 防御作用 机体的防御系统是非常复杂的,包括了气、血、津液和脏腑经络等组织器官的多方面的综合作用,但毫无异议,气在防御方面具有相当重要的作用。气的防御作用,主要体现于护卫全身的肌表,防御外邪的入侵。如《卫生宝鉴》说:"盖阳气为卫,卫气者,所以温分肉,充皮毛,肥腠理,司开阖,此皆卫外而为固也。"《医旨绪余》亦说:"卫气者,为言护卫周身,温分肉,肥腠理,不使外邪侵犯也。"正因为气有防御外邪之作用,所以,一旦外邪入侵人体,则卫气能趋于病所,积极与邪抗争,并能驱邪外出,使人体恢复健康。如《灵枢·刺节真邪》所说,邪气侵入人体"有所结,气归之,卫气留止……有所结,深中骨,气因于骨"。所谓"气归之"、"气因于骨",即是说卫气有趋向病邪留"结"之处,并与邪抗争的功能。而《素问·评热病论》所说:"邪之所凑,其气必虚。"即是说气的防御作用减弱,则全身的抗病能力必然随之而下降,外邪则易于乘虚侵袭,从而使机体罹患疾病。

4. 固摄作用 气的固摄作用,主要指对于血液、津液等液态物质具有防止其无故流失的作用。具体可表现在:统摄血液,使之在脉管中循行,防止其逸出于脉外;固摄汗液、尿液、唾液、胃液、肠液等,控制和调节其分泌排泄量,以防止其无故流失;固摄肾精,使其不妄泄而耗损;摄纳肾气,能维持呼吸的深沉及清浊之气的正常交换;升提中气维系内在脏腑器官,使其保持正常的位置,而不致虚陷下垂。

应当指出,气的固摄作用与推动作用是相反相成的两个方面。如气一方面能推动血液的运行和津液的输布、排泄;另一方面,则气又可封摄体内的液态物质,防止其无故流失。正是由于这两个方面作用的相互协调,构成了气体对体内液态物质的正常运行、分泌、排泄的调节和控制,方才维持了机体正常的血液循行和水液代谢的正常进行。

5. 气化作用 气化,指通过气的运动而产生的各种变化。具体地说,即是指精、气、血、津液等物质各自的新陈代谢及其相互转化。例如气、血、津液的生成,都需要将饮食物转化成水谷之精气,然后才能再化生成气、血、津液;又如津液经过代谢气化之后,方能转化成汗液和尿液;而饮食物经过消化吸收之后,其残渣能转化成糟粕等,这些都是气化作用的具体表现。故《素问·阴阳应象大论》说:"精化为气",王冰注曰:"气化则精生,味和则形长。"所以说,气化作用的过程,实际上就是体内物质代谢的过程,即是物质转化和能量转化的过程。

如果气化功能失常,则能影响到气、血、津液的新陈代谢;影响及饮食物的消化吸收;影响及汗液、尿液和粪便等的排泄,从而形成各种代谢异常之病变。

6. 营养作用 作为物质的"气",对人体脏腑、经络等组织器官,具有营养作用,它不仅能"肥腠理"、"荣四末",而且能"内注五脏六腑",营养内外上下。如《妇人良方》所说"荣者(即营气),水谷之精,和调于五脏,洒陈于六腑,乃能入于脉也。源源而来,化生于脾,总统于心,藏受于肝,宣布于肺,施泄于肾,灌溉一身",即具体说明了气在体内的营养作用。

(四) 人体之气的运行与运行方式

人体的气,是不断运动着的具有很强活力的精微物质,它流行于全身各脏腑、经络等组织器官,无处不到,无处不有,时刻推动和激发着人体的各种生理活动。正如《灵枢·脉度》说:"气不得无行也,如水之流……其流溢之气,内溉脏腑,外濡腠理。"可见,气是以"如水之流"的形式,运行于机体之内。

气的运动,称作"气机"。气的运动形式,虽然有多种多样,但升、降、出、入,则是其最基本的形式。人体的脏腑、经络等组织器官,都是气升降出入的场所。气的升降出入运动,是人生命活动的根本,气的升降出入运动一旦止息,则也就意味着生命活动的终止而死亡。故《素问·六微旨大论》说:"非出入,则无以生长壮老已;非升降,则无以生长化收藏。是以升降出入,无器不有。故器者,生化之宇,器散则分之,生化息矣。"所谓"器",即指生命体。是说具有生命的形体,乃是生化活动的场所,而升降出入乃是生化过程中气运动的基本规律。

气的升降出入运动,不仅推动和激发了人体的各种生理活动,而且只有在脏腑、经络等组织器官的生理活动中,方能得到具体体现。诸如:肺的呼吸,体现着呼气是出,吸气是入;肺的宣肃,则宣发是升,肃降是降;脾胃和肠的消化功能,以脾主升清,胃主降浊来概括整个机体对饮食物的消化、吸收、输布和排泄的全过程;机体的水液代谢,则是以肺的宣发肃降、脾胃的运化转输、肾的蒸腾气化和升清排浊,来概括其全过程。它如肺之呼气,肾主纳气;肝气升发,肺气下降;心火的下降,肾水的上济等,无不都是气的升降出入的具体体现。

应当指出,气的升与降、出与入,是对立统一的矛盾运动。从局部来看,并不是每一种生理活动,都必须具备升降出入,而是各有所侧重,如肝、脾主升,肺、胃主降等。从整个机体的生理活动来看,则升与降、出与入之间必须协调平衡,方能维持正常的生理活动。因此,气的升降出入运动,又是协调平衡各种生理功能的一个重要环节。

(五)人体之气的分类与分布

1. 元气

(1)基本概念:元气,又称"原气"、"真气"。是人体最基本、最重要的气,中医学认为元气是人体生命活动的原动力。如《难经·六十六难》说:"脐下肾间动气者,人之生命也,十二经之根本也,故名曰原"。

(2)组成、分布:元气来源于肾。元气的组成,以肾所藏的精气为主,依赖于肾中精气而化生。《难经·三十六难》说:"命门者……原气之所系也",即明确地指出了元气根于肾之"命门"。人的肾中精气,以受之于父母的先天之精为基础,又依赖于后天水谷精气的培育而壮大。故《灵枢·刺节真邪论》说:"真气者,所受于天,与谷气并而充身者也。"可见,元气亦是由先天之精所化,又依赖水谷精气之补充而旺盛,而且后天之精气的培育具有重要的作用。故《景岳全身·杂证谟·脾胃》说:"人之自生至老,凡先天之有不足者,但得后天培养之力,则补天之功,亦可居其强半,此脾胃之气所关于人生者不小。"可以看出,元气的盛衰,并不完全取决于先天之禀赋,亦与脾胃运化水谷精气的功能强弱,密切相关。

元气是通过三焦而运行于全身的,内至五脏六腑,外达于肌肤腠理,皆都以三焦为通道而作用于机体的各个部分。故《难经·六十六难》说:"三焦者,原气之别使也,主通行三气,经历于五脏六腑。"所谓"别使",即元气运行的特殊途径。

(3)主要功能:元气的主要功能,是推动人体的生长和发育,激发和温煦各个脏腑、经络等组织器官的生理活动。所以,元气不仅有"与谷气并而充身"的作用,而且是人体生命活动的原动力,是维持生命活动的最基本物质,故《景岳全书·传忠录下》说:"命门为元气之根,为水火之宅,五脏之阴非此不能滋,五脏之阳气非此不能发。"元气发于命门可影响一身之阴阳。且元气阴阳之间应协调平衡,才能维持周身的阴阳平秘健康状态。所以,机体的元气充沛,则各脏腑、经络等组织器官的活力就旺盛,机体的素质就强健而少病。故《金匮要略·脏腑经络先后病脉证》说:"若五脏元真通畅,人即安和"。

2. 宗气

(1)基本概念:宗气,又称"大气"。宗,有本始之意,故在《灵枢·五味》中称之为"大气"。《医门法律·大气论》亦说:"大气,即宗气之另名。宗者,尊也,主也,十二经脉奉之为尊主也。"所以,宗气,是积于胸中的后天宗始之气,宗气在胸中和聚之处,称为"气海"。故《灵枢·五味》说:"其大气之搏而不行者,积于胸中,命曰气海。"

(2)组成、分布:宗气,以肺从自然界吸入的清气和脾胃从饮食物中运化而生成的水谷精气为其组成部分,经气化结合而成。因此,肺的呼吸功能与脾胃的运化功能正常与否,直接影响着宗气的旺盛与衰少。

宗气的分布,是聚集于胸中,贯注于心肺之脉,上"出于肺,循喉咙,故呼则出,吸则入",下则"蓄于丹田,注足阳明之气街(相当于腹股沟部位)而下行于足"(《类经·针刺类·解结推引》),故《灵枢·刺节真邪》又说:"宗气留于海(指胸中"气海"),其下者,注于气街;其上者,走于息道。"所谓"息道",即呼吸之道。

(3)主要功能:《灵枢·邪客》说:"宗气积于胸中,出于喉咙,以贯心脉而行呼吸焉。"宗气的功能主要有两方面:一是走息道以行呼吸。凡语言、声音、呼吸的强弱,都与宗气的盛衰有关。二是贯心脉以行气血。凡气血的运行、肢体的寒温和活动能力、视听的感觉能力、心搏的强弱及其节律等,皆与宗气的盛衰有关。故清·周学海在《读书随笔》中指出:"宗气者,动气也。凡呼吸、语言、声音,以及肢体运动,筋力强弱者,宗气之功用也。"

3. 营气

(1)基本概念:营,是营养、营运之意。营气,是与血共同运行于脉中之气。营气,富于荣养,故又称为"荣气"。营气与血液关系极为密切,可分而不可离,故又常常"营血"并称。营气与卫气相对而言,属于阴,故又称为"营阴"。

(2)组成、分布:营气,主要来源于脾胃所运化的水谷精气,由水谷精气中的精华部分所化生。营气分布于血之中,成为血液的重要组成部分,并能循脉上下,营运于全身。故《素问·痹论》说:"营者,水谷之精气也。和调于五脏,洒陈于六腑,乃能入于脉也。故循脉上下,贯五脏,络六腑也。"《灵枢·营卫生会》又说:"谷入于胃,以传于肺,五脏六腑皆以受气,其清者为营,浊者为卫,营在脉中……营周不休。"

(3)主要功能:营气的生理功能,主要有营养全身和化生血液两个方面。水谷精微中的精专部分,是营气的主要成分,而营气则是脏腑、经络等生理活动所必须的营养物质,同时又是血液的组成部分。故《灵枢·邪客》说:"营气者,泌其津液,注之于脉,化以为血,以荣四末,内注五脏六腑。"即是说,营气的功能,是分泌津液,渗注于经脉之中,并化为血液,外可营养形体四肢,内则滋养五脏六腑,四肢百骸均得到营气的供养,故营气在生命活动中具有十分重要的意义。正如《灵枢·营卫生会》说:"此所受气者,泌糟粕,蒸津液,化其精微,上注于肺脉,乃化而为血,以奉生身,莫贵于此"。

4. 卫气

(1) 基本概念:卫,有卫护、保卫之意。卫气,是运行于脉外具有保卫作用之气。卫气与营气相对而言,属于阳,故卫气亦是人体阳气的一部分,又称之为"卫阳"。

(2) 组成、分布:卫气,主要由水谷之精气所化生,源于中焦脾胃,开发于上焦。卫气的特性是"慓疾滑利",即是说卫气的活动能力特别强,流动很迅速。所以其分布则是卫气不受脉管的约束,运行于皮肤、分肉之间,熏于肓膜,散于胸腹。故《素问·痹论》说:"卫者,水谷之悍气也,其气慓疾滑利,不能入于脉也,故循皮肤之中,分肉之间,熏于肓膜,散于胸腹。"肓膜,王冰注释说:"肓膜,谓五脏之间,膈中膜也。"

(3) 主要功能:卫气的生理功能,主要有三个方面:一是护卫肌表,防御外邪的入侵。故《医旨绪余·宗气营气卫气》说:"卫气者,为言护卫周身……不使外邪侵犯也。"二是温养脏腑、肌肉、皮毛等。如《读医随笔·气血精神篇》说:"卫气者,热气也。凡肌肉之所以能温,水谷之所以能化者,卫气之功用也。虚则病寒,实则病热。"三是调节控制腠理的开阖、汗液的排泄,以维持体温的相对恒定等。如《景岳全书·杂证谟·汗证》说:"汗发于阴而出于阳。此其根本则由阴中之营气,而其启闭则由阳中之卫气。"故《灵枢·本脏》说:"卫气者,所以温分肉、充皮肤、肥腠理、司开阖者也。"又说:"卫气和,则分肉解利,皮肤润柔,腠理致密矣。"即是说,若卫气的运行调和,则会使肌肉之间卫气循行滑润通利,皮肤滋润而柔软,肌肉的纹理亦会细致而固密,从而维持肌表的正常功能。

应当指出,营气和卫气,虽都以水谷之精气为其主要的生成来源,但是"营在脉中"、"卫在脉外"(《灵枢·营卫生会》);营主内守而属于阴,卫主外卫而属于阳,两者之间的运行必须协调,不失其常,方能维持正常的腠理开阖、正常的体温、正常的"昼精而夜暝"。(《灵枢·营卫生会》)即指白天神清气爽,精神饱满,夜间则能熟睡,并能维持正常的预防外邪之能力。反之,若营卫失和,则可出现恶寒发热,无汗或多汗,"昼不精,夜不暝"(《灵枢·营卫生会》),以及抗御外邪能力的低下等。

此外,人体的气,除了上述最重要的四种气之外,还有"脏腑之气"、"经络之气"等。所谓"脏腑之气"和"经络之气",实际上都是元气所派生的,是元气分布

129

于某一脏腑或某一经络,即成为某一脏腑或某一经络之气,仍是属于人体元气的一部分,故既是构成各脏腑、经络的最基本物质,又是推动和维持各脏腑和经络进行生理活动的物质基础。

现将气的分类、来源及功能用图 8-1 归纳如下:

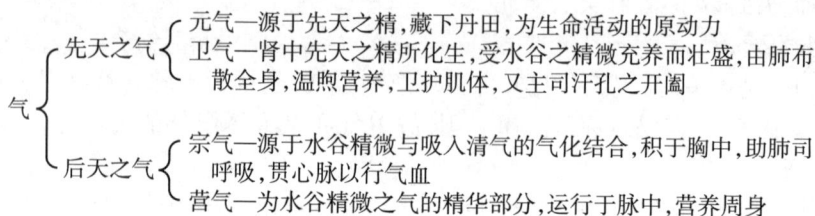

气 {
　先天之气 {
　　元气——源于先天之精,藏下丹田,为生命活动的原动力
　　卫气——肾中先天之精所化生,受水谷之精微充养而壮盛,由肺布散全身,温煦营养,卫护肌体,又主司汗孔之开阖
　}
　后天之气 {
　　宗气——源于水谷精微与吸入清气的气化结合,积于胸中,助肺司呼吸,贯心脉以行气血
　　营气——为水谷精微之气的精华部分,运行于脉中,营养周身
　}
}

图 8-1　气的分类、来源及功能图

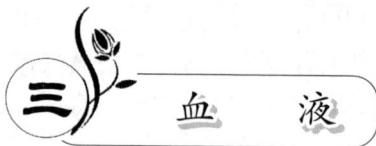

三　血　液

(一)血液的基本概念

血液,是循行于脉中而富有营养的红色液态物质。是构成人体和维持人体生命活动的基本物质之一。具有很高的营养和滋润作用。血液必须在脉管中循行,才能发挥其正常的生理效应。如因某些原因而致血液逸出于脉外,则失去其正常的生理作用,即为出血,又称为“离经之血”。脉,具有阻遏血液逸出的功能,故又有“血府”之称。如《脾胃论》说:“脉者,血之府也。”

(二)血液的生成

1. 脾胃为气血化生之源　血液主要来源于水谷精微,而水谷精微之化生,则主要靠中焦脾胃的消化和吸收。所以,血液是由水谷精微转化的营气和津液,再经气化变而为血。正如《灵枢·决气》说:“中焦受气取汁,变化而赤,是谓血。”即充分说明了中焦脾和胃的运化功能在血液生化过程中的地位和作用。“中焦受气”的“气”,即指水谷之精气。至于血液的生成与更新过程,中医学则强调要通过营气和肺脉的作用,方能化生为血液。如《灵枢·邪客》在论述营气化生血液的功能时说:“营气者,泌其津液,注之于脉,化以为血。”《灵枢·营卫生会》则更强调了肺脉在血液化生中的作用。如说:“中焦亦并胃中,出上焦之后,此所受气者,泌糟粕,蒸津液,化其精微,上注于肺脉,乃化而为血,以奉生身,莫贵于此,故独得行于经隧。”即是说中焦化生的水谷精气,亦须向上输注于肺脉,经气化为营气,并与津液相合,方能化生为血液。可以看出,实际上营气的生成,仍是中焦脾胃的作用。故说脾胃为气血化生之源。

2. 精血互生　精和血之间存在着相互资生和相互转化的关系。血能生精,如《诸病源候论》说:"肾藏精,精者,血之所成也。"而精又是化生血液的物质之一。如《张氏医通》说:"(肾)精不泄,归精于肝而化清血。"《侣山堂类辨》则更明确指出:"肾为水脏,主藏精而化血。"即说明肾所藏之精是化生血液的重要物质。另外,肾藏精生髓,髓则贮存于骨内。现代医学认为骨髓是重要的造血器官,这与中医学精血互生理论不无相似之处。

精藏于肾,血藏于肝。肾中精气充盛,则肝有所养,血有所充;肝的藏血充盈,则肾有所藏,精有所资,故又有"精血同源"、"肝肾同源"之说。

(三) 血液的功能

1. 濡养周身脏腑形体器官　血在脉中循行,内至五脏六腑,外达皮肉肌腠筋骨,如环无端,运行不息,灌溉周身,无所不及,不断地对全身各脏腑组织器官起着营养和滋润作用,以维持正常的生理活动。故《难经·二十二难》说"血主濡之",这是对血的营养和滋润作用的简要概括。而《素问·五脏生成》则说:"肝(目)受血而能视,足受血而能步,掌受血而能握,指受血而能摄。"《灵枢·本脏》亦说:"血和则筋骨劲强,关节清利矣。"清利,即清爽滑利,活动自如之意。这则是进一步阐述了机体的感觉和运动必须依赖于血液所提供的营养和滋润作用,才能维持正常的机体活动。

血液的营养和滋润功能正常,则可见面色红润,肌肉丰满、壮实,皮肤和毛发润泽而有华,机体感觉和运动灵活自如等。故明代医家张景岳又进一步总括指出:"凡为七窍之灵,为四肢之用,为筋骨之和柔,为肌肉之丰盛,以至滋脏腑,安神魂,润颜色,充营卫,津液得以通行,二阴得以调畅,凡形质所在,无非血之用也。"(《类经》)

2. 血能养神　血,是机体精神活动的主要物质基础。如《素问·八正神明论》说:"血气者,人之神,不可不谨养。"《灵枢·本神》亦说:"心藏脉,脉舍神。"此"脉",即指血脉而言。舍是藏舍之意。而血与气,则是相互资生的关系,故又说:"神为血气之性。"这就充分说明,人的精神充沛,神志清晰,感觉灵敏,活动自如,均有赖于血气的充盛,血脉的调和与流利。正如《灵枢·平人绝谷》中所说:"血脉和利,精神乃居。"

3. 化生经水、乳汁　血液亦是化生经水、乳汁,养育胎儿,哺育婴儿的物质基础。如《证治准绳》说:"妇人之于血也,经水蓄而为胞胎。"《赤水玄珠》则说:"夫血者,水谷之精气也,和调五脏,洒陈六腑,男子化而为精,女子上为乳汁,下为经水。"若血液亏虚,则经水无源,乳汁亦见缺少,临床则可见经少,甚则经闭、缺乳等。

131

（四）血液的循行

血液在脉管中循行不息，流布于全身，环周不休。血液循行为全身各脏腑组织器官提供了丰富的营养，以供机体生理活动之需。

脉，是一个相对密闭的管道系统，血液的运行，主要依赖于气的推动作用。血液在脉管中循环运行而不至逸出脉外，亦是由于气的固摄作用。而且由于脉管本身具有"壅遏营气，令无所避"（《灵枢·决气》）的功能，故在正常情况下，血液不会离于经隧（即脉管）逸出脉外而致出血。

血液与营气在脉管中循环运行，早在《内经》中已有明确的记载。如《灵枢·营卫生会》说："营在脉中，卫在脉外，营周不休，五十而复大会，阴阳相贯，如环无端。""五十而复大会"，是指营卫在一昼夜中各在人身运行五十周次而会合。至于血液循环的具体走向，在《素问·经脉别论》中亦有这样的记载，即"食气入胃，散精于肝……食气入胃，浊气归心，淫精于脉，脉气流经，经气归于肺，脉朝百脉，输精于皮毛，毛脉合精，行气于府，府精神明，留于四脏，气归于权衡。"是说饮食物通过消化吸收，一部分水谷精微输散于肝脏，另一部分水谷之精微，则通过心气的推动而入于血脉之中，并经过肺脏而输布于周身百脉，最后输送至皮毛，皮毛和经脉的精气会合，仍还流于脉中（所谓"行气于府"，是指精气行于"血府"脉中）。脉中之精气，通过循环，周流于四脏（指肺、脾、肝、肾四脏）。而且，脉中精气的运行，是相对平衡和稳定的运动。可以看出，这段经文虽然描述的是水谷精气的运行走向，但已明确指出了水谷之精气是进入血液循环的，从而可以间接了解血液循行的大概走向，虽然这个走向与现代生理学的认识有所不同，但却明确指出了心、肺、脉构成了一个血液循环运行的系统。

血液的正常循行，是脏腑经络及某些组织器官共同作用的结果。心主血脉，心气是推动血液循运的动力，故《医学正传·气血》说："血非气不运。"正是由于心脏不停地搏动，心气才推动着血液正常循行。《素问·痿论》亦说："心主身之血脉"，《医学入门》说："人心动，则血行诸经。"肺朝百脉，即循行于周身的血液，均需朝会于肺，与清气结合，并经肺气宣发方能布散于全身。另外，血液的循行还有赖于脾气的统摄，以及肝的藏血和肝气疏泄功能的调节。脾的统血和肝的藏血，是固摄血液的重要因素，而肝的疏泄，则是促进和通利血液运行的重要因素。此外，脉道的通利与否，血液的或寒或热等，更是直接影响着血运的或迟或速。故《素问·调经论》说："血气者，喜温而恶寒，寒则涩不能流，温则消而去之。"因此，血液循环的正常运行，不仅依赖于心的生理功能是否正常，而亦是在心、肺、脾、肝等脏相互协调平衡下共同完成的。

四 津 液

（一）津液的基本概念

津液，是机体一切正常水液的总称。包括各脏腑组织器官的内在体液及其正常的分泌物在内，如胃液、肠液、关节腔液及涕、泪、唾等。津液，同气血一样，亦是构成人体和维持人体生命活动的基本物质。

津与液，同属于水液，都来源于饮食，并有赖于脾和胃的运化功能而生成。由于津和液在性质、功能及其分布部位等方面有所不同，因而两者也有一定的区别。一般来说，性质较清稀，流动性较大，布散于体表皮肤、肌肉和孔窍，并能渗注于血脉，起滋润作用的，称为津；性质较稠厚，流动性较小，灌注于骨节、脏腑、脑、髓等组织，并起濡润作用的，称为液。故《灵枢·五癃津液别》说："津液各走其道，故三焦出气，以温肌肉，充皮肤，为其津；其流而不行者，为液。"《类经·藏象类》注曰："津液本为同类，然亦有阴阳之分。盖津者，液之清者也。津为汗而走腠理，故为阳；液注骨而补脑髓，故属阴。"津与液之间可以相互转化，故津与液亦常同时并称。但在发生"伤津"与"脱液"的病理变化时，其辨证论治，又须加以区分。

（二）津液的生成、输布和排泄

津液的生成、输布和排泄，是一个复杂的生理过程，涉及多个脏腑的一系列生理功能。《素问·经脉别论》所说"饮入于胃，游溢精气，上输于脾，脾气散精，上归于肺，通调水道，下输膀胱，水精四布，五经并行"，即是对津液的生成、输布和排泄过程的简明概括。如在"脏腑与人体水液代谢"章节中所述，津液来源于饮食水谷，并通过气的"气化"作用，以及许多脏腑的生理功能相互配合而形成，并进行其正常的代谢活动。津液的生成，依赖于脾胃的"游溢精气"运化功能和小肠的"泌别清浊"功能。津液的输布，依靠脾的转输"散精"功能和肺的宣发"输精于皮毛"功能，并通过肺的肃降作用，"通调水道"，将津液下输于肾和膀胱。津液的排泄，则主要依赖于汗液、尿液和随呼吸排出的水气，亦是依赖于肺的宣发和肾的蒸化作用而排出体外。津液在体内的升降环流，则是在肾的蒸腾气化作用下，以三焦为通道，随着气的升降出入，布散于全身而环流不息。故《素问·灵兰秘典论》说："三焦者，决渎之官，水道出焉。"

由此可见，津液的生成、输布、排泄，以及维持代谢的平衡，依赖于气和许多脏腑一系列生理功能的协调平衡，其中尤以肺、脾、肾三脏的生理功能起着主要的调节作用。所以,不论是由于气的病变或上述某些脏腑的病变,均可影响及津液的生成、输布、排泄失常,并导致津液代谢(即水液代谢)的失调,从而形成伤津、脱液等津液不足的病理变化,或形成内生水、湿、痰、饮等津液环流障碍,水液停滞积聚等病理变化。

(三)津液的功能

津液,有滋润和濡养的生理功能。如:布散于肌表的津液,具有滋润皮毛肌肤的作用;流注于孔窍的津液,具有滋润和保护眼、鼻、口等孔窍作用;渗入于血脉的津液,是组成血液的基本物质,并且具有充养和滑利血脉的作用;注入于内脏组织器官的津液,具有濡养和滋润各脏腑器官的作用;输注于关节腔的津液,则具有滑利关节,使之屈伸自如的作用;输注于骨内的津液,则具有充养和濡润骨髓、脊髓和脑髓的作用。正如《灵枢·决气》所说:"腠理发泄,汗出溱溱,是谓津……谷入气满,淖泽注于骨,骨属屈伸,泄泽,补益脑髓,皮肤润泽,是谓液。"《灵枢·五癃津液别》说:"五谷之津液和合为膏者,内渗入于骨空(即骨孔)补益脑髓。"基本上概括了津液的生理功能。

五 人体精、气、血、津液的相互关系

(一)气与血的关系

气与血是人体两大类具有生命活力的基本物质,在生命活动中占有重要的地位。故《景岳全书·血证》说:"人有阴阳,即为血气。阳主气,故气全则神旺;阴主血,故血盛则形强。人生所赖,唯斯而已。"气血同源,均由人身之精所化,并具有互根关系。《难经·二十二难》说:"气主煦之,血主濡之",是说气具有推动、激发和温煦等作用,血具有营养、滋润等作用。气血之间,又存在着"气为血之帅"、"血为气之母"的密切关系。具体地说,即是存在着气能生血、行血、摄血和血为气母四个方面的关系。

1. 气能生血 气能生血,是指血液的组成及其生成过程中,均离不开气和气的运动变化,即气化功能。营气和津液,是血的主要组成部分,均来自脾胃所运化的水谷精气。而从所摄入的饮食物转化成水谷精气;从水谷精气转化成营气和津液;从营气和津液转化成赤色的血液,均离不开气的运动变化,即气化作用。因此说,气能生血,气旺则化生血液的功能亦强;气虚则化生血液的功能亦弱,甚则可导致血虚。为此,在临床上治疗血虚的病证时,常须配合应用补气的药物以提高疗效,即是气能生血理论的实际应用。

2. 气能行血　血属阴而主静。血液不能自行,其循行有赖于气的推动,气行则血行,气滞则血瘀。故血液的循环运行,有赖于心气的推动、肺气的宣发布散、肝气的疏泄调节。因此,气虚则推动无力,血行迟缓;气滞则血行滞涩不畅,甚则可形成血瘀;气机逆乱,则血行亦可随气的升降出入异常而逆乱。

3. 气能摄血　摄血,是气固摄作用的具体体现。血液在脉中循行而不逸出于脉外,主要依赖于气对血的固摄作用。如气虚,固摄血液的作用减弱,则可导致各种出血病证。其治疗往往须用补气摄血的方法,方能达到止血的目的。

4. 血为气母　是指血不仅是化生气的重要物质基础,同时血又是气的载体,并给气以充分的营养。由于气的活力很强,易于逸脱,所以气必须依附于血和津液,方能存在于体内。若气失去依附,则将浮散无根,易于发生气脱而涣散不收。

(二) 气与津液的关系

气与津液的关系,主要表现在气能生津、行津、摄津和津能载气等方面。

1. 气能生津　津液的生成,来源于摄入的饮食物,有赖于胃的"游溢精气"和脾的运化水谷精微。而脾胃的功能正常,全赖于脾胃之气的支持,故脾胃之气健旺,则化生的津液就充盛;脾胃之气虚衰,则影响津液的生成,而致津液不足。因此,临床上亦常可见气阴(津液)两亏之证。

2. 气能行(化)津　津液的输布及其化为汗、尿排出体外,全赖于气的升降出入运动和气化作用。由于脾气的"散精"和转输、肺气的宣发和肃降、肾中精气的蒸腾气化,方能促使津液输布于全身而环周不休,并使经过代谢后多余水液转化成汗液或尿液排出体外,只有这样,人体的水液代谢才能维持生理平衡。而在气的升降出入运动不利或气化障碍时,则津液的输布和排泄往往随之而受阻;反之,若由于某种原因,津液的输布和排泄受阻,导致水液发生停聚时,则气的升降出入运动和气化,亦会随之而不利。因此,气虚、气滞可致津液停滞,称作气不行(化)水;津液停滞,水液积聚而致气机不利,则称之为水停气阻(滞)。

3. 气能摄津　津液的敷布与排泄,虽然有赖于气的推动和气化作用,而津液代谢的正常维持和平衡,亦有赖于气的固摄作用。正是由于气的固摄作用,使津液在数量上在体内得以正常的保存,从而维护了津液对人体的正常滋润和充养。因此,在气虚或气的固摄作用减弱时,则势必导致体内津液的无故流失,可出现多汗、漏汗、多尿、遗尿,或尿失禁等病理变化。

4. 津能载气　津液亦是气的载体。气之所以能化生津液、敷布津液和固摄津液,亦是因为气蕴载于津液之中,故津旺则气旺,津耗则气必伤。如在大汗、大吐、暴泻等情况下,均能伤津耗气,可出现"气随津脱"等病证。如《金匮要略心典》所说"吐下之余,定无完气",即是此意。

（三）血与津液的关系

血和津液，都是液态物质，亦都具有滋润和濡养的作用，两者与气相对而言，都属于阴。因此，血与津液之间亦存在着极其密切的关系。

血与津液的生成都源于水谷之精气，由水谷精气所化生，故又有"津血同源"之说。津液渗注于脉中，即成为血液的组成部分。如《灵枢·痈疽》说："中焦出气如雾，上注溪谷，而渗孙脉，津液和调，变化而赤为血。"说明津液渗注于脉，即成为血；血中的津液成分渗出脉外，即为津液。可见二者是相互依存，不可分离的。故称之为"津血同源"。《伤寒论》所谓"衄家不可发汗"和"亡血家不可发汗"，即是此理。反之，对于多汗夺津或津液大亏的患者，亦不可轻用破血、逐血之峻剂。

（四）精、血、津液的关系

1. 精血同源 精血都由水谷精微所化生和充养，两者相互资生、相互转化，精能生血，血能生精。精血均有濡养和化神之作用。

2. 津血同源 血与津液都由水谷精微所化生，亦具有滋润濡养作用。两者相关资生、相互转化。津液是血液化生的重要组成部分。布散于肌肉、腠理的津液，可以不断地渗入血脉，以化生和补充血液。同时，脉中的津液亦可以渗出脉外，充养肌腠之津液以濡润脏腑组织官窍，从而有利于全身津液的输布和代谢的平衡。由于津液可化为(汗液)经毛窍汗孔排出体外，故又有"血汗同源"之说。临床治疗失血病证，亦应注意"衄家不可发汗……亡血家不可发汗。"(《伤寒论》)"夺血者无汗"(《灵枢·营卫生会》)等原则。

第九讲

经 络 学 说

【授课要点】

1. 掌握经络的概念和经络系统的组成。
2. 掌握经络的生理功能。
3. 掌握十二经脉的走向、交接规律、在体表的分布及流注次序。一般了解十二经脉的循行部位。
4. 了解奇经八脉的概念,掌握督、任、冲脉循行部位及功能。
5. 一般了解带脉、维脉、跷脉的循行及功能。
6. 掌握经别、别络、经筋和皮部的概念和生理功能。
7. 一般了解经络学说的临床应用。

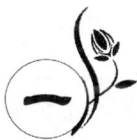

一　经络的概念

经络是运行全身气血,联络脏腑肢节,沟通表里上下内外,调节体内各部分功能活动的通路。是人体特有的组织结构和联络系统。

经络,是经脉和络脉及其连属组织的总称。《医学入门·经穴起止》说:"经,径也。径直者为经,经之支脉旁出者为络。"即是说经,有路径的意思,是经络系统的纵行干线;络,有网络之意,是经脉的大小分支,纵横交错,网络全身,无处不至,并像网络一样相互联络。经脉大多循行于深部;络脉则循行于较浅的部位,有的络脉还显现于体表。正如《灵枢·经脉》所说:"经脉十二者,伏行分肉之间,深而不见……诸脉之浮而常见者,皆络脉也。"经络系统通过有规律的循行和错综复杂的联络交会,即把人体的五脏六腑、四肢百骸、五官九窍、皮肉筋脉等组织器官联结成一个统一的有机整体,从而保证人体生命活动的正常进行。

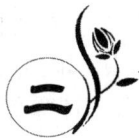

二　经络系统的组成

经络系统,由经脉、络脉及其他连属部分所组成。经络在内能连属于脏腑,

在外则连属于筋肉、皮肤,故《灵枢·海论》说经脉是"内属于脏腑,外络于肢节"。现分述如下:

(一) 经脉

经脉主要有正经、奇经和经别三类。

1. 正经 共有十二条,分为手足三阴经和手足三阳经,全称"十二经脉",是人体气血运行的主要通道。十二经脉有一定的起止点、一定的循行部位和交接顺序,在肢体的分布和走向有一定的规律,同时与体内的相关脏腑有直接的络属关系。

2. 奇经 共有八条,即督脉、任脉、冲脉、带脉、阴跷脉、阳跷脉、阴维脉、阳维脉,合称"奇经八脉"。此八条经脉同十二经脉的循行有所不同,虽然大部分是纵行的,左右对称的,但也有横行者(如带脉)和循行于躯干正中线者(如任脉和督脉),故称其为"别道奇行"(《难经·二十七难》集注),关于正经与奇经的区别,《圣济总录》认为:"脉有奇常,十二经者,常脉也,奇经八脉则不拘于常,故谓之奇经。盖以人之气血常行于十二经脉,其诸经满溢则流入奇经焉。"奇经八脉(除督脉外)与五脏六腑没有直接的络属关系,彼此间亦无表里相配,它们穿插循行于正经之间,主要有统率、联络和调节十二经脉的作用。

3. 经别 亦有十二条,是从十二经脉别出的经脉,它们分别起自四肢,循行于体腔内脏腑之深部,上出于颈项浅部。阳经的经别从本经别出而循于体内后,仍回到本经;阴经的经别从本经别出而循行于体内后,却与相为表里的阳经经别合流而注入阳经。十二经别的作用,主要是加强十二经脉中相为表里的两经之间的联系,还由于它通达某些正经未循行到的器官与形体部位,因而能补正经之不足。

(二) 络脉

络脉是经脉的分支,其循行部位较经脉为浅。络脉有别络、浮络和孙络之分。其中除别络外,大多无一定的循行路径。

1. 别络 是络脉系统中较大的和主要的络脉。十二经脉在四肢部位各分出一支别络,再加上躯干部的任脉之络(布于身前)、督脉之络(布于身后)及脾之大络(布于身侧),合为"十五别络",简称"十五络"。其主要功能是:四肢部位的十二络,主要能沟通表里两经,并通过其循行路线以补充经脉循行分布的不足;躯干部的三支络脉,分布于身前、身后和身侧,起着渗灌气血的作用。应当指出,别络与经别都能加强表里两条经脉之间的联系,所不同的是:经别主内,没有所属穴位,也无所生病证,主要在于加强表里两经在人体深部的联系;别络则主外,各有一个络穴,并有所主病证,主要在于加强表里两经在体表的联系。

2. 浮络 是循行于人体浅表部位而常浮现的络脉。

3. 孙络 是最细小的络脉,《素问·气穴论》称其有"溢奇邪"、"通荣卫"的作用。络脉的分支从较大的络脉分出后,逐渐变小,直到孙络,由线状延展扩大到面状弥散,从而同人体各部分组织发生紧密的联系。

(三)内属脏腑部分

经络联系着全身的组织、器官,不仅布散于体表各处,而且深入体腔,连属各个脏腑。正经、经别、奇经与络脉等都同脏腑有着一定的联系。其中,十二经脉则起着主要和直接的属络作用。

十二经脉各与其相关脏腑直接相连,称之为"属"。脏腑属性,以腑为阳,以脏为阴。阴经属于脏,手三阴经脉联系于胸部,内属于肺、心包和心;足三阴经脉联系于腹部,内属于脾、肝、肾。阳经属于腑,足三阳经脉内属于胃、胆、膀胱;手三阳经脉内属于大肠、三焦、小肠。因为六腑位于腹部,与足三阳经的关系特别密切,所以在足三阳经循行路线上,六腑各有"合穴"。

十二经脉与其相为表里的脏腑相联系,称之为"络"。十二经脉络属脏腑的原则是:阳经属腑而络脏,阴经属脏而络腑。如手太阴肺经属肺络大肠;手阳明大肠经属大肠而络肺。相互络属的表里两经在生理和病理上,具有相互影响、相互传递的关系。正是由于十二经脉中的阴经和阳经分别络属于相应的脏腑,并相互联络,因而构成了阴阳经脉与脏腑表里相合的关系。即:阳明与太阴相表里,少阳与厥阴相表里,太阳与少阴相表里。(见表9-1)

表9-1 十二经脉与其相表里脏腑络属表

经脉			所属	所络
手经	三阴经	太阴经 厥阴经 少阴经	肺 心包 心	大肠 三焦 小肠
	三阳经	阳明经 少阳经 太阳经	大肠 三焦 小肠	肺 心包 心
足经	三阴经	太阴经 厥阴经 少阴经	脾 肝 肾	胃 胆 膀胱
	三阳经	阳明经 少阳经 太阳经	胃 胆 膀胱	脾 肝 肾

应当指出,经络与脏腑之联系,除了阴阳经脉所构成的属于脏者络于腑,属于腑者络于脏的"相合"关系外,还通过各经络的循行、交叉等途径与其他有关

脏腑相贯通连接,同时,还穿插着经别、络脉等分支的联系,这就构成了脏腑与经络之间的错综复杂的联系和影响。

(四) 外连体表部分

经络不仅深入体内,而且还浅出体表,形成外连于体表的部分。经络与体表组织之间的联系,主要有十二经筋和十二皮部。

经筋和皮部,是十二经脉与筋肉和体表的连属部分,并与经脉、络脉有着密切的联系。经络学说认为,经筋是十二经脉之气"结、聚、散、络"于筋肉、关节的体系,是十二经脉的附属部分,故称"十二经筋"。经筋具有联缀四肢百骸、主司关节运动的作用。皮部,是指十二经脉及其络脉所分部的皮肤部位,亦即在皮肤的经络分区。全身的皮肤,是十二经脉的功能活动反映于体表的部位,也是经络之气的布散所在,故十二皮部,即是把全身的皮肤划分为十二部分,分属于十二经脉(图9-1)。

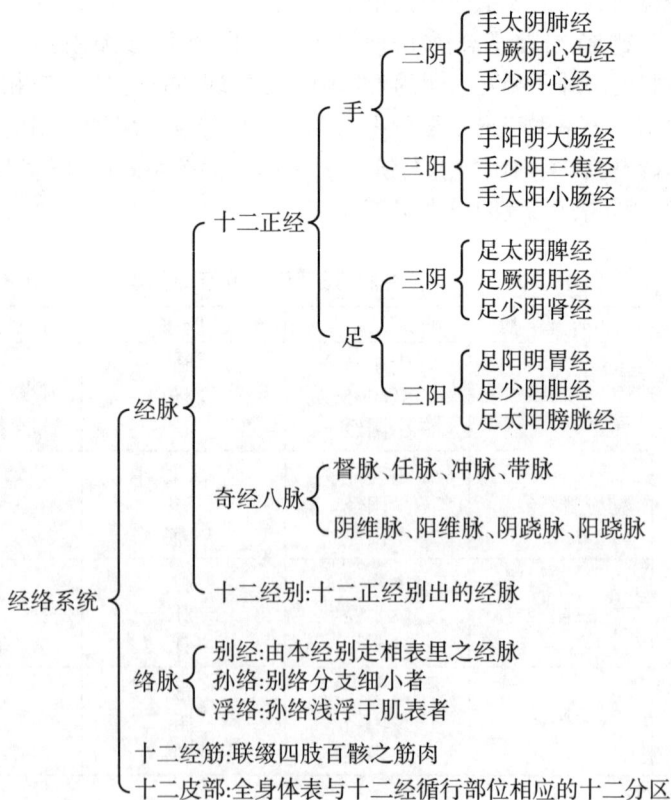

经络系统
- 经脉
  - 十二正经
    - 手
      - 三阴
        - 手太阴肺经
        - 手厥阴心包经
        - 手少阴心经
      - 三阳
        - 手阳明大肠经
        - 手少阳三焦经
        - 手太阳小肠经
    - 足
      - 三阴
        - 足太阴脾经
        - 足厥阴肝经
        - 足少阴肾经
      - 三阳
        - 足阳明胃经
        - 足少阳胆经
        - 足太阳膀胱经
  - 奇经八脉
    - 督脉、任脉、冲脉、带脉
    - 阴维脉、阳维脉、阴跷脉、阳跷脉
  - 十二经别:十二正经别出的经脉
- 络脉
  - 别经:由本经别走相表里之经脉
  - 孙络:别络分支细小者
  - 浮络:孙络浅浮于肌表者
- 十二经筋:联缀四肢百骸之筋肉
- 十二皮部:全身体表与十二经循行部位相应的十二分区

图9-1 经络系统图

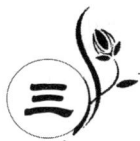

三 经络的生理功能

经络的功能活动,主要表现于沟通表里上下,联络脏腑器官,感应传导,以及调节人体各部分机能平衡等方面。

(一)沟通联络作用

人体是由五脏六腑、四肢百骸、五官九窍、皮肉筋骨等所组成,这些脏器组织虽然各有不同的生理功能,但又是相互协作,并保持着协调和统一的。这种机体功能活动的协调和统一,主要是通过经络系统的联络作用而实现的。十二经脉、十二经别,纵横交错,入里出表,通上达下,循行络属于脏腑和官窍之间;奇经八脉则联系并调节正经;十五别络则能加强表里两条经脉之间的联系,十二经筋与十二皮部则联络筋脉皮肉。因此,通过经络系统的联络作用,则使人体不仅在组织上成为一个不可分离的整体,在生理上亦成为一个协调共济的有机整体。其沟通联络的具体形式是:

1. 脏腑与外周肢节之间的联系 主要是通过十二经脉实现的,十二经脉内与五脏六腑相络属,其经脉之气又散络结聚于经筋,并布散于皮部。四肢为筋肉会聚之所,这样,就使皮肤与四肢筋肉组织同内脏之间,通过经脉沟通而联系起来。故《灵枢·海论》说:"夫十二经脉者,内属于腑脏,外络于肢节。"

2. 脏腑与官窍之间的联系 目、耳、鼻、口、舌、前阴、后阴等官窍,都是经脉循行所经过的部位,而经脉又深入内属络于脏腑,这样,五官九窍同内脏之间,亦可通过经脉的沟通而联系起来。例如手少阴心经属心,络小肠,上连"目系",其别络上行于舌;足厥阴肝经属肝,络胆,上连"目系";足阳明胃经属胃、络脾、环绕口唇等。

3. 脏与腑之间的联系 十二经脉中每一经都分别络属于一脏一腑,从而加强了相为表里的一脏一腑之间的联系。有的经脉还联系多个脏腑,如胃经的经别上通于心;脾经注心中;胆经的经别贯心;肾经出络心;心经却上肺;肾经入肺;肝经注肺中;小肠经抵胃;肝经挟胃;肺经循胃口;肾经贯肝等,这样,就构成了脏腑之间的多种联系途径。

4. 经脉与经脉之间的联系 十二正经阴阳表里相接,具有一定的衔接和流注次序;十二正经与奇经八脉之间纵横交错;奇经八脉之间又彼此相互联系,从而构成了经脉与经脉之间的多种联系途径。如十二正经的手三阳经与足三阳经均会于督脉之大椎穴;阳跷脉与督脉为"阳脉之海";十二正经的足三阴经及奇经中的阴维脉、冲脉均会于任脉,而足三阴经又上接手三阴经,所以称任脉为"阴脉之海";冲脉,前与任脉相并于胸中,后则通督脉,而督、任两脉又通会于十二经脉,且冲脉能容纳来自十二经脉的气血,故称冲脉为"十二经脉之海",督、任、冲三脉同起于胞中等,都说明了经脉与经脉之间的复杂联系。

(二) 运输气血作用

人体各个组织器官,均需气血以濡润滋养,才能维持其正常的生理活动。而气血之所以能通达于全身,发挥其营养脏腑组织器官,抗御外邪,保卫机体的作用,则必须依赖于经络的传注方能实现。故《灵枢·本脏》说:"经脉者,所以行血气而营阴阳,濡筋骨,利关节者也。"

(三) 感应传导作用

感应传导,是指经络系统对于针刺(或其他刺激)感觉,具有的传递通导作用,又称为"经络感传现象"。

经络感传现象,是目前已知的几种经络现象之一,是指当刺激一定穴位时,人体会产生某种酸、麻、胀、重等感觉,并可沿经脉的循行路线而传导放散,这种感传现象,即是通过经络的感应传导作用而产生的。《灵枢·邪气脏腑病形》所谓的"中(zhòng)气穴,则针游于巷",可能是经络感传现象的最早记载。中医则称之为"得气"或"气至"。可以认为,经过古代医家长期反复的临床实践观察,所形成的十二经脉、奇经八脉的循行,以及络属脏腑等理论,则正是经络感应传导与放散规律的概括与总结。

(四) 调节机能平衡作用

经络能运行气血和协调阴阳,可使机体的机能活动保持相对的平衡。当人体发生疾病时,出现气血不和或阴阳偏盛偏衰等证候,即可运用针灸等治疗方法以激发经络的调节作用,从而达到"泻其有余,补其不足,阴阳平复"(《灵枢·刺节真邪》)之目的。实验证明,针刺有关经络的穴位,则可对其脏腑机能产生调整作用,原来亢进的可使之抑制,原来抑制的又可使其兴奋,从而恢复其协调平衡。

四 十二经脉的名称分类、走向交接、分布规律、流注次序和循行部位

(一) 十二经脉的名称分类

十二经脉对称地分布于人体的左右两侧,分别循行于上肢或下肢的内侧或外侧,而每一条经脉又分别属于一个脏或一个腑。因此,十二经脉的名称,即是结合了阴阳、手足及脏腑等三方面要素而命名的。

阳分少阳、阳明、太阳;阴分少阴、厥阴、太阴。根据脏属阴,腑属阳;内侧属阴,外侧属阳的原则,即可将各条经脉按其所属脏腑,并结合其循行于四肢的部位,从而决定出各经之名称。

手经循行于上肢,足经循行于下肢。阴经循行于四肢内侧,属脏;阳经循行于四肢外侧,属腑。手足三阴有少阴,厥阴,太阴之别。手足三阳则有少阳,阳明,太阳之异。三阴三阳的含意,是根据阴阳之气的盛衰多少而分的。阴气最盛为太阴,其次为少阴,再次为厥阴;阳气最盛为阳明,其次为太阳,再次为少阳。正如《素问·至真要大论》所说:"愿闻阴阳之三也,何谓?""气有多少异用也。""阳明何谓也……两阳合明也"。"厥阴何也……两阴交尽也。"

三阴三阳的名称广泛用于经络的命名,包括经脉、经别、络脉及经筋等都是如此。分布于上肢内侧的为手三阴,即手太阴肺经、手厥阴心包经、手少阴心经;分布于上肢外侧的为手三阳,即手阳明大肠经、手少阳三焦经、手太阳小肠经;分布于下肢内侧的足三阴,即足太阴脾经、足少阴肾经、足厥阴肝经;分布于下肢外侧的为足阳明胃经、足少阳胆经、足太阳膀胱经。这即是十二经脉的命名规律,以及手足阴阳的分类。

(二)十二经脉的走向交接规律

从上述十二经脉的循行路线可以看出,十二经脉的走向和交接是有一定规律可循的。《灵枢·逆顺肥瘦》说:"手之三阴,从藏走手;手之三阳,从手走头;足之三阳,从头走足;足之三阴,从足走腹。"即是说,手三阴经均起于胸腹,从胸腔走向手指末端,交手三阳经;手三阳经均起于手指,从手指末端走向头面部,交足三阳经;足三阳经均起于面部,从头面部走向足趾末端,交足三阴经;足三阴经则起于足趾末端,入腹胸,交于手三阴经。这样,就构成了一个"阴阳相贯,如环无端"(《灵枢·营卫生会》)的循环径路(图9-2)。

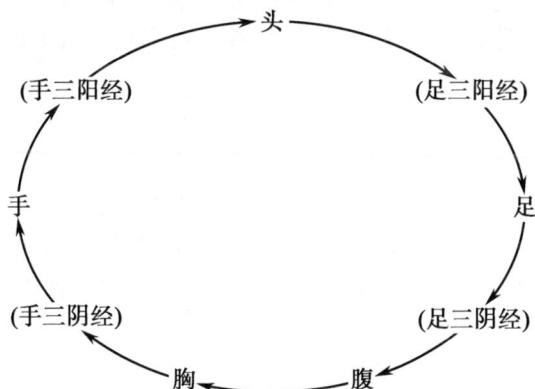

图9-2 十二经脉的走向与交接规律示意图

143

可以看出,在十二经脉的循行过程中,其交接规律大致为如下三个方面:

1. 相为表里的阴经与阳经在四肢末端衔接　如手太阴肺经在食指端与手阳明大肠经交接;手少阴心经在小指端与手太阳小肠经交接;手厥阴心包经在无名指端与手少阳三焦经交接。足阳明胃经在足大趾与足太阴脾经交接;足太阳膀胱经在足小趾与足少阴肾经交接;足少阳胆经在足大趾爪甲后丛毛处与足厥阴肝经交接。

2. 同名的手、足阳经在头面部相接　如手阳明大肠经和足明胃经交接于鼻旁;手太阳小肠经和足太阳膀胱经交接于目内眦;手少阳三焦经和足少阳胆经交接于目外眦。

3. 手、足阴经在胸部交接　如足太阴脾经与手少阴心经交接于心中;足少阴肾经与手厥阴心包经交接于胸中,足厥阴肝经与手太阴肺经交接于肺中。

(三)十二经脉的分布规律

十二经脉在体表的分布(循行部位)具有一定的规律。

1. 四肢部位　阴经分布于四肢内侧面,阳经分布于四肢外侧面。内侧分为三阴,外侧分为三阳。大体上是太阴、阳明在前缘,少阴、太阳在后缘;厥阴、少阳在中线。例如,上肢内侧的经脉分布是手太阴肺经在前,手厥阴心包经在中,手少阴心经在后;上肢外侧的经脉分布是手阳明大肠经在前,手少阳三焦经在中,手太阳小肠经在后。下肢内侧的经脉分布是内踝上八寸以下,足厥阴肝经在前,足太阴脾经在中,足少阴肾经在后;内踝八寸以上,则足太阴脾经在前,足厥阴肝经在中,足少阴肾经在后;下肢外侧的经脉分布是,足阳明胃经在前,足少阳胆经在中,足太阳膀胱经在后。

2. 头面部位　手、足阳明经行于面部、额部;手、足太阳经行于面颊、头顶及头后部;手、足少阳经行于头侧部。

3. 躯干部位　手三阳经行于肩胛部;手三阴经均从腋下走出。足三阳经则阳明经行于前(胸,腹面);太阳经行于后(背面);少阳经行于侧面。足三阴经均行于腹面。

循行于腹面的经脉,其排列顺序自内向外为足少阴肾经、足阳明胃经、足太阴脾经、足厥阴肝经。

应当指出,十二经脉分布于胸、背、头面、四肢,均是左右对称地分布于人体之两侧,共计二十四条经脉。其中,每一条阴经都同另一条阳经在体内与有关脏腑相互属络,同时在四肢部位则循行于内侧和外侧相对应的部位。

(四)十二经脉的表里关系

手足三阴经和三阳经,通过经别和别络相互沟通,组成六对"表里相合"关系。见表9-2。

表9-2　十二经脉表里关系表

表	手阳明经	手少阳经	手太阳经	足阳明经	足少阳经	足太阳经
里	手太阴经	手厥阴经	手少阴经	足太阴经	足厥阴经	足少阴经

十二经脉的表里联系,在体表,则相为表里的两条经脉都在四肢末端相交接,并分别循行于四肢内外两个侧面的相对应的位置(只有足厥阴肝经与足太阴脾经在下肢内踝上八寸外以下,与足阳明胃经、足少阳胆经不对应,八寸处以上交叉后,变换前后位置,则足太阴脾经在前,足厥阴肝经居中,则方与阳经相对应)。此外尚有络脉互相联络。

在体内,相为表里的两条经脉分别络属于相为表里的脏腑(如足太阳经属膀胱络肾;足少阴经属肾络膀胱等),而且其经别除了共同通过所络属的脏腑外,六条阴经的经别从体内走出体表之后又合入相为表里的六条阳经的经别,而归入六阳经,这样,通过经络的络属和交接就形成了表里经脉的多种沟通联系。

《难经本义·六十七难》说:"阴阳经络,气相交贯",是说由于十二经脉的表里关系,不仅使相为表里的两条经脉由于相互衔接而加强了联系,同时由于相互络属于同一脏腑,因而使相为表里的一脏一腑在生理功能上相互配合,在病理上相互影响。

(五)十二经脉的流注次序

十二经脉是气血运行的主要通道。十二经脉分布于人体之内外,经脉中的气血运行是循环贯注的。经脉所运行之气血,系由中焦水谷精气所化,经脉在中焦受气后,上布于肺,自手太阴肺经开始,逐经依次相传至足厥阴肝经,再复注于手太阴肺经,首尾相贯,如环无端,形成十二经脉的循环(图9-3)。

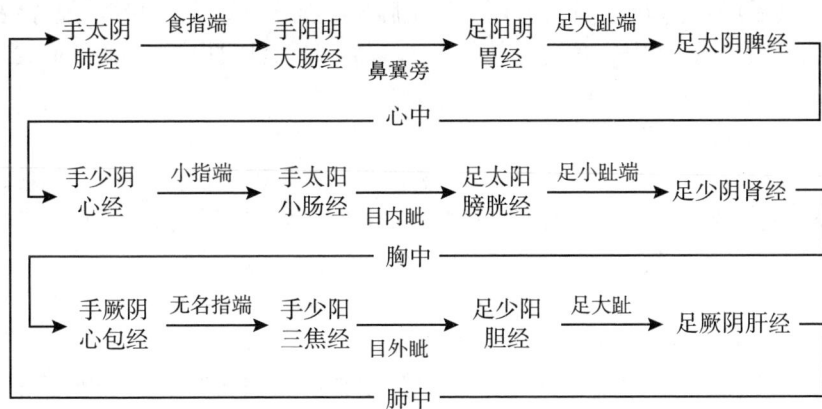

图9-3　十二经脉流注次序示意图

（六）十二经脉的循行部位

1. 十二经脉循行部位的一般规律 见表9-3。

表9-3 十二经脉名称分类及循行部位简表

	阴经 （属脏）	阳经 （属腑）		循行部位 （阴经行于内侧,阳经行于外侧）
手经	太阴肺经 厥阴心包经 少阴心经	阳明大肠经 少阳三焦经 太阳小肠经	上肢	前　缘 中　间 后　缘
足经	太阴脾经* 厥阴肝经* 少阴肾经	阳明胃经 少阳胆经 太阳膀胱经	下肢	前　缘 中　间 后　缘

＊在足及小腿下半部肝经在前缘、脾经在中线。至内踝上八寸交叉之后,则脾经在前缘,肝经在中线。

借助十二经脉的循行规律和病证出现的部位,可以判断病证属于哪一经脉的病变。

2. 手太阴肺经

（1）循行部位:起于中焦胃中脘,下络大肠,还循胃口（下口幽门至上口贲门）,通过横膈,属肺,上行至喉部,横行至胸部外上方（中府穴）,出腋下,沿上肢内侧前缘下行,过肘,至腕入寸口,上鱼际直出拇指端（少商穴）。

分支:从腕后方（列缺穴）分出,直行至食指桡侧端（商阳穴）,交手阳明大肠经。

（2）主要病证:《灵枢·经脉》说:"是动则病肺胀满膨膨而喘咳,缺盆中痛,甚则交两手而瞀（mào）,此为臂厥。是主肺所生病者,咳,上气喘渴,烦心胸满,臑臂内前廉痛厥,掌中热。气盛有余,则肩背痛风寒,汗出中风,小便数而欠。气虚则肩背痛寒,少气不足以息,溺色变。"

3. 手阳明大肠经

（1）循行部位:起于食指桡侧端（商阳穴）。经手背行于上肢外侧前缘,上肩,经第七颈椎棘突（大椎穴）,下入锁骨上窝（缺盆穴）,入胸腔络肺,下隔膜属大肠。

分支:由锁骨窝上行,经颈部至面颊,入下齿中。还出口角和上唇,左右交叉于人中,至对侧鼻旁（迎香穴）,交足阳明胃经。

（2）主要病证:《灵枢·经脉》说:"是动则病齿痛颈肿。是主津液所生病者,目黄口干,鼽衄,喉痹,肩前臑痛,大指次指痛不用。气有余则当脉所过者热肿,虚则寒栗不复。"

4. 足阳明胃经

（1）循行部位：起于鼻旁（迎香穴），夹鼻上行相交于鼻根部，旁行入目内眦，与足太阳经相会，下行沿鼻外入上齿中，还出，环口唇，下交承浆，分别沿下颌（hàn）后下方，经大迎，过耳前，沿发际至前额。

分支：从大迎前下至人迎，入缺盆，下膈，属胃，络脾。

直行者：从缺盆出体表，沿乳中线下行，夹脐（旁开二寸），下行至腹股沟处（气街穴）。

分支：从胃下口分出，经腹部深层，下行至气街穴。与直行脉相会合，再下行大腿前侧，至膝，沿足胫外侧前缘下行至足背，入第二趾外侧端（厉兑穴）。

分支：从足三里穴分出，下行入中趾外侧端。

分支：从足背冲阳穴分出，前行入足大趾内侧端（隐白穴），交于足太阴脾经。

（2）主要病证：《灵枢·经脉》说："是动则病洒洒振寒，善呻数欠颜黑，病至则恶人与火，闻木声则惕然而惊。心欲动，独闭户塞牖（yǒu）而处，甚则欲上高而歌，弃衣而走，贲响腹胀，是为骭（gàn）厥。是主血所生病者，狂，疟，温淫汗出，鼽衄，口㖞唇胗，颈肿喉痹，大腹水肿，膝膑肿痛，循膺、乳、气街、股、伏兔、骭外廉、足跗上皆痛，中指不用。气盛则身以前皆热，其有余于胃，则消谷善饥，溺色黄。气不足则身以前皆寒栗，胃中寒则胀满。"

5. 足太阴脾经

（1）循行部位：起于大趾内侧端（隐白穴），沿足内侧赤白肉际上行，过内踝前缘，沿小腿内侧正中线上行，在内踝上八寸交出足厥阴肝经之前，上行沿大腿内侧前缘经少腹至腹哀穴入腹里，属脾络胃。

分支：从腹哀穴分出，向外上方行至腋，折向后下方至腋下大包穴，再折向上前方，经中府入里，上行夹咽，连舌本，散舌下。

分支：从胃直上过横膈，注入心中，交于手少阴心经。

（2）主要病证：《灵枢·经脉》说："是动则病舌本强，食则呕，胃脘痛，腹胀善噫，得后与气，则快然如衰，身体皆重。是主脾所生病者，舌本痛，体不能动摇，食不下，烦心，心下急痛，溏、瘕、泄、水闭、黄疸，不能卧，强立股膝内肿厥，足大指不用。"

6. 手少阴心经

（1）循行部位：起于心中，属心系，下膈络小肠。

分支：从心系分出，夹食管，上行，连于目系。

直行者：从心系直行上肺，出腋下（极泉穴），沿上肢内侧后缘过肘，经掌后锐骨，至小指内侧端（少冲穴），交于手太阳小肠经。

（2）主要病证：《灵枢·经脉》说："是动则病嗌干心痛，渴而欲饮，是为臂厥。是主心所生病者,目黄胁痛,臑臂内后廉痛厥,掌中热痛。"

7. 手太阳小肠经

(1)循行部位:起于小指外侧端(少泽穴),沿手背、上肢外侧后缘过肘,上行绕肩胛,交肩上(大椎穴),前行入缺盆,络心,沿食管下膈至胃,下行,属小肠。

分支:从缺盆沿颈上颊,至目外侧,转入耳中(听宫穴)。

分支:从颊分出,经眼眶下缘,至目内侧(睛明穴),交足太阳膀胱经。

(2)主要病证:《灵枢·经脉》说:"是动则病嗌痛颔肿,不可以顾,肩似拔,臑似折。是主液所生病者,耳聋、目黄、颊肿。颈、颔、肩、臑、肘、臂外后廉痛。"

8. 足太阳膀胱经

(1)循行部位:起于目内眦(睛明穴),经额上巅,自络却穴左右斜行交于百会穴。

分支:从头顶分出,向两侧下行至耳上角。

直行者:从头顶部分别向后行至枕骨处,进入颅内,络于脑,复出于外,分别下项(天柱穴),下行会于大椎,再分左右夹脊,抵腰络肾,属膀胱。

分支:从腰分出,夹脊下行,穿过臀部,从大腿后侧外缘下行至窝中(委中穴)。与前一支脉会合,下至腓肠肌中(承山穴),下至足外踝后,沿后背外侧至小趾外侧端(至阴穴),交于足少阴肾经。

(2)主要病证:《灵枢·经脉》说:"是动则病冲头痛,目似脱,项如拔,脊痛腰似折,髀不可以曲,腘如结,踹如裂,是为踝厥。是主筋所生病者,痔、疟、狂、癫疾、头囟项痛,目黄,泪出,鼽衄,项、背、腰、尻(kǎo)、腘、踹、脚皆痛,小趾不用。"

9. 足少阴肾经

(1)循行部位:起于足小趾下,斜行于足心(涌泉穴),至内踝后(太溪穴),下入足跟,上沿小腿内侧后缘,至腘内侧,上股内侧后缘入脊内(长强穴),贯脊至腰。属肾,络膀胱。

分支:从脊内分出,由会阴上至腹,走胸,止于俞府穴。

直行者:从肾上贯肝膈,入肺,沿喉咙,夹舌根部。

分支:从肺中分出。络心,注于胸中。交于手厥阴心包经。

(2)主要病证:《灵枢·经脉》说:"是动则病饥不欲食,面如漆柴,咳唾则有血,喝喝而喘,坐而欲起,目䀮䀮(huāng)如无所见,心如悬若饥状,气不足则善恐,心惕惕如人将捕之,是为骨厥。是主肾所生病者,口热舌干,咽肿上气,嗌干及痛,烦心,心痛,黄疸,肠澼,脊股内后廉痛,痿厥嗜卧,足下热而痛。"

10. 手厥阴心包络经

(1)循行部位:起于胸中,属心包,下行依次络于上、中、下三焦。

分支:从胸中分出,横行至腋下三寸(天池穴),复上抵腋,沿上肢内侧中线入肘,过腕,至掌中(劳宫穴),循中指出其端(中冲穴)。

刘燕池中医基础理论讲稿

分支:从掌中分出后,沿无名指出其尺侧端(关冲穴),交手少阳三焦经。

(2)主要病证:《灵枢·经脉》说:"是动则病手心热,臂肘挛急,腋肿,甚则胸胁支满,心中憺憺大动,面赤目黄,喜笑不休。是主脉所生病者,烦心,心痛,掌中热。"

11. 手少阳三焦经

(1)循行部位:起于无名指尺侧端(关冲穴),向上沿无名指尺侧至手腕背面,经前臂外侧中线,过肘,上肩,向前行入缺盆,布膻中,散络心包,过膈膜,依次属上、中、下三焦。

分支:从膻中分出,上行出缺盆,至肩(大椎穴),上项,沿耳后(翳风穴),直上出耳上角,前行经颊至目眶下。

分支:从耳后分出,进入耳中,出走耳前,至目外眦(瞳子髎穴),交足少阳胆经。

(2)主要病证:《灵枢·经脉》说:"是动则病耳聋浑浑焞焞(dūn),嗌肿喉痹。是主气所生病者,汗出,目锐眦痛,颊痛,耳后、肩、臑、肘、臂外皆痛,小指次指不用。"

12. 足少阳胆经

(1)循行部位:起于目外眦(瞳子髎穴),过听会,上至头角(颔厌穴),下耳后(完骨穴),折回上行,经头额至眉上(阳白穴),又向后至风池穴下行至肩背(大椎穴),前行入缺盆。

分支:从耳后分出,进入耳中,出于耳前,至目外眦后方。

分支:从目外眦分出,下行至大迎,折行至目眶下,又折向后下方过颊,下颈,与前脉合于缺盆,入里下行至胸中,贯膈,络肝,属胆,沿胁内下出气街,绕毛际横行至环跳穴。

直行者:从缺盆下腋,沿胸侧,过季肋,下行至环跳穴与前支脉会合,再下行,沿下肢外侧中线,过股、膝、胫,至外踝前,沿足背下行出于第四趾外侧端(窍阴穴)。

分支:从足背(临泣穴)分出,前行出于大趾爪甲后丛毛处,交足厥阴肝经。

(2)主要病证:《灵枢·经脉》说:"是动则病口苦,善太息,心胁痛不能转侧,甚则面微有尘,体无膏泽,足外反热,是为阳厥。是主骨所生病者,头痛颔痛,目锐眦痛,缺盆中肿痛,腋下肿,马刀侠瘿,汗出振寒,疟,胸、胁、肋、髀、膝外至胫、绝骨、外髁(kē)前及诸节皆痛,小指次指不用。"

13. 足厥阴肝经

(1)循行部位:起于足大趾爪甲后丛毛处,下至大趾外侧端(大敦穴),向上沿足背内踝前缘上行,至内踝上八寸处交足太阴脾经之后,上行过膝,沿股内侧中线进入阴毛中,绕阴器,至小腹,向外上行至十一肋端入腹,夹胃、属肝、络

第九讲 经络学说

胆,上贯膈,分布于胁肋,沿喉咙,进入鼻之内窍,上行连目系,出于额,上行与督脉会于头顶部。

分支:从目系分出下行于颊里,环绕口唇。

分支:从肝分出,上贯膈,注肺中,交于手太阴肺经。

(2)主要病证:《灵枢·经脉》说:"是动则病腰痛不可以俯仰,丈夫㿗疝,妇人少腹肿,甚则嗌干,面尘,脱色。是主肝所生病者,胸满,呕逆,飧泄,狐疝,遗溺,闭癃。"

五 奇经八脉的概念、特点、循行部位和主要功能

(一)奇经八脉的概念与特点

奇经八脉,又称"奇经",是指在十二经脉之外"别道而行"的八条经脉而言,包括督脉、任脉、冲脉、带脉、阴跷、阳跷、阴维、阳维在内。

奇者,异也。由于奇经八脉在循行上和与内脏的联系上均有别于十二经脉,故称其为"奇经"。

奇经八脉的特点有如下几方面:

1. 其走向和分布不像十二经脉那样规则。奇经八脉不像十二经脉的分布而遍布全身,其走向亦不似十二经脉有上下、内外、顺逆的阴阳表里循行规律。人体之上肢无奇经八脉的分布,其走向,除带脉横行围腰腹一周、冲脉有一分支向下行走外,其余诸脉都是从下肢或少腹部向上行走。

2. 除督脉外,同内在脏腑无直接络属关系,但与奇恒之腑和部分脏腑有一定的联系,如督脉入属于脑,络肾,贯心。冲、任、督三脉均起于胞中等。

3. 奇经八脉之间无表里相配之关系。

(二)奇经八脉的生理功能

奇经八脉纵横交叉循行于十二经脉之间,具有如下三方面的生理作用:

1. 进一步密切了十二经脉之间的联系 奇经八脉在其循行的过程中,同十二经脉的某些经脉交叉衔接,从而紧密地沟通了各条经脉之间的相互联系。如"阳维维于阳,阴维维于阴",能组合所有的阳经和阴经;督脉"总督诸阳",能联系手足三阳经脉,使阳经的经气都交会于督脉的大椎穴;带脉有"约束诸经"的作用,使循行于腰腹部的经脉都受到约束与调节,对这些经脉具有统带作用。另外,任脉为"诸阴之海";冲脉则通行上下,渗灌三阴、三阳;阴跷脉与阳跷脉,起

于足内外踝处,对分布于腿膝内外侧的阴经和阳经有协调作用。

2. 调节十二经脉之气血 奇经八脉错综分布,循行于十二经脉之间,当十二经脉的气血旺盛而有余时,则流注于奇经八脉,蓄以备用。当人体生理功能活动需要或十二经脉气血不足时,则可由奇经"溢出",渗灌和供应于全身组织,予以补充。李时珍在《奇经八脉考》中将奇经喻为"湖泽",即指其有调节气血作用。《灵枢·逆顺肥瘦》指出,冲脉上行能"渗诸阳"、"灌诸精",下行则"渗三阴","注诸络"。亦是说明奇经有渗灌、溢蓄等调节十二经脉气血的功能。

3. 与肝、肾等脏及脑髓、女子胞等奇恒之腑关系密切 女子胞和脑髓主要由奇经直接联系,相互之间在生理和病理上均有一定的影响,如冲、任、督三脉一源而三歧,都起于胞中,带脉则环腰一周,使它们互相沟通,成为一个相互联络调节的系统,女子胞与肝经相通,又和盆腔内的生殖器官相联系,故与女子的经、带、胎、产等密切相关。

(三) 奇经八脉的循行部位与基本功能

1. 督脉

(1) 循行部位:起于胞中,下出会阴,沿脊柱里面上行,至项后风府穴处进入颅内,络脑,并由项部沿头部正中线,经头顶、额部、鼻部、上唇等部位,循行至上唇系带(龈交穴)处。

分支:从脊柱里面分出来,属肾。

分支:从小腹内部直上,贯脐中央(胴窝),上贯心,到喉部,再向上到下颌部,环绕口唇,向上至两眼下部的中央。

(2) 基本功能:督,有总督、督管、统率的含义。其主要功能为:

一是调节阳经的气血:督脉行于背部的正中,背为阳,其脉多次与手足三阳经及阳维脉交会,故对全身之阳经起到调节作用,因其能总督一身阳经之经气,故又称为"阳脉之海"。

二是能反映脑、髓和肾的功能:督脉循行于脊里,上行入颅络脑,并从脊里分出属肾。肾能藏精生髓,脑为髓海,故督脉与脑、髓和肾的功能活动有着密切的关系。

(3) 主要病证:《素问·骨空论》说:"此生病,从少腹上冲心而痛,不得前后,为冲疝。其女子,不孕、癃、痔、遗溺、嗌干。"《难经·二十九难》说:"督之为病,脊强而厥。"

2. 任脉

(1) 循行部位:起于胞中,下出会阴,经阴阜,沿腹部和胸部正中线上行,至咽喉,上行至下颌部,环绕口唇,沿面颊,分行至目眶下。

(2) 基本功能:任,有担任、妊养的含义。其主要功能为:

一是调节阴经气血:任脉循行于腹面正中线,其脉多次与足三阴经及阴维脉交会,能总任阴经之间的相互联系,对阴经气血起着调节作用。因其能总任一身阴经之脉气,故又称之为"阴脉之海"。

二是"任主胞胎":任脉起于胞中,能调节月经,促进女子生殖功能,与妇女妊娠有关,故为生养之本,称之为"任主胞胎"。

(3) 主要病证:《素问·骨空论》说:"任脉为病,男子内结七疝,女子带下瘕聚。"

3. 冲脉

(1) 循行部位:起于胞中,下出会阴后,从气街部与足少阴经相并,夹脐上行,散布于胸中,再向上行,经喉,环绕口唇,到目眶下。

分支:起于肾,与足少阴经分支向下从气街部浅出体表,沿大腿内侧进入腘窝,再沿胫骨内缘,下行到足底;又有支脉从内踝后分出,向前斜入足背,进入大足趾。

分支:从胞中出,向后与督脉相通,上行于脊柱内。

(2) 基本功能:冲,有冲要之意。其主要功能为:

一是调节十二经气血:冲脉上行于头,下至于足,贯穿全身,通受十二经之气血,为总领诸经气血之要冲。当脏腑经络气血有余时,冲脉能加以溢蓄和贮存,而在脏腑经络气血不足时,冲脉则能给予灌注和补充,以维持人体各组织器官正常生理活动的需要。由于冲脉能调节十二经之气血,故又称其为"十二经脉之海"或"五脏六腑之海"。

二是冲为血海:冲脉起于胞中,有促进生殖之功能,并同妇女的月经有着密切的联系,故称其为"血海"。

(3) 主要病证:《素问·骨空论》说:"冲脉为病,逆气里急。"

4. 带脉

(1) 循行部位:起于季胁,斜向下行到带脉穴,绕身一周。在腹面的带脉下垂到少腹。

(2) 基本功能:带脉围腰一周,状如束带,能约束全身直行的各条经脉,以调节经气,使之通畅。带脉并能主司妇女的带下。

(3) 主要病证:《难经·二十九难》说:"带之为病,腰溶溶如坐水中。"

5. 阴跷脉、阳跷脉

(1) 循行部位:跷脉左右成对。阴跷脉、阳跷脉均起于足踝下。

阴跷脉从内踝下照海穴分出,沿内踝后直上下肢内侧,经前阴,沿腹、胸进入缺盆,出行于人迎穴之前,经鼻旁,到目内眦,与手足太阳经、阳跷脉会合。

阳跷脉从外踝下申脉穴分出,沿外踝后上行,经腹部,沿胸部后外侧,经肩部、颈外侧,上侠口角,到达目内眦,与手足太阳经、阴跷脉会合,再上行进入发际,向下到达耳后,与足少阳胆经会于项后。

(2)基本功能:跷,有跷捷轻健的含义。其主要功能为:

一是主持肢体的运动:跷脉从下肢内、外侧分别上行至头面,能"分主一身左右之阴阳",具有交通一身阴阳之气和调节肢体肌肉运动的功能,可使下肢运动灵活敏捷。

二是司眼睑之开阖:由于阴阳跷脉交会于目内眦,入属于脑,故认为跷脉有濡养眼目和司眼睑开阖的作用。

(3)主要病证:《灵枢·脉度》说:"气并相还,则为濡目,气不荣则目不合。"《难经·二十九难》亦说:"阴跷为病,阳缓而阴急;阳跷为病,阴缓而阳急。"

6. 阴维脉、阳维脉

(1)循行部位:阴维脉起于小腿内侧足三阴经交会之处,沿下肢内侧上行,至腹部,与足太阴脾经同行,到胁部,与足厥阴肝经相合,然后上行至咽喉,与任脉相会。

阳维脉起于外踝下,与足少阳胆经并行,沿下肢外侧向上,经躯干部后外侧,从腋后上肩,经颈部、耳后,前行到额部,分布于头侧及项后,与督脉会合。

(2)基本功能:维,有维系,维络的意思。《难经·二十八难》说:"阳维、阴维者,维络于身,溢蓄不能环流灌溉诸经者也。"说明阳维脉有维系、联络全身阳经的作用;阴维脉有维系、联络全身阴经的作用。在正常情况下,阴、阳维脉互相维系,对气血盛衰起调节溢蓄作用。

(3)主要病证:《素问·刺腰痛》篇说:"阳维之脉,令人腰痛,痛上怫然肿。"《难经·二十九难》说:"阳维维于阳,阴维维于阴,阴阳不能自相维,则怅然失志,溶溶不能自收持。阳维为病苦寒热,阴维为病苦心痛。"

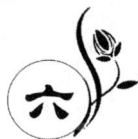

六 经别、别络、经筋和皮部的概念、特点、功能及循行部位

(一)十二经别

1. 基本概念 经别,即是别行的正经。十二经别,就是从十二经脉别行分出,深入躯体深部,循行于胸、腹及头部的经脉,是十二经脉中最重要的支脉。由于其与一般经脉不同,但又包括在正经系统之内,所以称之为别行的正经,简称为"经别"。

2. 基本特点 十二经别的循行特点,可用"离、合、出、入"来进行概括。十二经别的循行,都是从十二经脉的四肢部分,多为肘、膝以上而"别出",称之为

"离";其次是进入体腔脏腑深部,称之为"入";然后是浅出于体表,称之为"出",并上行头项、头面部。但是,阴经的经别和阳经的经别在其最后浅出体表时有所区别,阳经的经别从体腔内部浅出于体表到头项等部位时,仍并入十二经脉中与其同名的经脉中。而阴经的经别则不再入于同名经脉,而是同与其有表里关系的阳经经别合流,分别注入六阳经脉,称之为"合"。每一对相为表里的经别组成一"合",十二经别手足三阴三阳共组成六对,称为"六合。"

同时,阳经的经别在进入胸、腹之后都同其经脉所属络的脏腑发生联系,足三阳的经别都经过心而上循头部;手三阴的经别从腋部进入内脏后,都经过喉咙而上达头面。

3. 基本功能　　十二经别循行布散部位范围较广,有些部位则是十二经脉所不到之处,因而在生理、病理及治疗等方面都有其一定的重要作用。其主要功能为:

(1)加强了十二经脉中相为表里的两条经脉的联系:十二经别进入体腔后,表里两经相并而行,而在浅出体表时,阴经经别又都合入阳经经别,共同注入体表的阳经,从而使十二经脉中分布在肢体的阴经和阳经间的表里关系又增加一重联系。其次,经别进入胸腹内脏之后,大多数经别都循行于该经脉所属络的脏腑,尤其是阳经经别全都联系到与其本经有关的脏和腑,如"足少阳之别散于肝","足阳明之别散于脾","足太阳之别散于肾"等。这样,就使体内一脏一腑的配合以及阴阳表里两经在体内循行部分的联系更为密切。

(2)加强了体表与体内、四肢与躯干的向心性联系:由于十二经别都是从十二经脉的四肢部分别出,且进入体内后又都是向心性的循行,这对于扩大经络的联系和由外而内地传递信息起着重要的作用。

(3)加强了十二经脉对头面的联系:在十二经脉中,循行于头面部的主要是六条阳经,阴经循行一般不上头部,只有足厥阴肝经上达于头顶,手少阴心经上连目系。十二经别则不仅六条阳经的经别循行于头部,而且六条阴经的经别亦可间接上达于头部。其中足三阴经的经别,在合入阳经经别之后上达于头部;手三阴经经别,亦均经喉咙而合于头面部。这就为"十二经脉,三百六十五络,其血气皆上于面而走空窍"(《灵枢·邪气脏腑病形》)的理论奠定了基础。

(4)扩大了十二经脉的分布范围:由于十二经别的分布弥补了十二经脉所不到之处,这不仅使十二经脉的分布和相互联系的部位更趋于周密,而且相应地扩大了经络穴位的主治范围。如足太阳膀胱经并不到肛门,但该经的经别"别入于肛",所以足太阳经的"承山"、"承筋"等穴位,可取以治疗肛门病。

(5)加强了足三阴、足三阳经脉与心脏的联系:足三阴、足三阳的经别上行经过腹、胸,除加强了腹腔内脏腑的表里联系之外,又都与胸腔内的心脏相联系。因此,十二经别对于阐明和分析腹腔内脏腑与心的生理、病理联系,具有重要意义,为"心为五脏六腑之大主"的理论亦提供了一定的依据。

(二)十五别络

1. 基本概念 别络,亦是从经脉中分出来的支脉,大多分布于体表。别络有十五条,即十二经脉各有一条,加上任脉、督脉的络脉和脾之大络。另外,若加上胃之大络,也可称之为十六络脉。

2. 基本特点 别络是络脉系统中比较主要的部分,亦是络脉的主干,对全身无数细小的络脉起着主导作用。从别络所分出的细小络脉,称为"孙络",即《灵枢·脉度》所谓的"诸脉之浮而常见者"。络脉从较大的别络分出后,脉形逐渐细小,同躯干各部组织发生紧密联系。

别络多为斜行的支脉,其分布亦均有一定的部位:

四肢部:阴经的络脉走向与其相为表里的阳经,阳经的络脉走向与其相为表里的阴经,以沟通表里两经,且有循行路线可补充经脉循行之不足。

躯干部:共有三络分布于身前、身后、身侧,即任脉的络脉散布于腹部;督脉的络脉散于头上并别走足太阳经;脾的大络散布于胸胁部。这样,就加强了人体前、后及侧面的统一联系。

3. 基本功能

(1)加强了十二经脉中相为表里的两条经脉在体表的联系:主要通过阴经别络走向阳经和阳经别络走向阴经的途径,从而沟通和加强了相为表里的两条经脉之间在肢体的联系。在别络的循行中,虽然也有进入胸腹腔和内脏相联络,但却无固定的络属关系。别络所着重沟通的是分布于体表的阳经和阴经。

(2)统率全身络脉的作用:十二经脉的"络穴"部位,即是各经络脉之气的汇集点和枢纽。例如任脉的别络散布于腹部,有统属腹部诸阴经络脉的作用,督脉的别络虽然起于长强穴,但其络脉之气散头上,别走太阳,有统率头背部诸阳经络脉的作用;脾之大络散布于胸胁部,对于推动周身经脉之气的运行起着重要的作用。这就不仅加强了人体前、后、侧面的统一联系,而且加强了全身络脉的联系。

(3)渗灌气血,濡养全身:从别络分出的孙络、浮络,从大到小,遍布全身,呈网状扩散,同周身组织的接触面甚广,这样,就能使循行于经脉中的气血,通过别络、孙络,由线状流注扩展为面状弥散,从而充分发挥其对整个机体的营养作用。

(三)十二经筋

1. 基本概念 经筋,是十二经脉连属于肢体外周筋肉的系统,依照十二经脉的循行,全身的筋肉按部位分为手足三阴三阳,即十二经筋。十二经筋作为经络系统的连属部分,其功能活动的正常维持,依赖于经脉和络脉等的渗灌气血而得到濡养,并直接受十二经脉的调节。

2. 基本特点　经筋的循行分布,同十二经脉在体表的循行部位基本上是一致的,但其循行走向却不尽相同。经筋在周身的分布,一般都在浅部,都起于四肢末端,走向头身,多结聚于关节和骨骼附近。经筋有的进入胸腹腔,但不属络于脏腑。

3. 基本功能

(1)约束骨骼,有利于关节的屈伸运动:《素问·痿论》说:"宗筋主束骨而利机关也。"宗筋,就是大的筋肉。机关,即是关节。即是说经筋有联缀和约束骨骼,主司关节运动的功能。

(2)保护作用:筋肉除附着于骨骼外,还满布于躯体和四肢的浅部,对机体起着保护作用。

(四)十二皮部

1. 基本概念　皮部,是指体表的皮肤按经络循行部位的分区。故《素问·皮部论》说:"皮有分部";"皮者,脉之部也。""欲知皮部,以经脉为纪。"由于正经有十二条,所以体表皮肤亦相应地划分为十二个部分,称为"十二皮部"。可以说,皮部是十二经脉在体表的分布范围。同时,皮部也是别络的分区,它同别络,特别是浮络更有密切关系。故《素问·皮部论》又说:"凡十二经络脉者,皮之部也。"因此,十二皮部就是十二经脉及其所属络脉在皮表的分区,也是十二经脉之气的布散所在。

2. 基本特点　皮部作为十二经脉体表分区,与经脉和络脉的不同之处在于经脉呈线状分布,络脉呈网状分布,而皮部则着重于面的划分。其分布之范围大致上属于该经络循行的部位,且比经络更为广泛。

3. 基本功能

(1)抗御外邪,保卫机体:皮部分布于人体的浅表部位,故能最先广泛地接触到病邪。当外邪侵犯时,则皮部与布散于皮部的卫气就能发挥其抗御外邪作用,以保卫机体。

(2)反映内在脏腑、经络之病变:由于十二皮部分属于十二经脉,而十二经脉又"内属于府藏",所以,脏腑、经络的病变亦能在相应的皮部分区反映出来,故在临床上观察不同部位皮肤的色泽和形态变化,即可以诊断某些脏腑、经络的病变。

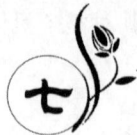

七　经络学说的临床应用

(一)阐释发病途径和病机传变

1. 说明病邪传递的途径　经络系统功能正常,则气血运行通畅,各脏腑功能强健,就能抵御外邪的侵袭,防止疾病的发生。反之,当经络失去其正常的机能,则经气不利或虚损,则外邪就可乘机入侵。故《素问·皮部论》说:"邪客于皮则腠理开,开则邪客于络脉,络脉满则注于经脉,经脉满则入舍于脏腑也。"指出在病理状态下,经络是外邪从皮毛肌腠内传五脏六腑的传变途径,其传递规律,则是邪从皮毛→孙络→络脉→经脉→六腑→五脏。如外邪侵袭肌表,初可见发热,恶风寒,头身疼痛等症,继则由于肺合皮毛,外邪循经入里内舍于肺,则可见继发咳嗽,喘促,胸闷、胸痛等症,是为肺脏病证。又因肺与大肠相表里,有时亦可出现腹痛、腹泻或大便燥结等大肠病变。

2. 说明脏腑病机传变 脏腑彼此之间通过经脉相互沟通联系,故经络的联系亦可成为脏腑之间病变相互影响的途径,从而使某一脏腑的病变通过一定的经络循行影响到另一个脏腑,产生疾病的传变。如足厥阴肝经夹胃、注肺中,所以肝病可以犯胃、犯肺;足少阴肾经可以入肺、络心,所以肾虚水泛可以"凌心"、"射肺"。至于相为表里的阴阳两经,由于其或络、或属于相同的脏腑,因而在病理上亦常是相互影响。如心与小肠相表里,心火可下移于小肠,则临床可见小便黄赤或尿血;肺与大肠相表里,肺失肃降,往往可引起腑气不通,可见大便不通;大肠实热,又可引起肺气不利而见胸闷,喘咳等。

(二)反映内在病变的部位

经络不仅是外邪由表入里或脏腑之间病变相互影响的途径,而且亦是脏腑与体表组织之间病变相互传变的途径。通过经络的传导感应,脏腑的病变可以反映于外,表现于相应的官窍、经络的循行路线,或某些特定的部位上。如肝火上炎,可见两目红赤、肿痛;心火上炎,可见舌尖红赤碎痛;胃热炽盛,可见牙龈肿痛等。

临床所见,肝气郁结,则两胁、少腹胀痛,即是由于足厥阴肝经抵小腹、布胁肋之故。又如真心痛,可表现为心前区疼痛,且常放射至上肢内侧尺侧缘,即是因为手少阴心经循行于上肢内侧后缘之故。

(三)指导临床的诊断

1. 通过经络进行诊断 由于经络有一定的循行部位和属络脏腑,因此根据经络循行特定部位所发生的病变,即可判断其内在疾患的脏腑经络归属及其性质。如两胁疼痛,多为肝胆疾病。两胁胀痛,多为肝郁气滞。两胁刺痛,则为气滞血瘀;缺盆痛,常反映肺脏病变;又如头痛一症,则可根据经络在头部的循行分布来判断其与内在脏腑经络的关系。痛在前额,多与阳阴胃经和大肠经有关;痛在两侧,多与少阳胆经有关;痛在后头部及项部,则多与太阳膀胱经有关;痛在巅顶,则多与厥阴肝经有关。

此外，《伤寒论》的"六经分证"，同样亦是在经络学说基础上发展起来的辨证体系。

2. 通过腧穴进行诊断　通过长期的临床实践，在临床检查疾病的过程中，还经常发现在经络的循行部位，或在经气聚集的某些腧穴处，有明显的压痛，或见有结节状、条索状反映物，或局部皮肤出现某些形态变化，这些异常表现，对于疾病的诊断都有一定的参考意义。如肺有病时可在肺俞穴出现结节，或在中府穴处有压痛；肠痈，可在阑尾穴处有压痛；长期消化不良的病人，可在脾俞穴处见到异常变化，或压痛、或结节、或疹点等。正如《灵枢·官能》所说："察其所痛，左右上下，知其寒温，何经所在。"即明确地指出了经络学说对临床诊断的重要意义。

（四）指导临床针灸、按摩及药物治疗

经络学说广泛地应用于临床各科的治疗，特别是对针灸、按摩和药物治疗，更具有重要的指导意义。

针灸疗法和按摩疗法，主要是对于某一经或某一脏腑的病变，在其病变的邻近部位或经络循行的远隔部位上取穴，通过针灸或按摩效应，以调整经络气血的功能活动，从而达到治愈疾病的目的。而治疗腧穴的选择，首先是按经络学说来进行辨证，断定疾病属于何经后，再根据经络的循行分布路线和联系范围来确定，这即是"循经取穴"的原则。

药物治疗，亦以经络为渠道，通过经络系统的传导转输，才能使药到病所，发挥其治疗作用。古代医家在长期临床实践的基础上，根据某些药物对某一脏腑经络所具有的特殊性选择作用，从而创立并形成了"药物归经"理论。这一理论反过来又指导着临床治疗的分经用药和某些"引经报使"药物的选用。如治头痛病证，属太阳经的可用羌活；属阳明经的可用白芷；属少阳经的可用柴胡。因为羌活、白芷、柴胡不仅分别归于手足太阳、阳明、少阳经，且能作为其他药物的向导，引导其他药物归入上述各经，从而发挥较好的治疗作用。

此外，当前被广泛应用于临床的针刺麻醉，以及耳针、电针、穴位结扎，穴位埋线等治疗方法，亦都是在经络理论指导下创立和发展起来的新的治疗方法，并已取得可喜的成果，当然，其本身又是经络学说的进一步充实与发展。

第十讲
病 因 学 说

【授课要点】

1. 一般了解中医病因学的概念、源流、分类及特点。
2. 正确理解"六淫"与"六气"的概念，掌握六淫致病的共同特点。
3. 掌握六淫邪气的性质和致病特点，以及疠气致病的一般特点。
4. 掌握七情内伤、饮食和劳逸所伤，以及痰饮、瘀血等致病的特点。
5. 一般了解"胎传"等因素的致病特点。

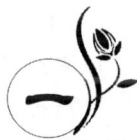

一 中医病因学的概念、源流和特点

（一）中医病因学的基本概念

病因，即是破坏人体生理的动态平衡，导致疾病或病证发生的原因和条件，又称之为致病因素。病因学说，就是研究各种致病因素的性质、致病特点及其临床表现的理论认识。中医学向来重视病因在疾病的发生、发展过程中的作用，认为疾病就是人体生理动态平衡在某种程度上的失调和破坏的结果。即是机体在一定的条件下（如自然界气候的反常变化、致病因素的侵害、人体的调节机能不相适应及机体的抗病能力低下等），机体内部所产生的某些功能或形态结构的损害和障碍，从而妨碍了人体正常生命活动的进行，导致生活能力和生产能力的下降或丧失，即为病理状态。

中医病因学认为，致病因素是多种多样的，诸如气候的异常、疫疠的传染、精神的刺激，饮食劳倦所伤、持重努伤、跌仆金刃外伤，以及虫兽所伤等等，均可导致疾病的发生。此外，在疾病过程中，原因和结果是相互作用的，在某一病理阶段中是结果的东西，在另一病理阶段中则可能成为原因，如痰饮和瘀血等，既是脏腑气血功能失调所形成的病理产物，反过来又能成为某些病变的致病因素。

（二）中医病因学的源流及分类沿革

关于中医病因学的发展源流及分类沿革，远在《内经》理论形成时期，即将病因分为阴阳两类。如《素问·调经论》说："夫邪之生也，或生于阴，或生于阳。其生于阳者，得之风雨寒暑。其生于阴者，得之饮食居处，阴阳喜怒。"

至汉末著名医家张仲景著《金匮要略》，首次指出："客气邪风，中人多死，千般疢（音 chén）难，不越三条，一者，经络受邪，入脏腑，为内所因也；二者，四肢九窍，血脉相传，壅塞不通，为外皮肤所中也；三者，房室、金刃、虫兽所伤。以此详之，病由都尽。"实际上，这是根据经络脏腑部位以及病邪传变层次来分类的，可以说是中医学"三因分类"的雏形。至南北朝陶弘景著《补阙肘后百一方·三因论》，则将病因分为"内疾"、"外发"、"他犯"三种。至宋代陈无择著《三因极一病证方论》，引申并发展仲景"千般疢难，不越三条"之旨，始明确提出了"三因学说"。他说："六淫，天之常气，冒之则先自经络流入，内合于脏腑，为外所因；七情，人之常性，动之则先自脏腑郁发，外形于肢体，为内所因；其如饮食饥饱，叫呼伤气，尽神度量，疲极筋力，阴阳违逆，乃至虎狼毒虫，金疮踒折，疰忤附着，畏压溺等，有背常理，为不内外因。"始以六淫邪气侵袭为"外因"，情志所伤为"内因"，而饮食劳倦，跌仆金刃，以及虫兽所伤等则为不内外因。可以看出，陈氏的"三因学说"虽然未能科学地揭示出关于疾病发生的内因和外因的辩证关系，但这种把致病因素和发病途径结合起来进行研究的分类方法，对于临床分析和辨别病证，无疑具有一定的指导意义。

中医学认为，凡是足以破坏人体内环境，以及人体与外界环境之间的相对平衡状态的各种有害因素，都是致病因素，并称之为"邪气"。目前，关于病因的分类，则主要是根据其病邪的来源及致病特点，一般区分为外感、内伤及其他致病因素三大类。

外感性致病因素：包括六淫、疠气、创伤、寄生虫和虫兽伤等从外入侵机体的致病因素。

内伤性致病因素：是指降低人体正气，从内部来影响脏腑组织功能活动的因素。包括七情过激、饮食所伤、房室劳逸等。

其他致病因素：主要包括某些病理性产物，如痰饮、瘀血等。

（三）中医病因学的特点

中医学对于病因的认识，除某些直接致病的原始病因外，在大多数情况下指的是发病学原因，或某些病理过程的反映。中医病因学不仅用直接观察病因的方法去认识病因，而更重要的是根据病理反映来建立病因概念，这是中医学确认病因的特点之一。中医学认为，一切疾病的发生，都是某种致病因素影响和作用于患病机体的结果，而任何证候都是在致病因素的作用下，患病机体所产生的某种病理反应。任何疾病或证候都是有原因的，没有原因的疾病或证候是不存在的。而且由于病因的性质和致病特点不同，致病后机体的反应各异，故其表现出来的症状和体征也不尽相同。因此，中医病因学有一个非常突出的特点，就是除了了解其可能作为致病因素的客观条件外，主要是以各种病证的临床表现为依据，也就是通过分析疾病的症状、体征来推求病因，从而为临床治疗提供理论根据。这种从症状和体征推求病因的方法，从人体病理反应状态及治疗效应等因果联系中，所总结出的规律性认识，称之为"辨证求因"。

（四）关于内伤、外感与内因、外因的关系

事物发展的根本原因，不在于外部而在内部，在于事物内部的矛盾性。外因是变化的条件，内因是变化的根据，外因通过内因起作用。疾病的规律也是这样，其发生发展的根本原因，在于人体内部矛盾的异常。外在环境各种致病因素侵犯人体，只是致病的条件，而人体的体质状态和机体内在脏腑组织机能的盛衰，及其对于疾病的防御、斗争、修复（新生）能力的强弱，方是疾病发生发展的根据。因此，任何致病因素，都必须通过破坏机体内在矛盾的对立统一，从而导致脏腑组织阴阳气血的相对平衡失调或紊乱，才有可能已发疾病。

中医病因学所谓的外感和内伤，只是对病因和疾病的分类而已，外感与外因，内伤与内因，在概念上是不同的，事实上无论是外界气候的反常变化，或是创伤、虫兽伤，或是精神刺激、饮食劳逸所伤等，都是外来的致病因素，皆应属于外因范畴。当然，外感六淫之邪或疫疠之气致病，亦应考虑包括人体抗病能力方面的内在因素，内伤七情或饮食劳逸等致病，亦应考虑人体接受外界刺激的客观因素。为了区分致病因素分类上传统的"三因"分类，与中医发病学中内、外因在概念上的不同，避免其相互混淆，兹用图10－1示意如下。

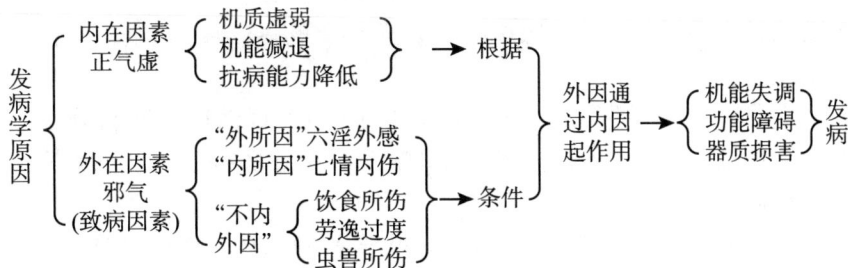

图 10 - 1　中医病因图

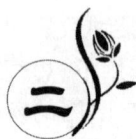

二 外感六淫、疠气的致病性质与特点

（一）六淫的概念及致病的共同特点

1. 六淫的基本概念 六淫，即风、寒、暑、湿、燥、火六种外感病邪的统称。风、寒、暑、湿、燥、火，在正常的情况下，称为"六气"。"六气"是自然界六种不同的气象变化因素，是由宇宙自然界的阴阳消长运动所形成的，具体即是厥阴风木、太阳寒水、少阴君火、太阴湿土、阳明燥金、少阳相火。"六气"的正常运行，是形成温热凉寒四季气候变化的主要原因，是万物生长化育的必要条件，人类亦然，对人体的生存是无害的。故《素问·宝命全形论》说："人以天地之气生，四时之法成。"即是说，人依靠天地之间的大气和水谷之精气而生存，亦循四时生长收藏的规律而成长发育。同时，人们在生活实践中逐步认识了它们的变化特点，并产生了一定的适应能力，所以，正常的"六气"不易于使人致病。只有当气候变化异常，六气发生大过或不及，或非其时而有其气（如春天应温而反寒，秋天应凉而反热等），以及气候变化过于急骤（如暴冷、暴热等），在人体的正气不足，抵抗力下降之时，六气才能成为致病因素，并能侵犯人体而发生疾病。在这种情况下，反常的六气便称为六淫。淫，即太过和侵淫之意。由于六淫是淫盛不正之气，所以又称其为"六邪"，属于外感性的一类致病因素。

2. 六淫致病的共同特点

（1）六淫为病多与季节气候和居处环境有关：一般来说，六淫多为四时主气的淫胜，故容易形成季节性多发病。如春季多风，故多风病；夏季炎热，故多暑病，长夏（农历六月）湿盛，故多湿病；秋季干燥，故多燥病；冬季寒冷，故多寒病等，这是一般规律。但是，气候的变化是很复杂的，四季气候寒热温凉的转换是逐渐更替的，并没有截然的界限，而且人体的体质有差异，不同的体质，对外邪的感受性亦不相同，故六淫为病虽有一定的季节性，但并非绝对，所以即使是同一季节，亦可能有不同性质的外感疾病发生，如冬季既多患寒病，同样亦可能有温热病发生。

所谓居处环境，主要是指工作或居住环境失宜而言，如久处潮湿环境，则多湿邪为病；高温环境作业，则又常有暑热、燥热，或火热之邪为害；干燥环境工作，又多致燥邪为患等。

（2）六淫之邪既可单独使人致病，又可夹杂致病：所谓单独致病，如寒邪直中脏腑，而发作泄泻；所谓两种以上邪气兼杂侵犯人体而发病，如风寒感冒、湿热泄泻、风寒湿三气杂至合而为痹等。

（3）六淫致病，在疾病发展过程中，不仅可以互相影响，而且可以在一定条件下互相转化：如寒邪入里可以从阳而化热；暑湿日久可以化燥伤阴等，从而使病变性质也相应地发生改变。故《医宗金鉴》说："六气之邪，感人虽同，人受之而生病各异者，何也？盖以人之形有厚薄，气有盛衰，脏有寒热，所受之邪，每从其人之胜气而化，故生病各异也。"

（4）六淫为病，其发病途径多由外入，并有由表及里的传变过程：六淫之邪，多从肌表或口鼻侵犯机体，并由表入里，由浅及深地进行传变。故《素问·缪刺论》说："夫邪之客于形也，必先舍于皮毛，留而不去，入舍于孙脉，留而不去，入舍于络脉，留而不去，入舍于经脉，内连五藏，散于肠胃，阴阳俱感，五藏乃伤，此邪之从皮毛而入，极于五藏之次也。"正是由于六淫为病有这种邪从外受的临床特点，即使其直中于里，而无表证，也都统称为"外感病"。

（5）时令不同，不同的气候将影响不同的脏腑，发生"相应"的关系：如《素问·咳论》说："五脏各以其时受病，非其时各传以与之。人与天地相参，故五藏各以治时，感于寒则受病，微则为咳，甚则为泄为痛。乘秋则肺先受邪，乘春则肝先受之，乘夏则心先受之，乘至阴则脾先受之，乘冬则肾先受之。"

总之，六淫之邪致病，除了气候因素外，从临床实践来看，还应包括生物性致病因素（如细菌、病毒、寄生虫等）、非生物性致病因素（物理、化学等）多种致病因素所引起的病理反应在内。这种用"六淫"来概括外来病邪，把外在致病因素与机体反应结合起来研究疾病发生发展规律的方法，尽管还不十分细致，但却是一种较为正确的途径。

163

（二）外感六淫病邪的性质与致病特点

1. 风邪性质与致病特点　风邪的表现是将自然界"风"的现象，来比拟人体在发病时所出现的一系列病理反应和症状。自然界的风，是一种无形的、流动的气流，来去较快，时有时无，且能使树木枝叶动摇，尤其是树梢摇动最为显著，而且风又是变化多端而无孔不入，故中医学认为风邪为病，具有如下特性和致病特点。

（1）风为阳邪，其性开泄，易袭阳位：风邪善动而不居，具有升发、向上、向外的特性，故属于阳邪。其性开泄，是指易使腠理疏泄而开张。正因其能升发，并善于向上向外，所以风邪侵袭，常伤及人体的上部（头面）、阳经和肌表，使皮毛腠理开泄，常出现头痛、汗出、恶风等症状。故《素问·太阴阳明论》说："犯贼风虚邪者，阳受之"，"伤于风者，上先受之。"

（2）风性善行而数变："善行"，是指风邪致病具有病位游移，行无定处的特性。如风寒湿三气杂至而引起的"痹证"，若见游走性关节疼痛，痛无定处，便属于风气偏盛的表现，故又称为"行痹"或"风痹"。"数变"，是指风邪致病具有变幻无常和发病迅速的特性而言,如风疹或瘾疹就有皮肤瘙痒,发无定处,此起彼伏的特点。同时,由风邪为先导的外感疾病,一般发病多急,传变也较快。故《素问·风论》说:"风者,善行而数变",即概括了风邪为病的这一特性。

(3)风性主动:"动",是指风邪致病具有动摇不定的特点,故凡临床所见眩晕,震颤,四肢抽搐,甚则颈项强直,角弓反张等摇动性症状,即多属动风病变。

如外感温热病邪所引起的热极动风(某些急性传染病如流行性脑脊髓膜炎、乙型脑炎等病程中所出现的抽搐,惊厥等,即属热极生风)。因受风而致的颜面神经麻痹,可见面部肌肉抽掣,口眼㖞斜,以及破伤风病证临床所见之角弓反张,四肢抽搐或挛缩等症,均是风性动摇之表现。故《素问·阴阳应象大论》说:"风胜则动",《至真要大论》亦说:"诸暴强直,皆属于风。"

(4)风为百病之长:风邪为六淫病邪的主要致病因素,凡寒、湿、燥、热诸邪多依附于风而侵犯人体,如外感风寒、风热、风湿等。所以风邪常为外邪致病的先导。古人甚至把风邪当作外感致病因素的总称。故《素问·骨空论》说:"风者,百病之始也。"《素问·风论》说:"风者,百病之长也。"《临证指南医案》亦说:"盖六气之中,惟风能全兼五气。如兼寒则曰风寒,兼暑则曰暑风,兼湿曰风湿,兼燥曰风燥,兼火曰风火。盖因风能鼓荡此五气而伤人,故曰百病之长。其余五气,则不能互相全兼,如寒不能兼暑与火,暑亦不兼寒,湿不兼燥,燥不兼湿,火不兼寒。此由观之,病之因乎风而起者自多也。"

(5)风与肝相应:是指感受风邪,易于引起肝气偏盛,从而发生某些病变。如《素问·阴阳应象大论》说:"风气通于肝"。临床上风邪伤人,往往会发生消化不良,腹泻,腹胀等症,即为风邪侵袭,使肝气偏盛,乘克脾土,而使脾脏运化功能失调所致。故《至真要大论》说:"风气大来,木之胜也,土湿受邪,脾病生焉。"

2. 寒邪性质和致病特点 寒邪的表现,亦是将自然界寒冷、冰冻、凝结的现象,来比拟人体感受寒邪所出现的一系列病理反应和症状。所以,中医病因学认为寒为阴邪,其性萧杀、潜藏,收引而凝滞,易伤阳气。其致病有如下特性和致病特点:

(1)寒为阴邪,易伤阳气:寒为阴气盛的表现,故其性属阴,即所谓"阴盛则寒"。阳气本可以制阴,但阴寒偏盛,则阳气不仅不足以驱除阴寒之邪,反为阴寒所侮,故又说:"阴胜则阳病。"(《素问·阴阳应象大论》)所以感受寒邪,最易损伤人体阳气。阳气受损,失其正常的温煦气化作用,则可出现阳气不足的寒证。如外寒侵袭肌表,卫阳被遏,就会见到恶寒;寒邪直中脾胃,脾阳受损,便可见脘腹冷痛,呕吐,腹泻等症;若心肾阳虚,寒邪直中少阴,则可见恶寒蜷卧、手足厥冷、下利清谷、小便清长、精神委靡、脉微细等症。

(2)寒性凝滞:"凝滞"即凝结、阻滞不通之意。人身气血津液之所以能运行不息,通畅无阻,全赖一身阳气的温煦推动。一旦阴寒之邪偏盛,阳气受损,则正如《素问·举痛论》所说:"寒气入经而稽迟,泣而不行,客于脉外则血少,客于脉中则气不通,故卒然而痛。"所谓稽迟、泣而不行、不通,乃是经脉气血为寒邪所凝闭阻滞之故。气血阻滞不通,不通则痛,故寒邪伤人多见疼痛症状。正如《素问·痹论》所说:"痛者,寒气多也,有寒故痛也。"因此又说寒性凝滞而主痛。

（3）寒性收引:"收引",即收缩牵引之意。寒邪侵袭人体,可使气机收敛,腠理、经络、筋脉收缩而挛急。如《素问·举痛论》说:"寒则气收","寒气客于脉外则脉寒,脉寒则缩蜷,缩蜷则脉绌急,绌急则外引小络,故卒然而痛。"缩蜷、绌急,即经络、血脉受寒所致。如寒邪侵袭肌表,毛窍腠理闭塞,卫阳被郁不得宣泄,可见恶寒发热,无汗;寒客血脉,则气血凝滞,血脉挛缩,可见头身疼痛,脉紧;寒客经络关节,经脉拘急收引,则可致肢体屈伸不利,或冷厥不仁。

（4）寒与肾相应:是说水寒之气,常可引发肾脏病变,如寒湿之邪内侵则伤脾肾,易发浮肿,尿少,腰痛等病证。

3. 暑邪性质和致病特点　暑邪与其他外邪不同,具有明显的季节性,且独见于夏令。故《素问·热论》说:"先夏至日为病温,后夏至日为病暑。"所以,炎夏季节,气温过高,或烈日之下,长时间露天作业,或工作环境闷热,皆易感受暑热之邪而患病。

（1）暑为阳邪,其性炎热:暑为夏季火热之邪,火热属阳,故暑亦为阳邪。暑邪伤人,可导致人体阳热亢盛,出现高热,汗出,烦渴,脉洪大等阳热症状。

（2）暑性升散,易伤津耗气:所谓升散,即上升发散之意。暑为阳邪,阳性升散,故暑邪侵犯人体,多直入气分,可致腠理开泄而多汗。汗出过多则伤津,津液亏损不足,须饮水以自救,故可见口渴喜饮,唇干舌燥,尿赤短少等症。暑热之邪还可扰动心神,引发心烦闷乱而不宁。同时,大量汗出如不及时救治,开泄大过,津液耗伤进一步发展,超过生理代偿限度,则必然耗伤正气,且气随津泄,则可导致气虚,机能衰退或衰竭。故《素问·举痛论》说:"炅则腠理开,荣卫通,汗大泄,故气泄矣。"临床可见气短乏力,懒言等气虚症状。甚则可以发生突然昏倒,不省人事等"气脱"之证。故《素问·六元正纪大论》又说:"炎火行,大暑至……故民病少气……甚则督闷懊侬,善暴死。"

（3）暑多夹湿:暑热季节,不仅气候炎热,且常多雨水而潮湿,热蒸湿动,弥漫于空间,常会使空气湿度增加,人身之所及,呼吸之所受,均不离湿热蒸腾之气,故暑邪为病,常兼夹湿邪而侵犯人体,其临床见症,是在发热烦渴的同时,常伴有四肢倦怠困重,胸闷呕恶,大便溏滞不爽等湿阻病证。

4. 湿邪性质和致病特点　湿邪的表现,亦是以自然界水湿之象,来比拟发病时所出现的一系列病理反应和症状。所以,中医病因学认为,湿邪与其他几种邪气相对而言,属重浊有质之邪,其性黏腻停滞,而且发病部位弥漫,伤人多隐缓而不觉。概括起来,其性质和致病特点如下:

（1）湿性重浊而趋下,易袭人之阴位:"重"即沉重或重着之意。湿性重着,系指湿邪为病,多见肢体困重,如负重物,头重昏沉如裹布帛等症。如以湿邪为主所引起的痹证,可表现为肢体某一部位固定性酸重感,称之为"着痹",此即是湿邪沉重特性的反映。

"浊",即秽浊不清。是指湿邪为病,可出现各种秽浊症状,如面垢眵多,大便溏泄不爽,小便浑浊,妇女白带绵多,其质黏稠,腥秽气味较重,或湿疹浸淫,病灶多潮湿不净,或流黄水,甚至糜烂破溃,此皆湿性秽浊特性之反映。就湿病舌苔而论,亦多为腻苔或垢腻苔。

湿性趋下,是说湿邪为病,常先起于下部,或以下部症状较为明显。如水肿病,多以下肢浮肿较为多见,若面部浮肿为明显者,则多兼风邪为患。故《素问·太阳明论》说:"阳受风邪,阴受湿气,伤于风者,上先受之,伤于湿者,下先受之。"如痢疾、淋浊、带下、脚气病等,中医学认为均系湿热下注所致。又如临床所见下肢溃疡(臁疮)、下肢浮肿、下肢关节肌肉酸胀疼痛等病证,亦多与感受湿邪为病有关。

(2)湿性黏滞、弥漫:"黏",即黏腻。"滞",即停滞、阻滞。湿为阴寒之邪,其性黏着凝滞,故湿邪致病常缠绵留着而不易速去,因此临床上湿病往往病程迁延较长,反复发作而难愈,如湿痹、湿疹、湿温病等。在治疗上,祛除湿邪亦颇不易,泻利攻伐,徒伤正气,故湿病多用芳香清化之法。

湿性黏滞特性,在病理上亦有不同的反映,如湿滞胃肠,则脘闷大便后重而不爽;湿积为痰,则痰多黏腻,呕恶,胸痞;湿滞膀胱,则小便淋漓不尽;湿邪偏盛之痹证,则关节酸重疼痛,常固定于一处而不游走。

"弥漫",指水湿之邪为病,病位常弥散而不局限,如水饮之邪,可弥漫于三焦周身各处,外而肌腠皮毛,内而脏腑组织,无处不到,发病则为水肿或腹水。

(3)湿为阴邪,易阻滞气机,遏伤阳气:湿性类水,故为阴邪。湿邪侵及人体,留注于脏腑经络,最易阻遏气机,从而使气机升降失常,经络阻滞不畅,导致肝升肺降、脾升胃降、肠腑传导、膀胱气化等功能紊乱,可出现胸闷脘痞,呕恶不舒,小便短涩不利,或大便排出阻滞不畅等症。

湿为阴寒之邪,侵及人体则遏伤阳气,主要在于伤脾阳。脾为机体运化水湿的主要脏器,亦为人体津液代谢、升降气化之枢纽。脾为阴脏,喜燥而恶湿,如湿邪留滞中焦,则常先困脾而使脾阳不振,运化失权,发为腹泻。甚则水湿停聚于肌肤或腹内,发为水肿,尿少或腹水等病证。故《素问·六元正纪大论》说:"湿胜则濡泻,甚则水闭胕肿。"

(4)湿与脾相应:是说水湿之邪伤人,最易损伤脾阳,致使脾阳不振,运化水湿功能阻碍,称为"水湿困脾"。

5. 燥邪性质和致病特点　燥与湿相反,是缺水分的表现,在日常生活中,物体干燥,则表面常会起皱褶,甚则枯涩、开裂。在自然界,秋季天气干燥少雨,常见生物枯萎。故中医病因学认为,燥邪其性干涸,其气敛肃,易伤肺津。燥邪有

如下性质及致病特点:

（1）燥性干涩,易伤津液:是说燥邪具有干燥涩滞的特性,故其致病最易耗伤人体的津液,从而导致阴津亏虚,体液缺乏之病变。其临床表现,多有干燥不润之特征,如口鼻干燥,唇干咽干口渴,舌干少津,皮肤干燥皲裂,毛发不荣,大便干结,小便短少等症。故《素问·阴阳应象大论》说:"燥胜则干"。刘完素《素问玄机原病式》说:"诸涩枯涸,干劲皲揭,皆属于燥。"

（2）燥易伤肺,为肾所恶:肺为娇脏,喜清肃濡润,既不耐于湿,更不耐于燥,湿则饮停,燥则津伤。且肺主呼吸,与大气相通,又外合皮毛,故燥邪伤人,最易损伤肺脏阴津。肺津为燥邪所伤,失其滋润,则肺气宣发肃降功能均受影响,可出现一系列肺燥津亏之病。肺和大肠相表里,故肺燥亦能影响及大肠的传导功能,引起大便干燥不通。

肾恶燥,是指肾阴(肾精)为五脏阴液之根,燥邪伤津,阴津亏耗,最后亦能导致肾阴的不足。而且"内燥"的病理,亦多与肺肾阴液亏虚关系密切。

（3）燥与肺相应:燥邪伤人,多从口鼻而入,首犯肺卫,易发外燥病证,初秋尚夹夏末余热,侵犯人体多为温燥,深秋近冬多兼寒气,侵犯人体,则发为凉燥。

6. 火热邪气性质和致病特点 火热邪气的表现,亦是将自然界中火热燃烧而出现的炎热上腾及红赤明亮现象,来比拟人体感受温热火邪时所出现的一系列病理反应及症状。中医病因学认为,火热病邪有如下性质和致病特点:

（1）火热为阳邪,其性燔灼上炎:《素问·阴阳应象大论》说:"阳盛则热",阳主躁动而向上。火热之邪,燔灼焚焰,其性蒸腾炎上,故属于阳邪。火热为病,临床多见高热,恶热,烦渴,汗出,脉象洪数等症。若火热内攻,上扰神明,轻则烦躁失眠,重则狂躁妄动,神昏谵语。故《素问·至真要大论》说"诸躁狂越,皆属于火。"又因其具有蒸腾炎上之特性,故其致病,多发于头面、五官等人体之上部,表现出火热偏盛之症状。如心火上炎,则口舌生疮;胃火炽盛,则齿龈肿痛;肝火上炎,则发头痛,目赤肿痛。

（2）火易耗气伤津:火热之邪,最易迫津外泄,消灼阴液,使人体阴津耗伤,故火邪致病,除有热象外,往往伴有口渴喜饮,咽干舌燥,小便短赤,大便秘结等津伤液耗之症。《素问·阴阳应象大论》指出:"壮火食气",壮火,即是指阳热亢盛的实火,最能损伤人体的正气,而使全身性的津、气虚脱。

（3）火易生风动血,火热之邪侵袭人体,往往燔灼肝经,劫耗阴液,使筋脉失其滋养濡润,而致肝风内动,称为"热极生风",表现为高热、神昏谵语,四肢抽搐,目睛上视,颈项强直,角弓反张等症。《素问·至真要大论》说:"诸热瞀瘛,皆属于火"。同时,火热之邪可以加速血行,灼伤脉络,甚则迫血妄行,而致各种出血,如吐血、衄血、便血、尿血、皮肤发斑及妇女月经过多、崩漏等病证。

（4）火热易致肿疡:火热之邪入于血分,可聚于局部,腐蚀血肉发为痈肿疮疡。故《灵枢·痈疽》说:"大热不止,热胜则肉腐,肉腐则为脓,故名曰痈"。《素问·至真要大论》又说:"诸痛痒疮,皆属于心"。此心,主要即指心经火热而言。因此《医宗金鉴·痈疽总论歌》说"痈疽原是火毒生"。

(5)火与心相应:心主血脉而藏神,所谓火与心相应,是指火热之邪易于扰乱心神,从而出现心烦狂躁、神昏谵语等症。火热能使血流加速,心跳加快,而见脉数。

(三)疠气的概念、致病特点和流行条件

1. 疠气的基本概念 疠气,是一类具有强烈传染性的病邪,包括现代医学流行病学之细菌、病毒在内,在中医学古代文献中,又有"瘟疫"、"戾气"、"异气"、"毒气"、"乖戾之气"等名称。疠气与六淫不同,不是由于气候反常变化所形成的致病因素,而是一种人们通过感官所不能直接观察到的微小致病物质(即病原微生物)。故明代吴又可《温疫论》指出:"夫温疫之为病,非风非寒非暑非温,乃天地间别有一种异气所感。"疠气概念的提出,是中医病因学的重要发展。也是对当时世界医学病因学的伟大贡献。

2. 疠气的致病特点 疫疠之邪致病,其特点是发病急骤,病情重笃,病状相似,传染性强。正如《素问遗篇·刺法论》所说:"五疫之至,皆相染易,无问大小,病状相似"。《诸病源候论》说:"人感乖戾之气而生病,则病气转相染易,乃至灭门"。这说明古代医家已认识到疫疠之邪致病的传染性及其发病对人类生命危害的严重性。

一般来说,疠气为病,大多具有发病较急,来势较猛,病情危重的特点,而且某一种疫疠之邪致病,大多病情及症状相似。其临床多具发热见症,且热势较高,并常伴有烦渴,舌红苔黄等热象。由于疫疠之邪比温热火邪毒性更强,且常兼夹湿毒秽浊之气。故其致病的作用更为剧烈险恶。

所谓"染易"、"乃至灭门",是说疠气致病具有强烈的传染性和流行性,并具有死亡率高之特点。疠气通过口鼻等多种途径在人群中传播流行。如《温疫论》说:"疫者,感天地之疠气,在岁运有多少,在方隅有轻重,在四时有盛衰,此气之来,无老少强弱,触之者即病,邪自口鼻而入,则其所客,内不在脏腑,外不在经络,舍于伏膂之内,去表不远,附近于胃,乃表里之分界,是为半表半里,即内经所谓'横连募原'者也。"而且指出,疫病之流行,"不可以年岁四时为拘,盖非五运六气所能定。"由此可见,古代医家已认识到温疫病与一般性的外感病不同。温疫是感受疫疠之邪而发病,邪多由口鼻而入,常分传表里,或在表里之间。而普通外感病,则系感受六淫邪气而发病,多由皮毛而入,其传变则常由表及里。且亦指出,"戾气"的传染途径是空气或接触传染,自口鼻而入,这与呼吸道或消化道传染病的传染途径是一致的。所谓"无老少强弱,触之者即病",即指出疠气致病具有流行广泛之特点。

此外,吴又可又明确指出,由于疠气种类有所不同,可以发生不同的病证。如《温疫论》说:"众人触之者,各随其气而为诸病。"并认为某种"戾气"对某些脏腑组织在病位和病种上具有特异的感染性。更指出某些疫病之发生,乃"盖当其时,适有某气专入某脏腑经络,专发为某病"所致。值得提出者,吴氏更观察到所谓"戾气"还具有不同种动物具有种属感受性或种属免疫性,即感染上的特异性,又称偏中性。如在《温疫论》中又指出:"偏中于动物者,如牛瘟、羊瘟、鸡瘟、鸭瘟,当岂人疫而已哉?然牛病而羊不病,鸡病而鸭不病,人病而禽兽不病,究其所伤不同,因其气各异也。"可以看出,就病因学来说,在当时的历史条件下,显微镜既未发明,微观形态更无从察看,而能通过临床实践验证,形成如此科学之认识,确是难能可贵的,这是中医急性热病病因学说的一大发展。

3. 疫病发生及流行的条件 中医病因学和发病学认为,疫疠病证的发生与流行,与气候、环境、饮食卫生,以及社会等因素有关。所谓气候因素,主要是指自然气候的反常变化,如久旱、酷热、涝渍、湿雾、瘴气等。所谓环境与饮食,则主要是指空气、水源、食物等受到疠气的污染。所谓社会因素,则主要是指社会制度不同,防疫工作的阙如,不能及时控制疠气的传染,从而导致疫病流行。

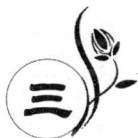

三　七情内伤的概念、致病特点和病理表现

（一）七情内伤的概念

七情,即喜、怒、忧、思、悲、恐、惊七种情志变化。喜是心情愉快的表现,喜则意志和畅,营卫和调。怒是遇到事情或某种刺激而气愤不平,情绪勃然激动的表现。忧是焦虑发愁及精神沉郁,常表现为闷闷不乐。思是指集中精神,运用智慧,考虑问题的精神状态。悲是由于精神怫逆、烦恼而产生的哀痛情绪。惊是猝然遇到非常事变而产生的精神突然紧张。恐是突然遇到危急而产生的骇惧心理。中医学认为这种七种情志活动,是机体在正常生理调节下对外界客观事物各种刺激所产生的不同的适应性精神反映,在一般情况下属于正常的精神活动范围,是正常的生理现象,并不会使人致病。相反,若没有正常的七情反映,则属病态。故俗话说,喜怒哀乐,乃人之常情。

所谓七情内伤,是指情志波动过于突然,过于强烈,或过于持久反复的情志刺激,超过了人体本身正常的生理耐受程度和调节范围,影响人体的生理活动,使人体的气机紊乱,脏腑阴阳气血失调,从而导致疾病的发生,久之亦可致脏腑发生器质性病变。当此之时,七情便成了致病因素,由于病从内发,故称其为内

169

伤性致病因素。所以,七情内伤作为精神性致病因素,亦是引起疾病发生、发展的重要原因之一。故《素问·玉机真脏论》说:"忧、恐、悲、喜、怒,令不得以其次,故令人有大病矣。"

七情内伤致病不同于六淫,六淫之邪主要从口鼻或皮毛侵入机体,而七情太过或不及则是直接影响有关内脏而发病,故又称其为"内伤七情",这是导致内伤杂病的主要致病因素之一。

(二)七情内伤的致病特点

1. 直接伤及五脏 七情过激,或情志刺激过久,则可影响内脏的生理功能,发生某些病理变化。故《灵枢·百病始生》说:"喜怒不节则伤脏。"不同的情志变化,又可以伤不同的脏腑,故《素问·阴阳应象大论》说:"怒伤肝"、"喜伤心"、"思伤脾"、"悲伤肺"、"恐伤肾"等,即过喜则伤心,过怒则伤肝,过悲则伤肺,过思则伤脾,过恐则伤肾。

2. 影响脏腑气机,导致升降失常 七情内伤致病的第二个特点,主要是影响内脏的气机升降,使气机的升降协调关系逆乱。表现为"怒则气上,喜则气缓,悲则气消,恐则气下,惊则气乱,思则气结"(《素问·举痛论》)等。所谓上,即气机逆上;缓,即气机涣散而不收;消,即气的消散或功能减退,下,即气机陷下;乱,即气机升降紊乱;结,即气机郁结而不畅。

但是,人体是一个统一的有机整体,心藏神,为"五脏六腑之大主",故情志的刺激,虽能影响各个脏腑,然首先影响的是心(即神明之心)的功能,然后方能分别影响其他各脏腑之功能。故《灵枢·口问》说:"心者,五脏六腑之主也……故悲哀愁忧则心动,心动则五脏六腑皆摇。"另外,肝主疏泄,可以调畅气机,调节情志,故肝失疏泄,气机紊乱,情志的抑郁或亢奋失去调节,则又是情志疾病发生、发展的关键。

3. 情志异常波动,可使病情加重,或迅速恶化 根据临床观察,在许多疾病的过程中,若患者有较剧烈的情志波动,往往使病情加重,或急剧恶化。如有高血压病史的患者,若遇事恼怒,肝阳暴张,血压可以迅速升高,发生眩晕,甚至突然昏厥,或昏仆不语,半身不遂,口眼㖞斜。心脏病患者,也常因情志波动使病情加重或迅速恶化。

(三)七情内伤的常见病理表现

精神性因素七情内伤致病,临床以怒、忧思、悲、惊恐为多见,而所影响的脏腑则主要以心、肝、脾、肺等脏器的功能失调或障碍为主。

1. 过怒 中医学认为:怒是肝脏精气活动的反应,所谓怒则气上,是指过于愤怒可使肝失疏泄,引发人体气机横逆上冲,甚则血随气逆,并走于上,蒙蔽清窍而发作昏厥。故《素问·举痛论》说:"怒则气逆,甚则呕血。"《生气通天论》亦说:"大怒则形气绝,而血菀于上,使人薄厥。"可见怒主要是伤肝,或使肝气横逆而暴张,或使肝阳上亢,或气郁而化火,而使肝火上炎,从而影响气血之运行。另外,肺主一身之气,肺气肃降而下行,故怒亦可引发肺气上逆,使气机滞塞郁结而不畅,因此《素问·至真要大论》又有"诸气膹郁,皆属于肺"的理论。所以,由怒所引起的病理变化,主要反映为肝肺两脏的功能失调或障碍,即肝气的亢逆和肝肺气机的郁结。过怒引起的病理表现如图10-2所示。

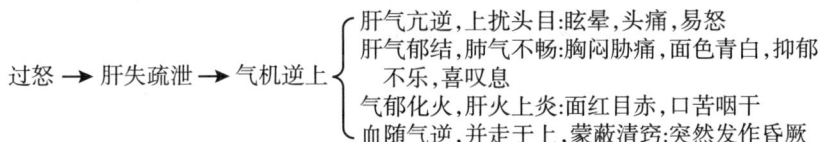

过怒 → 肝失疏泄 → 气机逆上 {
肝气亢逆,上扰头目:眩晕,头痛,易怒
肝气郁结,肺气不畅:胸闷胁痛,面色青白,抑郁不乐,喜叹息
气郁化火,肝火上炎:面红目赤,口苦咽干
血随气逆,并走于上,蒙蔽清窍:突然发作昏厥
}

图10-2 过怒引起的病理表现

2. 忧思 中医学认为忧思是脾脏精气的反应。所谓"思则气结",是指忧思过度,可以引起机体脏腑气机的郁结,气的运行阻滞不畅,从而导致脾胃的纳化呆滞,运化无力。正如《素问·举痛论》所说:"思则心有所存,神有所归,正气留而不行,故气结矣。"《灵枢·本神》说:"愁忧者,气闭塞而不行","脾,忧愁不解则伤意。"是说忧思则伤脾,主要可使脾气郁结不畅,导致饮食水谷的受纳、腐熟、运化功能障碍。

但是,思又出于心(即神明之心),故所谓忧思能使机体脏腑之气郁结,主要还是在于能使心脾之气郁而不畅。

另外,悲忧又是肺脏精气活动的反应,故过忧也能伤肺,因而在忧思伤及心脾的同时,也可出现肺的病证。

此外,心脾肺气郁过久,则可郁而化热,形成心脾郁热之证。

忧思引起的病理表现如图10-3所示:

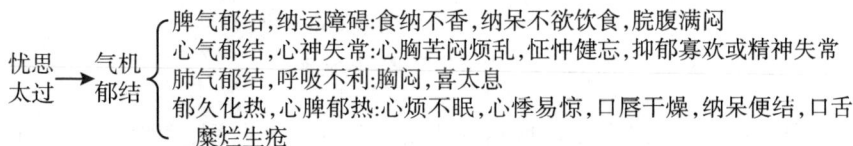

忧思太过 气机郁结 {
脾气郁结,纳运障碍:食纳不香,纳呆不欲饮食,脘腹满闷
心气郁结,心神失常:心胸苦闷烦乱,怔忡健忘,抑郁寡欢或精神失常
肺气郁结,呼吸不利:胸闷,喜太息
郁久化热,心脾郁热:心烦不眠,心悸易惊,口唇干燥,纳呆便结,口舌糜烂生疮
}

图10-3 忧思引起的病理表现

3. 过悲 中医学认为悲为肺脏精气活动的反应。所谓"悲则气消",是说过于悲伤的情志作用,可以引起机体脏腑机能活动的减退和肺气的消散不足。故《素问·举痛论》说:"悲则心系急,肺布叶举,而上焦不通,营卫不散,热气在中,故气消矣"。可以看出,肺气之消散,乃是由于过悲则心之脉络郁急,肺叶胀大,

上焦气机失于宣通,营卫之气不得布散,因而导致气机郁结,气郁则内热自生,热则气耗,故气虚则机能涣散而消退,因此,悲则伤肺,亦主要是先使肺气郁结,进而方使肺气消散而虚损。其病理表现如图10-4所示。

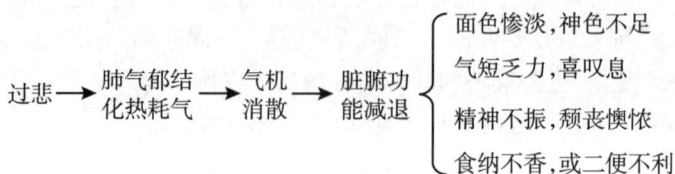

图 10-4　过悲引起的病理表现

4. 惊恐　中医学认为肾是藏精舍志之脏,而志又由心神所发,故恐与惊为肾脏精气活动的反应。所谓"惊",是指突然受到外界刺激而引起的神志慌乱,而"恐"则是人本身所产生的一种畏怯情绪。所谓惊则气乱,恐则气下,是说惊恐的情志所伤,可引起机体脏腑气机的紊乱和脏腑气机的陷下。《素问·举痛论》说:"恐则精却,却则上焦闭,闭则气还,还则下焦胀,故气下行矣,惊则心无所依,神无所归,虑无所定,故气乱矣。"《灵枢·本神》亦说:"恐惧而不解则伤精,精伤则骨酸痿软,精时自下。"因此,大惊猝恐则伤心肾,主要是使心肾功能紊乱,即肾气虚损,封藏失固,不能升腾而虚陷,或心气无所依附而涣散不收,心绪慌乱而不定(图10-5)。

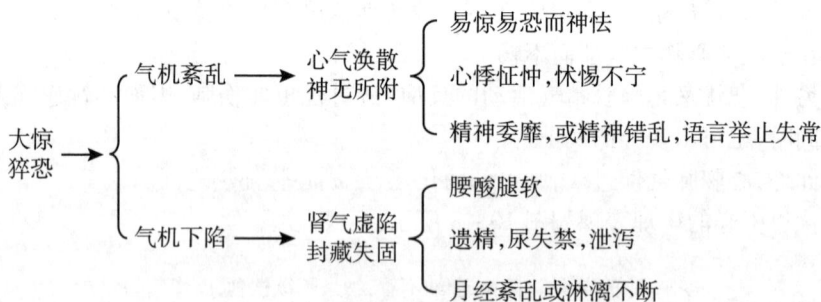

图 10-5　大惊猝恐引起的病理表现

5. 喜　中医学认为喜是心脏精气活动的反应。所谓喜则气缓,是指在正常生理状态,喜能缓和紧张情绪,使心情舒畅,气血和缓。故《灵枢·本神》说:"喜则气和志达,营卫通利,故气缓矣。"但若过喜,超过正常限度,则伤心,而使心神涣散,神不守舍,精神不能集中,故《灵枢·本神》又说:"喜乐者,神惮散而不藏"。临床上因过喜伤心而病者,主要表现为情荡而不收,喜笑无度,注意力不集中,乏力懈怠,乃至心悸失神,甚则狂乱失常。

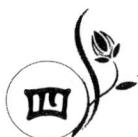

四 饮食所伤的概念、分类和病理表现

（一）饮食所伤的概念

饮食是人体摄取营养维持生命活动的不可缺少的物质，但饮食失宜则又是导致疾病发生的重要内伤性原因之一。饮食物靠脾胃消化。胃主受纳和腐熟水谷，为水谷之海；脾为胃行其津液，主运化转输水谷精微。故饮食所伤，主要受病之脏腑在于脾胃，可导致脾胃气机升降失常，运化失职，或为宿食积滞，或聚湿、生痰、化热，且亦可累及其脏腑而变生他病。另外，大病之后，余邪未尽，脾胃功能虚弱，则亦可因伤食而复发。

（二）饮食所伤的分类及病理表现

1. 饮食不节 即饥饱失常和饮食规律失常。饮食物是后天化生气血的源泉，应以适量、适时为宜。如《济生方》说："善摄生者，谨于和调，使一饮一食入于胃中，随消随化，则无滞留之患。"若饮食过饥、过饱，失其常度，或进食失其规律，则均可导致疾病的发生。

（1）过饥：即过于饥饿，则摄食量少或断绝，营养不足，气血生化无源，气血得不到足够的补充，久之则必然虚亏而为病。如婴幼儿因母乳不足，营养不良，则可影响其正常生长发育；成人因进食过少，营养不足，可致气虚血亏，形体日渐消瘦，正气虚弱，卫外无力，而易感外邪或早衰。故《灵枢·五味》说："谷不入半日则气衰，一日则气少矣"。

（2）过饱：即饮食过量，超过了脾胃的纳化能力，亦可导致脾胃损伤，致使饮食物不能及时腐熟和运化，停滞于内，形成宿食积滞。进而出现脘腹胀痛，恶闻食气，嗳腐吞酸，呕吐或泻下臭秽等食伤脾胃病证。故《素问·痹论》说："饮食自倍，肠胃乃伤。"此种病证，临床上又以小儿为多见，因小儿进食常缺乏规律性，而其脾胃的运化功能又较成人薄弱，故食滞日久，则可郁而化热；伤于生冷寒凉，又可聚湿、生痰。若婴幼儿食积日久，脾胃功能极度虚弱，正虚邪实，则又常可酿成"疳积"，出现手足心热，脘腹胀满，面黄肌瘦，大便溏泄等症。若成年人饮食过量，还常能阻滞肠胃经脉气血运行，或郁久化热，伤及气血，形成下利、便血及痔疮等病证。

饮食不节，伤及脾胃，中气不足，亦可导致营卫虚弱，抗病能力降低，易于招致外邪侵袭而发病。

2. 饮食偏嗜 是指饮食内容有所偏颇，或惯食过冷过热饮食物而言。饮食种类应适当调剂，其冷热程度更要适宜，方能起到全面的营养互补作用，而不致损伤脾胃。若饮食偏嗜，寒热失常，则易于引起某些营养物质的缺乏，或导致机体阴

173

阳的偏盛偏衰,以及脾胃功能的损伤而发病。饮食偏嗜,主要有如下几方面:

(1)饮食有偏,营养成分缺乏:指饮食偏颇,某种营养成分减少,久则可形成某种营养缺乏病证。如瘿瘤(即单纯性甲状腺肿)、佝偻病、夜盲病、脚气病等。

(2)饮食寒热失宜:如过食生冷,则易损伤脾阳,导致脾胃虚寒,运化功能紊乱,从而寒湿内生。可发生腹痛、泄泻等症。若恣食辛辣,或进食烫热食品,则易伤胃阴,引发胃热。胃热上熏,津液被灼,无以上承,可出现口干、口臭、消谷善饥等症。因此《灵枢·师传》告诫人们:"食饮者,热无灼灼,寒无沧沧",即是说饮食过冷过热皆不相宜。

(3)过食肥甘、炙煿厚味:中医学认为,过食油腻肥甘,炙煿厚味,则可损伤脾胃,易于积湿生痰,化热化火,易发生消化不良,易患痈疽疔疮,甚则动风,发生半身偏枯痿厥等病证。故《素问·生气通天论》说:"高粱之变,足生大丁"。《医学入门》说:"善食厚味者,生痰"。《素问·通评虚实论》亦说:"消瘅、仆击、偏枯痿厥、气满发逆,甘肥贵人,则高粱之疾也"。

(4)饮食五味偏嗜:中医学认为饮食五味(酸苦甘辛咸),对于人体的五脏及其功能都有不同的营养作用。而五味之偏嗜,则可影响脏腑正常功能的发挥,导致脏气偏胜,诸病丛生。故《素问·至真要大论》说:"五味入胃,各归所喜,故酸先入肝,苦先入心,甘先入脾,辛先入肺,咸先入肾。久而增气,物化之常也。气增而久,夭之由也。"《素问·五脏生成》说:"是故多食咸,则脉凝泣而变色(肾水乘克心火,脉凝血涩,心之病证);多食苦,则皮槁而毛拔(心火乘克肺金,皮肤枯槁少津,汗毛脱落,肺虚津亏之象);多食辛,则筋急而爪枯(肺金乘克肝木,筋急爪枯,肝血失于濡养之象);多食酸,则肉胝䐜而唇揭(肝木乘克脾土,皮肉坚厚皱缩,口唇干薄而掀起,脾虚肌肉失养之象);多食甘,则骨痛而发落(脾土乘克肾水,肾主骨,其华在发,骨痛发落,肾病之象)。此五味之伤也。"

同时,《素问·生气通天论》亦说:"味过于酸,肝气以津,脾气乃绝(木乘土);味过于咸,大骨气劳,短肌,心气抑(水乘火);味过于甘,心气喘满,色黑,肾气不衡(土乘水);味过于辛,筋脉沮弛,精神乃殃(金乘木)。"由此可见,五味偏嗜,不仅可直接引起五脏的病变,而且可以影响脏腑之间的关系,引发多种病证,甚则危及生命。

(5)嗜酒无度:中医学认为嗜酒无度则可酿生湿热痰浊,从而引发多种疾患。古代医家对于饮酒之弊端,多有中肯之论述。如《素问·上古天真论》告诫人们,不要"以酒为浆",《金匮要略》则载有"酒疸"病证,其临床表现为心中懊憹而热,不能食,时欲吐。黄坤载《四圣心源》亦说:"酒酿之性,湿热之媒。其濡润之质,入于脏腑则生下湿。辛烈之气,腾于经络,则生上热。"李东垣在《脾胃论·论饮食过伤》指出"夫酒者,大热有毒,气味俱阳,乃无形之物","酒性大热,伤元气","酒疸下之,久为黑疸"。此是指由于嗜酒过伤而形成腹部癥块的慢性疾患,其临床表现,可见消瘦、腹水、腹中硬块等。类似于现代医学临床所见的酒精中毒引起的肝硬化病变。

3. 饮食不洁 饮食不洁是重要的致病因素之一,可引起多种肠胃疾病。其中主要包括细菌、寄生虫及毒物等污染食物,从而引起食物中毒及消化道传染病之发生。如进食腐败变质食物,可引起胃肠功能失调,出现脘腹胀痛,恶心呕吐,肠鸣泄泻,或腹痛里急后重,痢下脓血等症,若进食被毒物污染的食物,则可引发食物中毒,发病突然。轻者脘腹疼痛、呕吐、腹泻;重者则可见昏迷等严重中毒征象。若进食被虫卵污染之饮食物,则发作寄生虫病(如蛔虫、钩虫、蛲虫、绦虫等),则可发生腹痛、嗜食异物、面黄肌瘦,或肛门瘙痒等症。若蛔虫逆入胆道,则可致上腹部阵发性绞痛,四肢厥冷,甚至吐蛔之"蛔厥"证。

此外,尚有"食复"之说,是指大病之后,由于饮食不能节制而引起的疾病复发,尤其多见于温热病热退未愈之时。由于正气不足,余邪未尽,骤进过量难于消化的饮食,往往可由于脾胃尚虚,纳运无力而致食滞内停,进而可导致余邪复燃而病患复发。故庞安常提示说:"凡病瘥后先进清粥汤,次进糜粥,亦须少与之,均勿过食也。至于酒肉,尤当禁忌,若有不谨,便复发热,名曰食复。"(《伤寒总病论》)饮食所伤病理表现如图 10-6 所示。

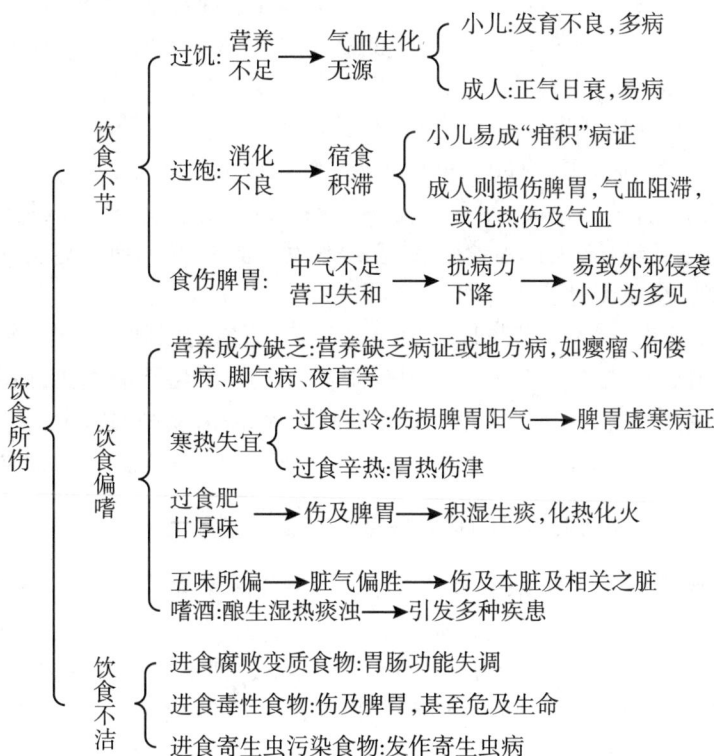

图 10-6 饮食所伤示意图

五 房室不节和劳逸所伤的
概念和致病特点

(一) 房室不节的概念和致病特点

房室,指性生活。房室不节,系指性生活不能节制,淫欲无度,耗伤人体精气而致病。房室所伤在中医病因学中占有重要的位置,素为历代医家所重现,并留有不少精辟的论述,如《素问·上古天真论》所说:"醉以入房,以欲竭其精,以耗散其真,不知持满,不时御神,务快其心,逆于生乐"即指此而言。

房室不节,则内伤而致病,其关键则在于纵欲无度可耗精、伤气而失神,首先最直接的是使有形之精液耗损而伤肾。故徐灵胎《医学源流论》说:"夫精者,即肾中之脂膏也,有长存者,有日生者,肾中藏精之处,充满无缺,如井中之水,日夜充盈,若纵欲不节,如浅狭之井吸之无度,则枯竭矣。"肾精属阴,精伤则阴亏,而元阴元阳相互为用,均为肾所固藏,且肾中阴阳亦应经常处于"平秘"状态,若肾中阴精损耗,则阳无所依,久必浮散而上越,引发虚火上炎而为病。阴亏既久,必损及阳,则可致肾中阴阳俱虚,从而产生全身性虚劳之证。

临床所见,男子阳痿、遗精、滑泄,女子赤白带下、月经不调等症,多因房室不节所致。故《素问·痿论》说:"思想无穷,所愿不得,意淫于外,入房太甚,宗筋弛纵,发为筋痿,及为白淫。"《景岳全书》说:"妇人因情欲房室,以致经脉不调者,其病皆在肾经。"《冯氏锦囊秘录》说:"妇女(带下)赤白而不甚稠者曰白淫,与男子白浊,全系于肾。"

值得提出者,房室不节虽以伤肾为主,但其原始动因则在于心,故《格致余论》即明确谈及"主闭藏者,肾也。司疏泄者,肝也。二脏皆有相火,而其系上属于心。心,君火也,为物所感则易动,心动则相火亦动,动则精自走,相火翕然而起,虽不交会,亦暗流而疏泄矣。所以圣贤只是教人收心养心,其旨深矣。"

(二) 过劳、过逸的概念和致病特点

1. 过劳损伤 过劳损伤,又称"劳伤",历代医家皆有论述。如《诸病源候论》即有"五劳"、"六极"之说。所谓五劳,即指志劳、思劳、心劳、忧劳、瘦劳。又有肺劳、肝劳、脾劳、心劳、肾劳等说法。所谓六极,即是一曰气极,二曰血极,三曰筋极,四曰骨极,五曰肌极,六曰精极等。此外,《难经》尚有"五损"之说,《灵枢·五变》更有"五夺"之论。纵观中医文献,关于劳、损、虚极等证候,虽然病源不同,症状各异,但却同属于人体元气虚损等一类疾患。至于形成劳损的具体原

176

因,除上述房室不节而致的房劳以外,更有久视、久卧、久坐、久立、久行之分。正如《素问·宣明五气》所说:"五劳所伤,久视伤血,久卧伤气,久坐伤肉,久立伤骨,久行伤筋。"

《素问·举痛论》说:"劳则气耗",因此,过劳的病机是耗气,从而可使元气虚亏,脏腑组织机能减退,呈现一派全身性衰弱病理状态。

2. 过度安逸　过度安逸是指完全不参加劳动或体育锻炼而言。过逸则会使气血运行迟缓而不畅,脾胃纳化呆滞,气血不足,机体抗病能力降低,正气不足,则可见食少乏力,肢体软弱,精神不振,或头昏心悸、失眠等症,且易继发其他病证。

劳逸损伤的病理用图 10 - 7 归纳如下:

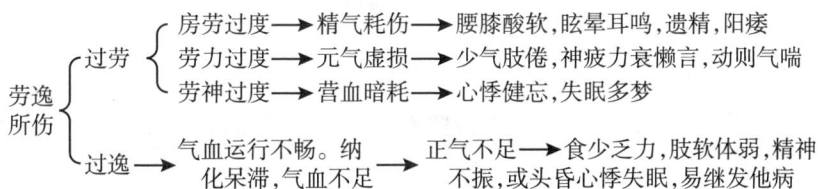

图 10 - 7　劳逸损伤病理图

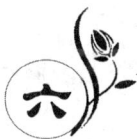

六　痰饮的概念、性质、形成和致病特点

(一) 痰饮的概念

痰饮,是一种独特的病邪,是指由于机体津液代谢障碍所形成的一种病理产物。痰饮一般分为有形与无形两类:

1. 有形之痰饮　指视之可见,触之可及或闻之有声的实质性痰浊和饮液而言,临床所见如咳吐而出之痰浊,喘息之痰鸣等,都是由于呼吸道所分泌的痰液所致,故属有形之痰饮范围。

2. 无形之痰饮　指某些因痰饮而引起的特殊性疾病或症状。由于其临床虽见痰饮之常见症状,如头目眩晕、恶心呕吐、心悸气短、神昏或癫狂等,但只见其症,不见其形,看不到有排出的实质性痰浊与其他形征,而此类病证如按痰饮进行治疗,则又能收到同样的疗效,故称其为无形的痰饮。

(二) 痰饮的性质

关于痰饮的性质,由于痰、饮、水、湿,同源而异流,都是由于人体津液代谢的运行、输布及气化失调而形成，又属于物质性的致病因素，因此四者皆为阴邪，故痰饮病邪性质属阴，而且一般以浓度较大，其质较为稠黏者为痰；而把浓度较小，其质较为清稀者称之为饮。故两者的区别即在于痰稠而饮稀、痰浊而饮清。

痰饮具有聚散不定，流动不居之特性，故可以流窜全身各处而发病。因此《杂病源流犀烛》说：痰"其为物流动不测，故其为害，上至巅顶，下至涌泉，随气升降，周身内外皆到，五脏六腑俱有，来去无端，聚散靡定，失动则生，气滞则盛，风鼓则涌，变怪百端，故痰为诸病之源，怪病皆由痰成也。"

（三）痰饮的形成

中医学有"湿聚为水，积水成饮，饮凝成痰"的说法，这表明痰是由水饮凝聚而成，而水饮的产生，则是由肺、脾、肾等脏腑的气化功能障碍，或三焦水道失于通调，致使体内津液代谢紊乱，影响及津液的正常敷布或排泄，导致水湿停聚。故《景岳全书·杂证谟·痰饮》说："盖痰涎之化，本由水谷，使果脾强胃健，如少壮者流，则随食随化，皆成血气，焉得留而为痰。惟其不能尽化……则但见血气日削，而痰证日多矣。"

导致痰饮形成的原因，多由外感六淫，或饮食所伤及七情内伤所致。若外邪犯肺，肺气郁阻，或化热化燥，则煎灼肺津而成痰；若平素体胖阳虚，又久嗜酒肉肥甘生湿之品，湿聚而不化，亦可成痰或成饮；若情志内伤，肝郁气滞，郁而化火，火热熬灼津液，则亦为生痰之因。而久居潮湿环境及水中作业，外湿困遏脾阳，运化失职，则又为水饮内生之因。

（四）痰饮的致病特点

1. 阻滞经脉气血的运行　痰饮之邪可随气流行于机体内外，无所不至。若痰饮流注于经脉，则使经脉阻滞不畅，气血运行不利。

2. 阻遏气机的升降出入　痰饮为水湿有质之邪，停滞于体内，则易于阻滞气机的升降，从而导致脏腑气机升降失常。如痰饮停肺，则可致肺失宣肃。痰饮停胃，则可致胃失和降等。

3. 影响津液代谢之进行　痰饮之邪虽为津液代谢失常的病理产物，然一旦形成之后，便又作为一种致病因素而作用于机体，进一步影响脾、肺、肾的气化功能。如寒饮阻肺，可致宣肃失常，水道失于通调；痰湿困脾，则可致水湿不运，饮停于皮下；累及肾阳，则可致蒸化无力，从而影响水液的输布和排泄，使水饮进一步停聚在体内，导致津液代谢障碍的恶性循环。

4. 易于蒙蔽神明　是指痰浊上扰，蒙蔽清窍，可致头昏目眩，精神不振；痰迷心窍或痰火扰心，心神被蒙，则可致神昏谵妄，或引发癫、狂、痫等病证。

现将常见痰饮病证的临床表现用图10-8归纳如下：

```
                          ┌ 在肺:咳喘,痰多
                          │ 在心:心悸,神昏,或失眠,癫狂
                          │ 在肝:面青,眩晕,动风
                          │ 在脾:腹胀,身重,肢倦
                          │ 在肾:腰膝痹痛,足冷
                    痰证 ─┤ 在胃:脘痞,呕恶
                          │ 在头:眩晕
                          │ 在咽喉:喉中梗阻(梅核气)
              ┌           │ 在胸胁:胸胁胀满疼痛
              │           │ 在四肢:麻木,疼痛
              │           │ 在皮下:瘰疬,痰核,阴疽,流注
    痰饮       │           └ 在经脉:肢麻、半身不遂
    病证 ─────┤
              │           ┌ 留肌肤("溢饮"):肢体水肿,身重
              │           │ 留胸胁("悬饮"):咳嗽牵引胸胁疼痛
              └    饮证 ─┤ 留膈上("支饮"):咳喘不得平卧
                          └ 留肠间("痰饮"):肠鸣,腹满食多
```

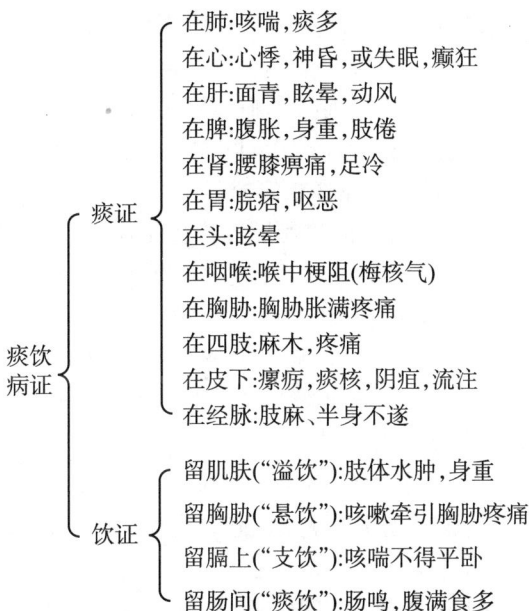

图 10 - 8　痰饮病证临床表现

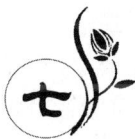

七　瘀血的概念、性质和致病特点

(一)瘀血的概念和性质

瘀血,是指已经失去其本身生理活性的血液凝聚而形成的一种病理产物,亦包括某些由于血液运行循环障碍,血行速度减慢的病理状态。中医学把瘀血又称为"蓄血",认为凡属血液运行阻滞不畅,滞留于经脉之内,或血液逸出于经脉之外,或蓄积于组织间隙,或瘀积于器官之内,而不能自行消散者,都可形成瘀血。而瘀血一旦形成之后,则又能成为致病因素,进一步阻滞气机,障碍气血的运行,导致脏腑功能的进一步失调,如此构成恶性循环不已。因此瘀血亦是一种重要的致病因素。

瘀血,其色紫黑,并有较强的凝固性和聚集性,致病则部位固定不移,能阻滞气血的循环运行。瘀血停积于体内,对机体是一种异物刺激,故瘀血病证,易于产生疼痛症状。

(二)瘀血的形成

1. 气虚致瘀　载气者为血,运血者为气,气血充盈则循运正常。如阳气虚

179

损,鼓动推运无力,则血液运行迟滞而成瘀。或气虚,统摄失权,则血逸脉外,凝结不散而成瘀,此即为因虚而致瘀。

2. 气滞致瘀 气行则血行,气滞则血凝。若肝气郁结,疏泄不利,气机失畅,血液运行亦因之阻塞而瘀。如《沈氏尊生书》说:"气运于血,血本随气以周流,气凝血凝矣,气凝在何处,血亦凝在何处"。

3. 血寒致瘀 血得温则行,得寒则凝。若感受外寒,或阴寒内盛,寒邪入于经脉,则使经脉蜷缩而拘急,血行凝涩不得畅通,进而形成瘀血。

4. 血热致瘀 热入营血,煎灼营阴,血与热互结,或使血液黏滞而运行不畅,或热灼脉络,迫血妄行,从而使血液逸于脏腑组织之间,或蓄结于某一脏器组织,则可形成瘀血。可见,或寒或热伤及血脉均可致瘀。故《医林改错》说:"血受寒则凝结成块,血受热则煎熬成块。"

5. 外伤致瘀 是指各种外伤,诸如跌打损伤,或过度负重努伤等,则外可伤及皮肤,或内伤脏腑,从而使血离经隧,不能及时消散或排出,或使血脉运行郁滞不畅,形成瘀血。

6. 出血致瘀 除上述因外伤出血,离经之血不能及时排出体外而成瘀外,亦可因出血之后(主要指内伤出血),专用收涩止血之品,或过用寒凉药物,则使离经之血凝聚而不散,使未离经之血郁滞而不畅,因之形成瘀血。

7. 情志内伤或饮食生活失宜致瘀 情志内伤,则使气机郁滞,气郁血滞,久而成瘀。此外,古代医家认为,饮食起居失宜,亦可导致血瘀而变生它病。故《证治准绳》说:"饮食起居,一失其宜,皆能使血瘀滞不行,故百病由污血者多。"

（三）瘀血的致病特点

1. 易于阻滞气机 血为气母,能载气循行,瘀血形成则必阻滞气机,进而形成血瘀气滞,和气滞血瘀的恶性循环。

2. 阻滞血脉运行 瘀血形成之后,无论郁滞脉内,或留积于脉外,均可影响心、肝、脉等脏腑组织器官机能,从而导致局部或全身的血运失常,形成心脉痹阻、肝脉阻滞、脉道损伤,甚则血逸脉外等病变。

3. 影响新血生成 瘀血不去,脏腑失于濡养,机能失常,生机受阻,进而新血不生。故《血证论·男女异同论》说:"瘀血不行,则新血断无生理""盖瘀血去则新血易生,新血生而瘀血自去"。

4. 病位固定,病证繁多 如瘀阻于心、瘀阻于肺、瘀阻于肝、瘀阻胞宫、瘀阻肢体肌肤、瘀阻脑络等。

5. 瘀血致病的病证特点 主要有疼痛、肿块、出血、面唇爪甲紫黯、舌见瘀斑或瘀点、肌肤甲错、脉见涩象或结代等。

第十一讲
发 病 学 说

【授课要点】
1. 深入理解和掌握中医发病学的概念和基本原理。
2. 掌握邪气与正气的概念,正确理解二者在疾病发生中的关系。
3. 了解体质、精神状态和生活环境等因素与疾病发生的关系。
4. 一般了解疾病发展和传变的情况。

一 中医发病学的概念

中医学认为,疾病的发生,即是在某种致病因素的影响下,机体的"阴平阳秘"正常生理平衡被破坏,从而导致了"阴阳失调"所致。形成"阴阳失调"的原因不外两个方面,一是机体本身的功能紊乱或失调,二是致病因素对机体的损害或影响,所以,发病过程,即是机体处于被邪气侵害与正气反侵害的斗争过程。

人体内在环境的平衡协调,以及人体与外界环境的整体统一,是人赖以生存的基础,而疾病的发生,则正是这种平衡协调遭到破坏的结果。在疾病的发生、发展过程中,致病因素所引起的各种病理性损害与人体正气抗损害的矛盾斗争,贯穿于疾病发展过程的始终,而正气与邪气矛盾双方的力量对比,决定着疾病发展的方向和结局。因此,发病学的任务,就是研究疾病发生和结局的各种变化和一般规律。

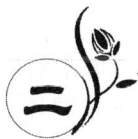

二 发病学说的基本原理

(一) 疾病的发生是"正邪相争","正不胜邪"的结果

中医学认为,任何疾病的发生都有其一定的原因,而这些原因不外乎机体本身的机能状态、抗病能力的强弱和各种致病因素的作用等方面。《灵枢·顺气一日分为四时》说:"夫百病之所始生者,必起于燥湿、寒暑、风雨、阴阳、喜怒、饮

食、居处,气合而有形,得脏而有名。"《灵枢·五变》又说:"人之有常病也,亦因其骨节皮肤腠理之不坚固者,邪之所舍也,故常为病也。"所谓"气合而有形",即是指正气与邪气相会合而发生斗争,方能呈现出一定的病形。

疾病的发生,关系到人体正气和致病邪气两个方面,所谓正气,即是指人体的机能活动和其对疾病的防御、斗争,以及修复(新生)能力。所谓邪气,是与正气相对而言,即是泛指对人体有害的各种致病因素,如外感六淫、内伤七情、疠气、痰饮、瘀血,以及食积等。因此,中医发病学认为,任何疾病的发生,都是在一定的条件下,正邪相争,正不胜邪,矛盾斗争的具体反映。即是机体在一定条件下,内在的抗病能力和修复(新生)能力,与致病因素相互之间的斗争过程。在此过程中,机体内部的统一性和机体与外界环境和统一性,无时无刻不在发生着变化,只有当人体的正气不足以抵御病邪,或病邪侵袭人体的力量超越人体正气的抗御能力时,才可能发病,并导致机体各脏腑组织阴阳气血的失调,以及脏腑经络生理功能的紊乱,从而使人体对周围环境的适应能力降低,最明显的即是劳动能力和生活能力的降低或丧失。所以,整个疾病的过程,就是正邪相争的过程,在此过程中所存在的"正"、"邪"之间的力量对比和消长盛衰变化,则是直接影响到疾病发展和转归的根本原因。

(二)"正气虚"是疾病发生的内在根据

1. 正气存内,邪不可干　中医发病学特别重视人体的"正气",认为在一般情况下,人体正气旺盛或病邪毒力较弱,则邪气不易侵犯机体,或虽有侵袭,亦不至于发生疾病。此时,人体内部阴阳气血、脏腑经络的矛盾运动,其发展变化仍处于生理活动的范围,即"正能御邪",故不发病。正如《素问遗篇·刺法论》所说:"正气存内,邪不可干。"《金匮要略》所说:"不遗形体有衰,病则无由入其腠理。"反之,如果人体正气虚弱,抗病能力低下,不足以抵御邪气,或病邪之毒力过强,则病邪即可乘虚而入侵,使体内矛盾运动的发展变化,超出其生理活动的范围,调节失控,从而导致机体脏腑组织阴阳气血的功能失调,即"正不胜邪"而发病。

2. 邪之所凑,其气必虚　中医发病学认为,正气虚弱是疾病发生的内在根据,邪气是致病的条件。所谓正气虚弱不外两种情况:一是机体脏腑组织机能活动及对疾病的防御、斗争和修复(新生)能力低下;二是由于病邪的致病毒力过强,超越了正气的抗御能力,使正气表现为相对虚弱。在这两种情况下,都可导致病邪入侵机体,使脏腑组织阴阳气血功能失调发生疾病。所以说,疾病的发生,虽然关系到正与邪的两方面,但起决定作用的仍然是正气,邪气必须通过正气的不足才有可能使人发病。正如《灵枢·百病始生》所说:"风雨寒热,不得虚,邪不能独伤人。卒然逢疾风暴雨而不病者,盖无虚,故邪不能独伤人。此必因虚邪之风,与其身形,两虚相得,乃客其形。"《素问·评热病论》说:"邪之所凑,其气必虚。"其中"盖无虚"的"虚",其气必虚的"虚",都是指的正气虚损,这就说明中医发病学说是把人体正气的强弱作为疾病发生与否的内在根据。

可以看出,中医发病学的这种"正邪斗争"观点,着重说明疾病发生的根本原因,不在于致病的外因,而在于人体内部的正气状况,在于致病因素作用于人体后,机体内部阴阳、气血、脏腑、经络等矛盾的失调,显而易见,这种认识是正确的。

(三)致病邪气是发病的重要条件

中医学重视正气,强调正气在发病中的主导地位,但是亦应指出,中医发病学并不否认或排除邪气对疾病发生的重要作用。邪气虽然是发病的条件,但在一定的情况和条件下,甚至可以起主导作用,如高温灼伤、枪弹杀伤及虫兽咬伤等,即使是正气强盛,也难免被伤害。又如在古代医学文献中,即明确提出了"疫疠"之邪具有一定的传染性,要预防外来疠气的感染,除了"正气存内"之外,还要注意"避其毒气"(《素问遗篇·刺法论》),特别是那些具有较强传染性的"疫邪",在一定条件下亦能起到重要的致病作用,甚至导致疾病的流行。

所以,中医学的发病学说,既强调人体正气是疾病发生的内在根据,又不排除致病因素的重要作用,这种具有辩证观点的发病理论是符合临床实际的,与片面强调外因致病作用的形而上学观点,是有着根本区别的。

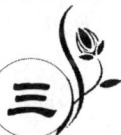

三 体质类型、精神状态、生活环境与疾病发生的关系

中医学认为,在疾病发生过程中,人体正气的强弱,主要取决于体质类型、精神状态、生活环境、营养及锻炼状况等。

(一)体质类型与疾病发生的关系

体质,主要是指人体个体素质的差异性。中医学认为体质首先与先天禀赋有关,即父母的身体素质遗传或影响于后代,从而使其体质具有不同的特点,如《灵枢·寿夭刚柔》说:"人之生也,有刚有柔,有弱有强,有短有长,有阴有阳",是说人生在世,由于各人之禀赋不同,其性格有刚强、柔弱之分;其体制有强壮和瘦弱之别;其身形有长短之分,就其体质及生理功能活动来说则又有偏阴偏阳之别。而人体素质禀赋表现在生理上的差异性,对于发病亦有一定的意义。一般来说有两种情况,一是虽然同样感邪,则有发病与不发病之分。二是病邪虽然相同,但由于体质禀赋不同,其发病情况亦有差别,其病理变化及临床反映亦不尽相同。故《灵枢·论勇》说:"有人于此,并行而立,其年之长少等也,衣之厚薄均也,卒然遇烈风暴雨,或病,或不病,或皆病,或皆不病。"即指不同体质类型所能耐受的邪气各不相同,其发病证型,亦有区别。如同为风寒之邪侵袭肌表,由于体质差异,则有的可发"中风表虚证",有的则发为"伤寒表实证"。

其次,身体发育或胖瘦的不同,对于体质的强弱亦有重要的影响,其发病情况、病理变化亦不相同。例如,肥胖体质多偏阳虚,多湿多痰;消瘦体质多偏阴虚,多火多气。另外,一般还认为,阳虚或阴盛之体,感邪后易从寒化,即从阴化寒,多反映为寒性病理变化,或为实寒证,或为虚寒证;阴虚或阳盛之体,感邪后易从热化,即从阳而化热,多反映为热性病理变化,或为实热证,或为虚热证。故《医宗金鉴·伤寒心法要诀》说:"人感受邪气虽一,因其形脏不同,或从寒化,或从热化,或从虚化,或从实化,故多端不齐也。"

年龄大小,体质不同,不同的年龄与疾病的发生亦有一定的关系。如幼年体质属"稚阴"、"稚阳"之体,阳气荫发初生而易动,故感邪易于化热、动风,津液易于耗损;青壮年形体壮实,气血旺盛,感邪则正邪斗争激烈,因而发病多为实证热证;年老衰弱之体,气血虚亏,元阴元阳有衰,发病则多为虚寒之证。凡此种种,都说明体质与疾病发生、发展的关系,是密不可分的。

(二)精神状态与疾病发生的关系

精神因素可以直接影响脏腑阴阳气血功能活动,作为内伤性致病因素,可使脏腑阴阳气血功能紊乱而发病。如《灵枢·百病始生》说:"喜怒不节则伤脏,脏伤则病起于阴也。"此是情志剧烈变动之后,病由内生。临床常见的"因郁致病"之类,即是指此。故《三因极一病证方论》说:七情致病"动之则先自脏郁而发,外形于肢体。"

同时,不良的精神状态,亦可使人体的"正气"产生相对的虚弱,从而易于导致外邪的侵袭。如长期处于抑郁的精神状态,则可使人眠食俱废,形体衰弱,脏腑功能失调,气血运动阻滞,抗病能力低下,从而易于导致各种致病因素的入侵。因此,要求患者树立信心,发扬乐观主义精神,以提高机体的抗病能力,去战胜疾病,从而达到邪退正复之目的,这对于临床医疗实践还是有一定指导意义的。

(三)生活环境与疾病发生的关系

由于人的居处地域和工作环境不同,并有不同的生活习惯,其对于疾病的发生,亦具有一定的影响。如《素问·异法方宜论》指出,由于东、南、西、北、中五方地域的差异,气候不同,生活习惯互异,故其所常发生的疾病亦各有其特殊性。这说明古代医家已经认识到不同地理生活环境对于发病的重要影响。如居处潮湿或从事水湿作业之人,易患寒湿病证;而居处某些山区的人易患瘿瘤(即地方性缺碘性甲状腺肿)等。另外,中医学还认为久视伤血、久卧伤气、久坐伤肉、久立伤骨、久行伤筋,以及用脑过度或思虑太过则伤心脾;用力过度或运动过度则伤肝肾,易致筋骨功能衰弱等,这对于临床疾病诊断,尤其是某些地方病或职业病的诊断,更具有重要的指导意义。

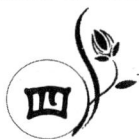

四 疾病发生、发展的一般规律

中医的发病学认为,疾病在"正邪相争",正不胜邪的发生、发展过程中,由于邪气侵入机体有其一定的途径,"正"与"邪"两者之间的力量对比亦有其盛衰消长的变化,因此在整个疾病的发生发展过程中,就产生了各个不同的发展阶段,而在发病途径、病变部位和传变等方面,都客观上存在着发生、发展的一般规律。

(一) 发病途径及病变部位

中医发病学认为,疾病的发生途径,大致有如下几方面:

1. 病由外入 主要是指病邪由外侵袭机体。其侵袭途径则有由皮毛而经络而脏腑,或由口鼻而入及染易等方面。

所谓病邪由皮毛而侵袭机体,即如《素问·调经论》所说的"风雨之伤人也,先客于皮肤,传入于孙脉,孙脉满则传入于络脉"和《素问·皮部论》所说的"络脉满则注于经脉,经脉满则入舍于脏腑也。"伤寒病的"六经传变",即是由表入里,由皮毛而经络入脏腑而发病,并以太阳,阳阴、少阳、太阴、少阴、厥阴顺序进行传变。

所谓病邪由口鼻而入,即是温热病的发病途径,即叶天士《温热论》所谓"温邪上受,首先犯肺"之类,包括了现代临床常见的多种呼吸道或消化道传染病的传染途径在内。

所谓"染易"发病:即病邪传染,互易于人。古代医家已经认识到,凡疠气皆具"染易"之力,如巢元方《诸病源候论》说:"其毒度著于人,如换易也。"刘完素《伤寒标本》亦说:"凡伤寒、疫疠之病,何以别之,盖脉不浮者,传染也。"说明传染病邪为病,与伤于风寒病邪为病不同,其最大的区别就是可以相互"染易",甚至造成流行。"染易"发病,一般可归纳为空气相染、饮食相染及接触相染等途径。

(1) 空气相染:古代医家已经认识到被病邪污染的空气,常可经呼吸道将病邪传染于人。如张景岳说:"正以气通于鼻,鼻通于脑,毒入脑中,则流布诸经,令人相染矣。"(《景岳全书》)《疫疹草》亦说:"家有疫疹人,吸受病人之毒而发病者,为传染。"诸如风温、麻疹、烂喉丹痧等病,即属此类。

(2)饮食相染:系指进食陈腐不洁并被疫邪所污染的食物,经口而入,则病邪即可直犯胃肠而发病,如霍乱、痢疾等消化道系统的疫病流行,即是此类。故《金匮要略》指出:"秽饭、馁肉、臭鱼,食之皆伤人……六畜自死,皆疫死,则有毒,不可食之。"

(3)接触相染:吴又可在《温疫论》中,指出"疠气""若众人触之者,即病。"此即指接触传染而言。

同时,古代医家还认识到能够影响染易的因素,除了疫疠病邪致病毒力的强弱、正气的盛衰外,还与气候的反常有关。所以《诸病源候论》说:"皆由一岁之内,节气不和,寒暑乖候,或有暴风疾雨,雾露不散,则民多疾疫,病无长少,率皆相似",又指出,此"皆因岁时不和,温凉失节,人感乖戾之气而生病,则病气转相染易,乃至灭门,延及外人。"

2. 病由内生 主要是指精神刺激,饮食、房室、劳逸所伤,以及年老体衰等因素作用于机体,导致机体对周围环境的适应能力低下,从而使脏腑组织阴阳气血的功能发生失调、紊乱或减退,因而导致病由内生。如《灵枢·口问》所说:"阴阳喜怒,饮食居处,大惊卒恐,则血气分离,阴阳破败,经络厥绝,脉道不通,阴阳相逆,卫气稽留,经脉虚空,血气不次,乃失其常。"《素问·生气通天论》亦说:"失之则内闭九窍,外壅肌肉,卫气散解,此为自伤,气之削也。"

3. 外伤致病 主要是指跌仆、刀枪、虫兽伤等意外损伤,则可使机体皮肉、经脉破损,气血亏耗,同样亦可导致脏腑组织阴阳气血功能紊乱而发病。

关于病变部位,中医发病学根据上述几种发病情况,一般将疾病分为三大类,即"外感时病"、"内伤杂病"及"外伤病"等。并认为由于邪气侵入机体的途径和层次有一定的规律,故疾病的病变部位,就有在表,在里之区别。一般来说,病在皮毛、经络、肌腠者称为表证;而邪入筋骨、脏腑,或病由内发导致脏腑阴阳气血功能紊乱者,则称为里证。但是,人体的皮表经络与内在脏腑是相通的,而疾病的发生、发展又是在不停地变化着,因此随着正邪斗争的不同情况,又发生着疾病的传变,并决定着病机的进退和转归。

(二)疾病的发展与传变

中医发病学认为,人体皮表肌肉内脏之间,各脏腑组织器官之间,都是通过经络系统作为联络通路而发生影响的。因此,在疾病的发展过程中,发生于机体任何一个部位的病变,都可以通过经络发生表里、上下及脏腑之间的传变。

1. 表里相传 病邪侵入机体,一方面由皮毛肌表通过经络而由表传里,再传至脏腑。另一方面,体内脏腑发生病变后,其病邪亦可由里达表,在体表皮肤出现各种不同的病理反应。例如麻疹病证之皮疹外透,即是疹毒由里达表的体现。

2. 上下相传 不同性质的外邪,常由机体或上或下的不同部位,循其不同途径而侵袭机体。如《灵枢·百病始生》说:"清湿袭虚则病起于下;风雨袭虚,则病起于上。"但是,人体是一个有机整体,邪侵部位虽有不同,但是依然可以通过经络发生上下传变,反映出整体的病理反应和证候。故《素问·太阴阳明论》说:"阳病者,上行极而下;阴病者,下行极而上。故伤于风者,上先受之;伤于湿者,下先受之。"

3. 脏腑相传 脏腑病变,主要即是脏腑功能的失调或障碍,主要反映为功能的太过或不及两方面。在这两种情况下,脏腑病变又可通过经络的联系,彼此发生影响,一般有如下几种可能:

(1)一脏腑功能太过可以影响相关脏腑,从而使相关脏腑功能失调。如肝气亢逆易于乘袭脾土,而使脾运化功能失调,出现腹痛,泄泻等症,临床上则称之为肝气犯脾。同样,也可以因为一脏腑功能太过,而促使另一脏腑功能偏亢。如肝气亢盛,化热化火,从而引发心火偏亢,出现心烦,少寐等症,临床则称之为肝火引动心火,或心肝火旺。

(2)一脏功能不足可以使另一脏功能失调或不足。如脾气虚损,可以导致肺气不利,宣肃失职,甚至肺气虚弱,从而出现气短,语气低弱,咳嗽,咳痰等症,临床上称之为脾虚及肺。也可以由于一脏功能不足,制约他脏能力减退,从而导致另一脏功能偏亢。如肾阴不足,则肾阴不能滋养肝阴,肝肾阴亏,不能制约肝阳,则肝阳偏亢,因而出现肝风上扰证候,可见眩晕,耳鸣,抽搐,震颤等症,临床上则称之为阴虚肝旺,即水不涵木,肝风内动。

(3)一脏病变可循经传于与其互为表里的脏腑,从而使该脏功能也发生紊乱。如心火可以循经下移于小肠;脾虚可以导致胃纳失职;肺失肃降则大肠传导功能失常;肾气虚衰则气化失司,膀胱贮尿排尿功能紊乱等,皆属此类传变。

第十二讲
病机学说、基本病机、邪正盛衰病机

【授课要点】

1. 正确理解中医病机学的概念、特点和意义。
2. 掌握邪正盛衰的概念，正确理解"邪气盛则实，精气夺则虚"的含义。
3. 掌握虚和实两种病机的内容和表现。
4. 一般了解虚实错杂、虚实转化和虚实真假等病机变化。

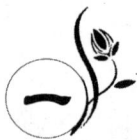

一、中医病机学的概念与特点

病机，即疾病发生、发展和变化的机制。病机学说，即是研究和探讨疾病发生、发展、变化和结局的基本规律的学说。中医病机理论在中医学理论体系中占有重要位置，素为历代医家所重视，故《素问·至真要大论》一再强调应"谨候气宜，无失病机"、"谨守病机，各司其属。"中医病机学认为，疾病的发生、发展和变化，与患病机体的体质强弱和致病邪气的性质密切相关。病邪作用于人体，机体的正气必然奋起而抗邪。正邪相争，破坏了人体相对的阴阳平衡，或使脏腑气机升降失常，或使脏腑经络、气血津液功能紊乱，从而影响全身脏腑组织器官的生理活动，产生全身或局部的多种多样的病理变化。但是，尽管疾病的种类繁多，临床征象千变万化，错综复杂，然而从总体来说，总离不开邪正斗争、阴阳失调、气血津液失常，以及脏腑经络功能紊乱等病机变化的一般规律。

中医学病机学说的特点，是根据以五脏为中心的藏象理论，一般是把局部病理变化同机体的全身状况联系起来，从脏腑组织之间通过经络的相互联系和制约关系来探讨疾病的发展传变规律，从而形成了注重整体联系的病理观。例如肝火上炎可出现头痛、目赤肿痛等症状，从表象来看，头痛与目赤肿痛似乎是各不相关的局部症状，但是通过脏腑、经络表里相关的理论，即可以把这些症状同肝胆联系起来,火热之邪可以上炎,乃由肝胆之火上灼头目所致。因此,中医病机学认为,凡是疾病都是局部和全身的综合的病理表现,不存在单纯的局部病变,也不存在没有局部病变的全身性疾病。实际上,局部病变可以影响全身;全身性疾病也常是通过局部而反映出来,中医的病机学说则正是立足于整体的病理观来认识和研究疾病的。

应当看到,在论述疾病的传变时,中医病机学多是以五行的生克、乘侮来阐释脏腑之间的病理影响及其传变规律,但亦注意到了某些特殊的情况。故《素问·玉机真脏论》说:"五脏相通,移皆有次,五脏有病,则各传其所胜。"《金匮要略》亦说:"见肝之病,知肝传脾。"即是说,肝病有可能影响脾的功能,因木能乘土之故。当然,疾病的发展传变亦有"不以次相传"的情况,如《素问·玉机真脏论》所说:"其卒发者,不必治于传,或其传化有不以次","譬于堕溺,不可为期。"是说诸如跌堕、溺水等突然性损伤,则属意外性伤害,而不属于以次传变的范围。可以看出,中医的病机学说既注意到局部病变与整体的关系,又注意到疾病的发展与传变规律;既注意到病理传变的一般规律,又注意到了疾病突变的特殊情况,这种从整体联系和运动变化的观点来认识疾病的发生、发展过程,充分体现了中医病机学说的辩证观点。

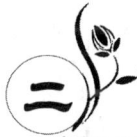

二 基本病机的概念与内涵

基本病机,指机体对于致病因素侵袭或影响所产生的基本病理反应,是病机变化的一般规律,亦是其他系统病机和病证病机的基础。人体由若干脏腑,组织、器官所组成,各脏腑组织器官在生理功能上是相互联系、相互制约的,在病理变化上则又是相互影响的。临床疾病,多种多样,其病变机制亦是非常复杂,不同的疾病和不同的证候,均有其特殊的病理机转。但是,当我们对疾病的发生、发展过程进行剖析时,即会发现许多不同的病证,都有着某些共同的病理发展过程,在许多由于不同的致病因素所引起的千差万别的病理变化中,却存在着某些具有共同性的一般规律。这就说明,患病机体对于各种不同致病因素的损害作用,都是以邪正盛衰和脏腑组织的阴阳,气血、津液代谢等的失调或障碍为基本病理发生反应的缘故。而进一步研讨这些基本病理反应过程,对于把握疾病或病证的发展变化规律,从而更加有效地指导临床辨证论治,无疑具有重要的现实意义。

基本病机,主要包括邪正盛衰、阴阳失调、气血失常,水液代谢失常,以及疮疡、肿瘤等方面。

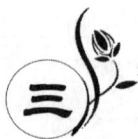

三 邪正盛衰病机

（一）邪正盛衰的概念

邪正盛衰，是指在疾病的发展过程中，正邪相争，即机体的机能活动和抗病能力奋起与致病邪气进行斗争所发生的或盛或衰的病理变化。这种盛衰变化不仅关系着病机与病证的虚实状态，而且直接影响着病势的发展与转归。

事实上，在疾病的发展变化过程中，正气与邪气这两种力量不是固定不变的，而是正邪双方在其斗争的过程中，客观上存在着力量对比的消长盛衰变化，且具有一定的规律可以遵循。一般来说，正气增长而旺盛，则邪气必然消退而衰减，邪气增长而亢盛，则正气必然虚损而衰弱。而且，由于邪正的盛衰消长，患病机体随即可表现为虚、实两种不同的病理状态及证候反映。

（二）邪正盛衰与病机的虚实变化

《素问·通评虚实论》指出："邪气盛则实，精气夺则虚。"此虚与实，是指两种不同的病理状态而言。

1. 实的病机

（1）概念：所谓实，主要指邪气亢盛，是以邪气盛为矛盾主要方面的一种病理反应。主要表现为致病邪气毒力和机体的抗病能力都比较强盛，脏腑机能亢进，或是邪气虽盛而机体正气未衰，尚能积极与邪气抗争，故正邪相搏，斗争剧烈，反应明显，在临床上可出现一系列病理性反应比较剧烈的有余的证候表现。

（2）形成：多由外感六淫病邪侵袭，或由于痰、食、水、血等滞留于体内所致。

（3）病理表现：常见于外感病证的初期和中期，或慢性病之痰涎壅盛、食积不化、水湿泛滥、瘀血内阻等病证。临床可见壮热、狂躁，声高气粗，腹痛拒按、二便不通、脉实有力等症。

2. 虚的病机

（1）概念：所谓虚，主要指正气不足，是以正气虚损为矛盾主要方面的一种病理反应。主要表现为人体生理机能减退，抗病能力低下，因而正气不足与邪气抗争，难以出现较剧烈的病理反应，在临床上多出现一系列虚弱不足或衰退的证候表现。

（2）形成：多由素体虚弱，或慢性病耗损，以致精气消耗，或大汗、吐利、大出血等因素耗伤人体气、血，津液或阳气，阴精等所致。

（3）病理表现：虚的病机、病证，常见于疾病后期及多种慢性病证，临床可见神疲体倦、面容憔悴、心悸气短、自汗、盗汗，或五心烦热，或畏寒肢冷、脉细弱无力等证。

3. 虚实错杂的病机 邪正的盛衰消长,不仅可以产生单纯的或虚或实的病理变化,而且在某些长期的、复杂的疾病中往往多见虚实错杂的病理反应,这是因为邪与正相互斗争,其盛衰同时存在所致。如实性病变失治,病邪久留,损伤人体正气,则实性病证可以转化成虚性病证,或形成邪实正虚的虚实错杂病证。若正气不足,因而无力驱邪外出,或本正虚,而内生之宿食积聚、水湿停蓄、痰饮、瘀血等病理产物凝结阻滞于内,则可形成虚实错杂病变,又称之为正虚邪实病证。其临床表现为虚证和实证同时兼杂而并见。虚实错杂病机与病证,一般有虚中夹实和实中夹虚两类。

(1)虚中夹实:指病理变化以正虚为主,但又兼夹邪实的病理状态。如脾阳不振,运化无权之水肿病证,即属此类。这是由于脾失健运,气不化水,水湿停聚,泛溢肌肤所致。因为水湿之邪滞留于体内,故称之为实,但其邪实乃由脾虚不运所致,故其病理变化仍以虚为主,而邪实则居其次。

(2)实中夹虚:指病理变化以邪实为主,兼见正气虚损的病理状态。如外感热病发展过程中,由于邪热炽盛,煎灼津液,从而形成实热伤津,气阴两伤病证,即属此类。由于病本为热为实,但其津亏,气阴不足为虚,故称其为实中夹虚病证。

4. 虚实转化的病机 在疾病的发展过程中,邪正双方相互斗争的力量对比经常在发生着变化,因而疾病的虚、实病理状态也常会发生转化,发生由实转虚或因虚而致实的病理机转。

(1)由实转虚:主要指病变属实,但由于失治或误治等原因,致使病情迁延日久,虽然邪气渐退,或余邪羁留未清,但人体正气和脏腑机能亦受到损伤,因而疾病的病机由实转虚,出现一系列虚性的病理反应。如外感性疾患,疾病初期,病多属实,若治不及时,或治疗失当,或护理失宜,或由于年高体衰,抗病能力较差等原因,致使病情迁延,正气日衰,则可出现肺脾功能减退之虚象,可见肌肉消瘦,纳呆食少,面色不华,气短乏力等症,此即是病机上的由实转虚。

(2)因虚致实:主要指正气本虚,脏腑组织生理功能减退,以致气、血、水等不能正常代谢运行,从而产生气滞,血瘀、痰饮等实邪滞留于体内。由于此邪实为患,系因正虚所致,故称之为因虚致实。如临床常见的脾肾阳虚,湿运气化无力所致的水肿或腹水等实邪羁留,即是因虚而致实。实际上,所谓因虚致实,其虚象仍然存在,乃是一种正气不足,邪实亢盛的虚实错杂的病理状态,只不过是实证占主导地位而已。

5. 虚实真假的病机 病机虚实的判定,在临床上均有一定的症状和征象可以遵循。但应指出,临床症状或征象仅仅是疾病的现象,在一般情况下,当现象与本质相一致的时候,便可以真实地反映病机的或虚或实。但在特殊的情况下,即在疾病的现象与本质不完全一致的时候,则可出现某些与疾病本质不符合的

191

假象,这些假象并不能真正反映病机的或虚或实,因而又有"至虚有盛候"的真虚假实和"大实有羸状"的真实假虚等病机病证的产生。

(1)真虚假实:主要指"虚"是病机的本质,而"实"则是表面之假象。真虚假实,多由于正气虚弱,脏腑气血不足,功能减退,运化无力所致。由于"虚"是本质,故可见纳食减少、疲乏无力、舌胖嫩而苔润,脉虚而细弱等正气虚弱症状。同时亦可见腹胀满(但有时和缓轻减,非实性腹胀满之持续不减)、腹痛(但喜按,而非腹痛拒按)等假实之象。此即所谓"至虚之病,反见盛候"(《景岳全书》)。

(2)真实假虚:主要指"实"是病机本质,而"虚"则是表面之假象。多由于热结肠胃,或痰食壅滞,或湿热内蕴及大积大聚等实邪结聚,阻滞经络,致使气血不能畅达于外所致。如热结肠胃之里热炽盛病证,一方面可见大便秘结,腹满硬痛拒按、潮热、谵语等实邪表现。有时又可出现精神委靡、不欲多言(但语声高亢,气粗)、肢体倦怠(但稍运动则舒)、大便下利(然得泻反而畅快)等假虚之象。此即所谓"大实之病,反见羸状"(《景岳全书》)。

总之,临床分析病机,要求透过现象看本质,而不被假象所迷惑,应把握住邪正盛衰所反映的真正虚实病机变化,从而了解病变发展过程的本质。

(三)邪正盛衰与疾病的发展趋向和转归

1. 正盛则邪退 正气战胜邪气,或邪气被驱除,这是在邪正斗争消长盛衰的发展过程中,疾病向好转或痊愈方面发展的一种转归,也是在许多疾病中最常见的一种结局。这是由于患者正气比较充盛,抗御病邪的能力较强,或因及时地得到正确的治疗,或二者兼而有之,则邪气难以进一步发展,进而使病邪对机体的损害作用终止或消失,则机体脏腑、经络等组织的病理损害逐渐得到修复,精、气、血、津液等物质的耗伤亦逐渐得到恢复,则机体的阴阳两个方面在新的基础上又获得了新的相对平衡,疾病即告痊愈。例如风寒之邪外感所致的疾病,邪气多从皮毛或口鼻侵袭人体,若机体正气尚充,抗御病邪能力较强,则不仅能阻断病情的进一步发展,使病变局限于肌表或经络,而且可以在机体正气抗御病邪的作用下,一经发汗解表,驱邪外出,使邪去而营卫和调,疾病即会痊愈。

2. 邪去而正虚 邪气被驱除,病邪对机体的损害作用已经消失,但疾病中正气被耗伤而见虚弱,有待恢复,这亦是多种慢性病常见的一种转归。此多由于邪气亢盛,病势较剧。正气在疾病过程中受到较大的耗伤,或因治疗措施过于猛烈,诸如大汗、大吐、大下之类,邪气虽在强烈的攻击下被驱除,但正气亦随之大伤。亦有因正气素虚,又患疾病,而病后虚弱更甚者。邪去正虚,多见于重病的恢复期。如饮食不洁,湿热秽浊之邪自口而入,向下侵犯大肠,症见身热,腹痛,频繁下痢脓血,甚则一日数十次。经过治疗,湿热病邪虽除,但脾胃之气受伤,症见面色不华,形体消瘦,食欲不振,全身无力,动辄汗出,脉细弱无力,正气有待恢复。

3. 正虚而邪恋 疾病后期,正气已虚,但邪气去而未尽,正气又一时无力驱邪外出,因而病势缠绵,经久而不能彻底痊愈。这是某些急性热病迁延不愈,或慢性病常见的一种转归。此种情况的形成,多由于素体正气不太亢盛,疾病中虽奋起抗邪,并已驱除病邪之大半,然已精疲力竭,无力逐尽外邪,或因治疗不彻底,未能达到驱邪务尽之目的;或因病邪性质黏滞附着,而致病情缠绵难愈所致。如感冒风寒之邪,由于正气素虚,或治疗未能彻底,则身热虽退,鼻塞亦通,肺之宣肃功能未复,咳嗽日久,风寒病邪恋肺迁延不愈,若不及时扶正祛邪,长期下去,则有发展成慢性咳喘之可能。

4. 邪盛则正衰 邪气亢盛,正气衰退,是在疾病发展,邪正消长盛衰的斗争过程中,病势向恶化,甚至死亡方面发展的一种转归。这是由于机体的正气虚弱,或由于邪气炽盛,机体抗御病邪的能力日趋低下,或抗邪无力,因之不能制止邪气的致病损害作用,或阻止其发展,机体所受的病理性损害日趋严重,则病势趋向恶化或加剧。若正气衰竭,邪气独盛,气血、脏腑、经络等生理功能衰惫,甚则阴阳离决,机体的生命活动亦告终止而死亡。例如在外感热病的发展过程中,亡阴,亡阳等证候的出现,即是正不胜邪,邪盛正衰的典型表现。

邪正盛衰病机如图 12-1 所示:

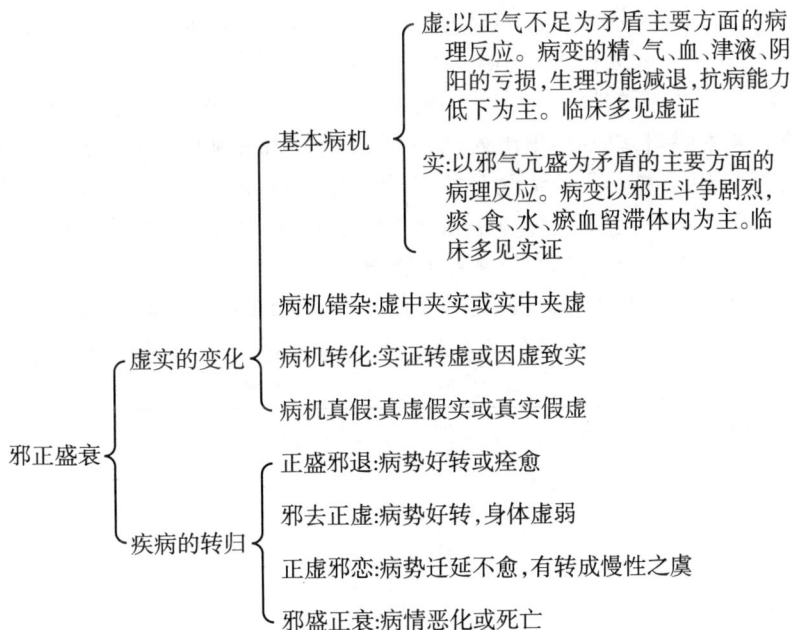

193

邪正盛衰 {
  基本病机 {
    虚:以正气不足为矛盾主要方面的病理反应。病变的精、气、血、津液、阴阳的亏损,生理功能减退,抗病能力低下为主。临床多见虚证
    实:以邪气亢盛为矛盾的主要方面的病理反应。病变以邪正斗争剧烈,痰、食、水、瘀血留滞体内为主。临床多见实证
  }
  虚实的变化 {
    病机错杂:虚中夹实或实中夹虚
    病机转化:实证转虚或因虚致实
    病机真假:真虚假实或真实假虚
  }
  疾病的转归 {
    正盛邪退:病势好转或痊愈
    邪去正虚:病势好转,身体虚弱
    正虚邪恋:病势迁延不愈,有转成慢性之虞
    邪盛正衰:病情恶化或死亡
  }
}

图 12-1 邪正盛衰病机

第十三讲
阴阳失调病机

【授课要点】

1. 理解阴阳失调病机的概念及在疾病发生中的意义。
2. 掌握阴阳偏盛、偏衰、互损、格拒、亡失等病机的概念、特点、形成及病理表现。
3. 重点掌握阴阳盛衰与寒热变化的相互关系及病理反应。
4. 一般了解发热、恶寒、厥逆等病理表现。

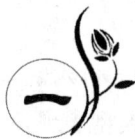

一 阴阳失调病机的概念

阴阳失调，即是阴阳之间失去平衡协调的简称。是指机体在疾病的发生、发展过程中，由于各种致病因素的影响，导致机体阴阳两方面失去相对的协调与平衡，从而形成阴阳或偏盛，或偏衰，或阴不制阳，或阳不制阴，或阴阳互损，或阴阳格拒，或阴阳亡失等的病理状态。同时，阴阳失调又是脏腑、经络、气血、营卫等相互关系失去协调，以及表里出入、上下升降等气机失常的概括。故《灵枢·终始》说："阴与阳未能调"，《灵枢·根结》说："阴阳不调"，《灵枢·五癃津液别》亦说："阴阳不和"，《素问·五运行大论》则说：阴阳"不相得则病"。即说明阴阳的失调在病机的概括上，具有纲领性的重要意义。

中医发病学认为，"邪之所凑，其气必虚"（《素问·评热病论》)，因此，不论外感六淫，内伤七情、饮食劳伤等各种致病因素作用于人体，都必须通过机体内部的阴阳失调才能形成疾病，所以，阴阳失调是机体各种生理性矛盾和关系遭到破坏的总概括，又是疾病发生、发展的内在根据。

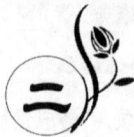

二 阴阳偏盛病机

（一）阴阳偏盛的概念

阴阳的偏盛，是指人体阳气或阴气亢盛所引起的病理变化。主要可见于"邪气盛则实"的病机和病证。病邪侵袭人体,在性质上,必从其类,即阳邪侵袭人体可形成机体阳偏盛;阴邪侵袭人体可形成机体阴偏盛。《素问·阴阳应象大论》说:"阳胜则热,阴胜则寒。"《素问·调经论》亦说:"阳盛则外热,阴盛则内寒。"即指出阴阳偏盛的病理状态,其临床表现有寒热(或实寒,或实热)之特点。所谓"外热"或"内热",是指寒热征象反映于里,反映于外而言,而非指病位的在表或在里。

阴阳偏盛的病机,一般应是阴阳中的一方亢盛,而另一方不虚。但是,由于阴和阳是相互制约的,阳长则阴消,阴长则阳消。所以,阳偏盛必然会耗阴,从而导致阴液不足;阴偏盛也必然损阳,从而导致阳气虚损。故《素问·阴阳应象大论》所说"阳胜则阴病,阴胜则阳病",又是指出了阴阳偏盛病机发展的必然趋势或结果。阴阳偏盛包括阳盛、阴盛两方面。

(二)阳盛病机的概念、形成及表现

1. 概念 阳盛,是指在疾病发展过程中机体所出现的一种阳邪偏盛,机能亢奋,代谢活动亢进,机体反应性增强,热量过剩的病理状态。阳盛病机的特点,多表现为阳热亢盛而阴液未亏(或亏损不甚)的实热证候。

2. 形成 多由于感受温热阳邪;或感受阴寒之邪,但入里从阳而化热;或情志内伤,五志过极而化火;或因气滞、血瘀、食积等郁而化热等所致。

3. 病理表现 阳盛则热,是说阳盛病机易于出现化热,化火等病理反应,常表现为实性、热性病证。这是由于人体之阳具有热、动、燥之特点,反映于病理,则阳偏盛易于出现热象,如壮热,烦渴,面红,尿赤,便干,苔黄,脉数等症。《素问·调经论》指出:"阳盛则外热",实际是指病邪客于体表,则卫外之阳气,充盛于肌表,并起而与邪气抗争,从而引发表现于外的发热症状。因而《调经论》进一步阐释说:"阳盛生外热奈何……曰:上焦不通利,则皮肤致密,腠理闭塞,玄府不通,卫气不得泄越,故外热。"所谓"卫气不得泄越",即是指外邪犯肺,上焦肺气宣发不利,导致皮肤腠理闭密,汗孔开阖失司,汗液不能正常排泄,卫阳不能正常发泄,郁盛于体表,产热过剩,散热不足,则阳热之邪不得随汗而解,因而导致机体体温升高。

此外,若阳热亢盛过久,则势必耗伤阴液,故阳盛实热病证,则易于煎灼人体阴津。久之亦可导致人体津液不足,阴精亏损,从而转化为实热兼阴亏病证或虚热病证。即"阳胜则阴病"。阳盛则热(实热)病机如图13-1所示。

(三)阴盛病机的概念、形成及表现

1. 概念 阴盛,是指在疾病过程中所出现的一种阴邪偏盛、机能障碍或减退,产热不足,以及病理性代谢产物积聚的病理状态。阴盛病机的特点,多表现

感受温热阳邪 ⟶
感受阴寒,从阳化热
情志内伤,五志过极化火
气滞
血瘀 ⟶ 郁久化热
食积

阳盛 ⎱ 机能亢奋,热量过盛:脏腑组织器官反应性增强,化谢亢进
产热过盛或散热不足
耗伤阴液:煎灼阴液,甚则损及肾精

实热证候常伴见耗津阴亏征象 ⎱ 壮热,烦渴,面红尿赤,便干,苔黄,脉数
口渴,咽干,舌燥,喜饮

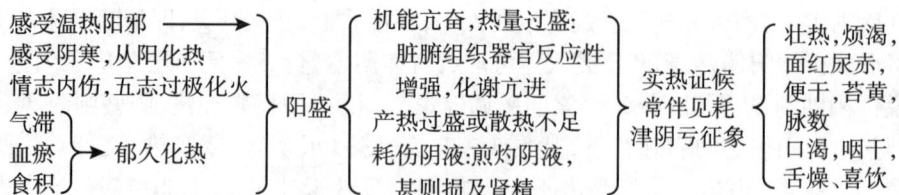

图13-1　阳盛则热(实热)病机

为阴盛而阳气未虚(或虚损不甚)的实寒证候。

2. 形成　多由感受寒湿阴邪,或过食生冷,寒滞中阻,遏抑阳气温煦作用之发挥,或因素体阳虚,无力温化阴寒,寒湿内聚,从而导致阴寒内盛所致。前者纯为实邪,后者则为虚实夹杂。

3. 病理表现　阴盛则寒,是说阴盛病机,易于导致脏腑组织机能抑制或障碍,温煦气化作用不足,常可出现阴寒内盛、血脉凝涩,以及痰湿、水液潴留等内寒性病变,这是由于人体之阴具有寒、静、湿之特点,故阴气偏盛,易于出现寒性征象,如厥逆,腹冷痛,泄泻,水肿,痰液清冷等症状。《素问·调经论》说:"阴盛则内寒",实际即指阴寒之邪直中于里,伤及阳气,阴盛阳虚,从而产生表现于内的寒象,故该篇又进一步阐释说:"阴盛生内寒奈何……曰:厥气上逆。寒气积于胸中而不泻,不泻则温气去,寒独留,则血凝泣,凝则脉不通,其脉盛大以涩,故中寒。"所谓"温气去,寒独留"、"血凝泣"、"脉不通",即是指寒邪伤阳,阴寒内盛,积于胸腹,致使阳气温煦功能障碍,导致血脉凝滞不畅或不通之病证。

此外,阴寒内盛,久则必损阳气,故阴盛实寒病证,常可伴有机体生理功能活动减退,热量不足等阳虚征象。

阴盛则寒(实寒)病机如图13-2所示。

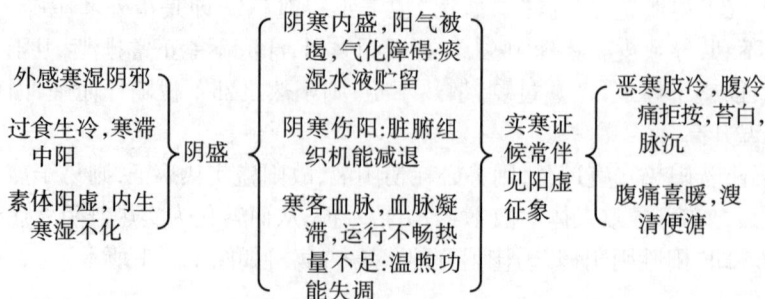

外感寒湿阴邪
过食生冷,寒滞中阳
素体阳虚,内生寒湿不化

阳盛 ⎱ 阴寒内盛,阳气被遏,气化障碍:痰湿水液贮留
阴寒伤阳:脏腑组织机能减退
寒客血脉,血脉凝滞,运行不畅热量不足:温煦功能失调

实寒证候常伴见阳虚征象 ⎱ 恶寒肢冷,腹冷痛拒按,苔白,脉沉
腹痛喜暖,溲清便溏

图13-2　阴盛则寒(实寒)病机

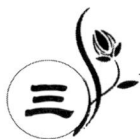

三 阴阳偏衰病机

（一）阴阳偏衰的概念

阴阳的偏衰，是指人体阴精或阳气亏虚所引起的病理变化，主要可见于"精气夺则虚"的病机和病证。所谓"精气夺"，实际上包括了机体的精、气、血、津液等各种基本物质的不足及功能的减退，同时也概括了脏腑经络等生理功能的减退或衰弱在内。由于阴精与阳气之间存在着相互制约、互根互用及相互转化的关系，因而维持着相对的平衡状态，如果因为某种原因，导致阴或阳的某一方面物质减少或功能不足时，则必然不能制约对方而引起对方的相对亢盛，从而出现阳虚则阴盛，阴虚则阳亢的病理变化，表现为"阳虚则外寒，阴虚则内热"（《素问·调经论》）之病理反应。这就说明阴阳偏衰的病理状态，同样亦有寒热（虚寒、虚热）之特点，所谓"外寒"与"内热"之"内外"，亦是指寒热征象反映于"里"，反映于外而言。阴阳偏衰包括阳虚、阴虚两方面。

（二）阳虚病机的概念、形成及表现

1. 概念 阳虚，是指机体阳气虚损，机能减退或衰弱，机体反应性低下，代谢活动减退，热量不足的病理状态。阳虚病机的特点，多表现为阳气虚损不能制阴，阴相对亢盛的虚寒证。

2. 形成 阳虚病变，多由于先天禀赋不足，或后天饮食失养，或劳倦内伤，或久病损伤阳气所致。

3. 病理表现 阳虚则寒。阳气不足，一般以脾肾阳虚为主，其中尤以肾阳虚衰（命门之火不足）最为重要，这是由于肾阳为诸阳之本的缘故。另外，由于阳气虚衰，阳虚不能制阴，阳气的温煦功能减弱，因而热量不足，脏腑经络等组织器官的功能活动亦因之而减退，则血与津液的运行迟缓，水液不化而湿浊留滞，形成阴寒内盛，这就是阳虚则寒的主要机制。

"阳虚则外寒"的病理表现，正如《素问·调经论》所说："阳受气于上焦，以温皮肤分肉之间，今寒气在外，则上焦不通，上焦不通，则寒气独留于外，故寒栗。"这是指寒邪袭表，卫表阳虚阴盛，营卫失和，从而产生恶寒战栗症状。若全身性阳虚，其阳虚则寒的临床表现，是既可见到畏寒肢冷，面色㿠白，舌淡脉迟等寒象，亦可见到蜷卧神疲，小便清长，下利清谷等虚象，以及由于阳虚气化无力，阳不化阴，水液代谢功能减退或障碍而导致水湿留滞之水肿等病变。

阳虚则寒（虚寒）如图13-3所示。

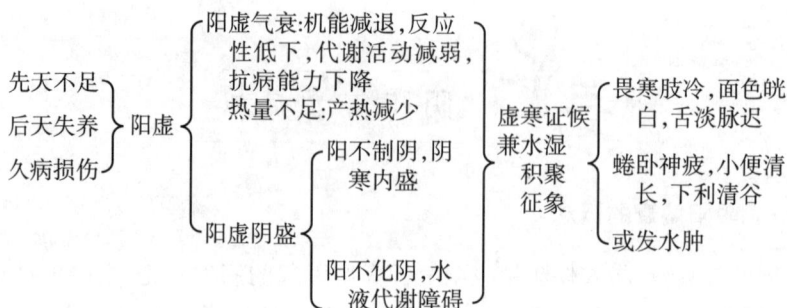

图13－3　阳虚则寒(虚寒)病机

（三）阴虚病机的概念、形成及表现

1. 概念　阴虚，是指机体精、血、津液等物质亏耗，以及由于阴液不足，阴不制阳，导致阳相对亢盛，机能虚性亢奋的病理状态。阴虚病机的特点，多表现为阴液不足和滋养、宁静功能减退，以及阳气相对亢盛的虚热证。

2. 形成　阴虚病变，多由于热性病证，邪热炽盛，灼耗津液，或因五志过极，化火伤阴，或因久病损耗阴液等所致。

3. 病理表现　阴虚病证，五脏皆可发生，但一般以肺、肝、肾之阴虚为主，其他脏腑之阴虚，久延不愈，最终亦多累及肺肾或肝肾，所以，临床上以肺肾阴虚或肝肾阴虚证候为多见。因为肾阴为诸脏阴液之本，所以，肾阴不足在阴虚的病机中又占有极其重要的地位。

所谓阴虚则热，是指阴液不足，不能制约阳气，阳气相对亢盛，从而形成阴虚内热、阴虚火旺，以及阴虚阳亢等病理表现。临床可见五心烦热、骨蒸潮热，并见消瘦、盗汗、口干、舌红、脉细数等症，即是阴虚内热之表现。若见潮热，盗汗，五心烦热，颧红升火，咳血或痰中带血，消瘦或失眠等症，则是阴虚火旺之表现。若见眩晕耳鸣，或遗精，或性欲亢进，腰膝酸软，失眠多梦，舌红脉细数等症，则即是阴虚阳亢的病理表现。阴虚则热(虚热)病机如图13－4所示。

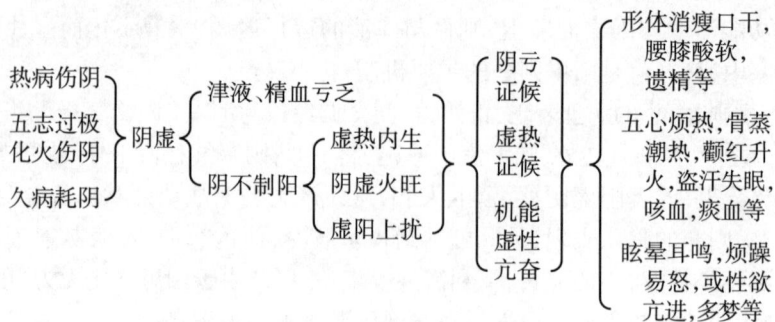

图13－4　阴虚则热(虚热)病机

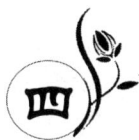

四 阴阳互损病机

（一）阴阳互损的概念

阴阳互损,是指在阴或阳任何一方虚损到相当程度,病变发展影响相对的一方,形成阴阳两虚的病理机转。在阴虚的基础上,继而导致阳虚,称为阴损及阳;在阳虚的基础上,继而导致阴虚,则称之为阳损及阴。应当指出,由于肾藏精气,内寓真阴真阳,为全身阳气阴液之根本,因此,一般来说,无论阴虚或阳虚,多在损及肾脏阴阳,或肾本身阴阳失调的情况下,才易于产生阴损及阳或阳损及阴的阴阳互损病理变化。

（二）阴损及阳病机的概念、形成及表现

1. 概念 阴损及阳,主要指由于阴液(精、血、津液)亏损,累及阳气生化不足,或阳气无所依附而耗散,从而在阴虚的基础上又导致了阳气虚亏,形成了以阴虚为主的阴阳两虚病理状态。

2. 形成 多由于阴液亏耗,以及遗精、盗汗,失血等慢性消耗性病证发展而成。

3. 病理表现 "无阴则阳无以生",精血、津液的亏少,则阳气生化的物质不足,待发展到一定的程度,则势必出现阳虚的表现,临床可见畏寒肢冷,自汗,下利清谷等症,即为阴损及阳,最终可发展成阴阳两虚证候。但应指出,阴损及阳,其病机之关键,还在于阴虚,故《理虚元鉴》指出:"阴虚之久者阳亦虚,终是阴虚为本。"例如临床上常见的肝肾阴虚,肝阳上亢病证,其病机主要为水不涵木之阴虚阳亢,但病情发展,则可进一步损耗肾中精气,导致肾阳虚损,继而出现畏寒肢冷,面色㿠白,脉沉弱等阳虚症状,转化为阴损及阳的阴阳两虚证候。阴损及阳病机如图13-5所示。

（三）阳损及阴病机的概念、形成及表现

1. 概念 阳损及阴,主要指由于阳气虚损,无阳则阴无以化,久之累及阴精生化不足,从而在阳气虚损不足的基础上,又导致阴液不足,形成了以阳虚为主的阴阳两虚病理状态。

2. 形成 多由于肾阳虚,精关不固,失精耗液,或气虚血亏,或阳虚自汗,伤津耗液等所致。

3. 病理表现 阳气不足,则脏腑气化功能必然衰退,从而引发精血津液等

久病耗伤阴精
遗精
盗汗
失血 } 慢性消耗 } 阴虚 —→ 津液不足 / 阴精亏耗 —→ 阳气生化无源 —→ 阳虚 { 畏寒肢冷 / 神疲乏力 / 少气懒言 / 脉沉弱 / 无力 }

阴不制阳 { 虚热内生:低烧,盗汗,五心烦热,舌红少苔 / 阴虚火旺:颧红升火,咽干,咳血或痰中带血 } } 阴阳两虚证

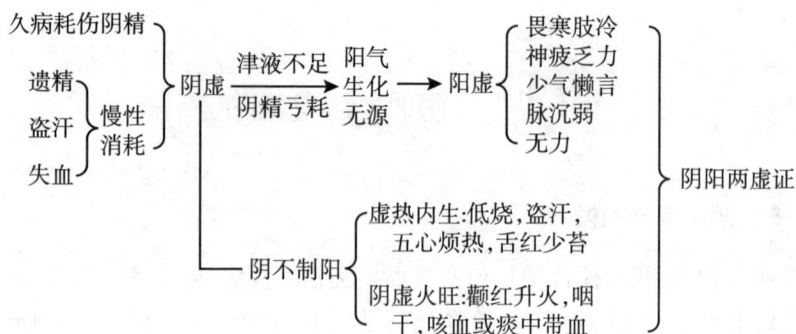

图 13-5　阴损及阳病机图

物质的不足,而阴液物质的缺乏,则更能进一步导致气化功能的低下,如此恶性辗转交亏,则结果势必累及肾阳肾阴同虚。如临床常见水肿一证,其病机主要是阳气不足,气化失司,水液代谢障碍,津液不化而停聚则水湿内生,溢于肌肤所致。常可见畏寒肢冷、腰酸而凉、少气乏力、溲清便溏等阳虚表现。但其病变发展,则又可因阴无阳生而日益亏耗,进而继见形体日益消瘦,烦躁升火,甚则瘕疭等阴虚症状,即为阳损及阴,最终亦可发展成为阴阳两虚证候。阳损及阴病机如图 13-6 所示。

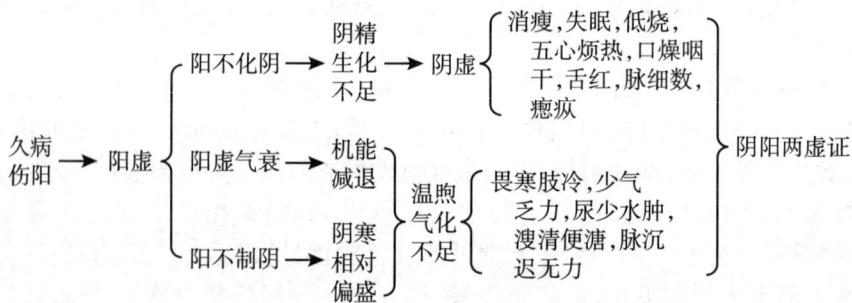

久病伤阳 —→ 阳虚 { 阳不化阴 —→ 阴精生化不足 —→ 阴虚 { 消瘦,失眠,低烧,五心烦热,口燥咽干,舌红,脉细数,瘕疭 }

阳虚气衰 —→ 机能减退
阳不制阴 —→ 阴寒相对偏盛 } 温煦气化不足 { 畏寒肢冷,少气乏力,尿少水肿,溲清便溏,脉沉迟无力 } } 阴阳两虚证

图 13-6　阳损及阴病机图

五　阴阳格拒病机

(一) 阴阳格拒的概念

　　阴阳格拒,是阴阳失调病机中比较特殊的一类病机,包括阴盛格阳和阳盛格阴两方面,形成阴阳相互格拒的机制,主要是由于某些原因,使阴或阳的一方偏盛至极,或阴和阳的一方极端虚弱,双方盛衰悬殊,盛者壅遏于内,将另一方排斥

格拒于外,迫使阴阳之间不相维系,从而出现真寒假热或者真热假寒等复杂的病理变化。

(二)阴盛格阳(包括戴阳)病机的概念、形成及表现

1. 概念 阴盛格阳,系指阴寒之邪壅盛于内,逼迫阳气浮越于外,使阴阳之气不相顺接,相互格拒的一种病理状态。

2. 形成 多由久病阳衰阴盛,或阴寒之邪伤阳所致。多见于虚寒性病变发展至严重阶段。

3. 病理表现 由于其病变本质是阴寒内盛,故临床表现除可见四肢厥逆,下利清谷,脉微欲绝等虚寒症状外,又可见热反不恶寒(但欲盖衣被),面颊泛红等假热之象。可以看出,身热、面红,似是热盛之征,但若与四肢厥逆,下利清谷、脉微欲绝并见,则应是真寒假热之证。

所谓戴阳,即阴阳上下格拒,系指下元虚寒,真阳浮越于上之病理状态。临床上多见下真寒上假热之象,如腰膝酸冷、面赤如妆等,即是阴寒内盛格阳于头面所致。实际上,疾病发展到阴阳格拒的严重阶段,格阳证与戴阳证常同时出现,只是证候名称不同而已。

阴盛格阳(戴阳)病机如图 13 – 7 所示。

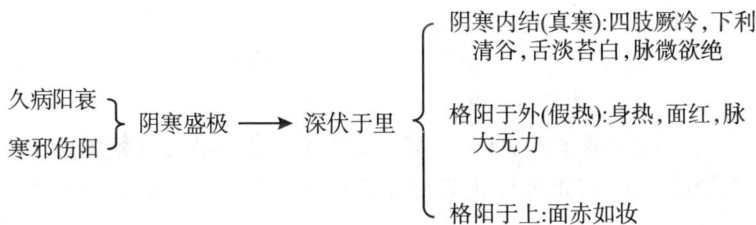

图 13 – 7　阴盛格阳病机图

(三)阳盛格阴病机的概念、形成及表现

1. 概念 阳盛格阴,系指邪热过盛,深伏于里,阳气被遏,郁闭于内,不能外透布达于肢体,从而形成阴阳格拒、排斥,而格阴于外的一种病理状态。

2. 形成 多由邪热炽盛,阳热亢极所致,多见于外感热病,病情发展的极期阶段。

3. 病理表现 由于其病变本质是邪热亢盛于里的实热证,但由于格阴于外(实质是阳气被遏,不能外达),却可出现某些假寒之象,故《医宗金鉴·伤寒心法要诀》说:"阳气太盛,不得相荣也,不相荣者,不相入也,既不相入,则格阴于外,故曰阳盛格阴也。"其临床表现为壮热,面红,气粗,烦躁,脉数大有力等症,但在

第十三讲　阴阳失调病机

病势越来越重的情况下,可突然出现四肢厥冷(但身热不恶寒)、脉象沉伏(但沉数有力)等假寒之象。可以看出,四肢厥冷,脉沉,似是寒盛之征,但若与身热、面红、气粗、烦躁等症并见,则应是真热假寒之证。阳盛格阴病机如图13-8所示。

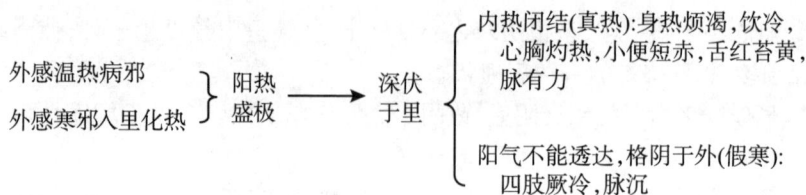

外感温热病邪 } 阳热
外感寒邪入里化热 } 盛极 → 深伏于里 {
内热闭结(真热):身热烦渴,饮冷,心胸灼热,小便短赤,舌红苔黄,脉有力

阳气不能透达,格阴于外(假寒):四肢厥冷,脉沉

图13-8 阳盛格阴病机图

六 阴阳亡失病机

(一)阴阳亡失的概念

阴阳的亡失,包括亡阴和亡阳两类,是机体的阴液或阳气突然大量地亡失,导致生命垂危的一种病理状态。

阴精和阳气是人体生命活动的根本物质,两者是相互依存,相互资生的对立统一体,当疾病发展至严重阶段时,不仅消耗阴精而使之亏竭,而且亦可劫夺阳气而使之衰脱。故阴阳亡失,实际上即是这两大类生命物质互根关系的解体,因之,临床上阴精亏竭,可迅即导致阳脱;而阳气脱失,亦可立即导致阴竭。所以,两者既有区别,又有联系。

(二)亡阳病机的概念、形成及表现

1. 概念 亡阳,是指机体的阳气发生突然性脱失,而致全身机能突然严重衰竭的一种病理状态。

2. 形成 亡阳病变,多由于外邪过盛,正不敌邪,阳气突然大量耗伤而脱失;或因素体阳虚,正气不足,又因疲劳过度等多种因素而诱发;或过用汗法,汗出过多,阳随津泄,阳气骤虚而外脱等所致;慢性消耗性疾病之亡阳,多由于阳气严重耗散而衰竭,虚阳外越所致。

3. 病理表现 亡阳病证,临床表现多见大汗淋漓、汗稀而凉、肌肤精神疲惫、神精淡漠,甚则昏迷,脉微欲绝等症。《素问·生气通天论》说:"阳者,卫外而为固也。"故阳气亡脱之时,多反映为人体的阴精、阳气即将"离决"的危

重证候,由于阳气与阴精的依存互根关系破裂,故阳气亡失则阴精无以生化而必定耗竭,所以亡阳之后,继则往往出现阴竭之变,阳亡阴竭,生命亦就告终。亡阳病机如图13-9所示。

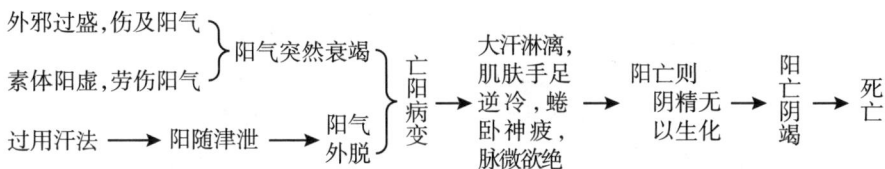

图13-9 亡阳病机图

(三)亡阴病机的概念、形成及表现

1. 概念 亡阴,系指机体由于阴液发生突然性的大量消耗或丢失,而致阴精亏竭,滋养濡润功能丧失,全身机能严重衰竭的一种病理状态。

2. 形成 亡阴病变,多由于外感温热,热邪炽盛,或邪热久留,大量煎灼阴液;或大出血,或吐泻过度,而耗伤阴液;或其他疾病快速消耗阴液所致。

3. 病理表现 亡阴病变亦属疾病的危重证候,临床表现多见汗出不止、汗热而黏、手足温,喘渴烦躁,或昏迷谵妄、身体干瘪、皮肤多皱、目眶深陷、脉疾躁无力等症。

《素问·生气通天论》说:"阴者,藏精而起亟也。"由于阴液与阳气具有依存互根之关系,故阴液亡失,则阳气必无所依附而涣散不收,浮越于外,故亡阴之后可迅速导致亡阳,呈现全身机能的衰竭而虚脱,阴竭阳脱,最后亦将"离决",生命亦就告终。亡阴病机如图13-10所示。

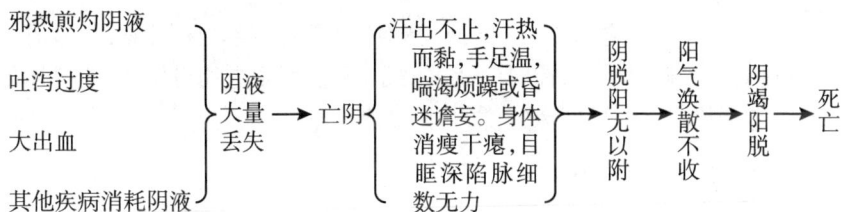

图13-10 亡阴病机图

综上所述,关于亡阴与亡阳病机,尚有三个问题必须明确:

一是亡阳与亡阴都是精气的不足和其功能衰竭。亡阳是机体属于阳气的功能衰竭,如温煦、推动、兴奋、卫外功能的衰竭;亡阴则是机体属于阴气的功能如宁静、滋润、内守等功能的衰竭。所以临床治疗时,要用鼓舞功能的药物,亡阳用温阳药,亡阴用养阴药,以分别鼓舞即将衰亡的阴精与阳气的功能。

二是亡阴、亡阳都与气的耗损密切相关。阴气与阳气这两种功能,都是在元气的推动下进行的,随着元气的耗损,以至于消耗殆尽,这两种功能都可能衰竭。当然,亡阴与亡阳的形成还有其他因素,但气的耗损则是其关键。加之有形之精血难以速生,无形之气所当急固,所以在亡阳、亡阴病变的临床救治中,都要用大剂量的补气药,使气逐渐旺盛,以推动阴阳两类功能的恢复正常。

三是大汗不止,可使亡阴与亡阳愈来愈恶化。亡阴患者"内守"的功能衰竭,则汗出不止;亡阳病人的"卫外"功能衰竭,则大汗淋漓。正是由于大汗不止,津液不停地大量外泄,气随津脱,津与气越来越亏损,阴与阳的物质基础愈来愈少,则病情会迅速恶化。故临床治疗亡阴、亡阳时,则必须重用固摄药,以阻止气与津的继续丢失。

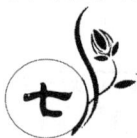

七 阴阳失调病机的几种病理表现

(一)发热的病理表现

发热,是机体对致病因素所产生的一种全身性适应性反应。其表现为体温升高(或低烧,或体温并不高而自觉发热),并伴有各脏腑组织器官的机能改变。

中医病机学认为,发热是因为机体阴阳失调,阳盛阴虚所致。阳盛则机体机能亢奋,反应性增强,机体主要处于热量过剩的病理状态。既可由于外邪侵入机体,卫气奋起与病邪抗争,因而使机体阴阳失调,阳盛则热,此即《灵枢·刺节真邪》所说的"与卫气相搏,阳胜者则为热"。这时的阴并不虚,而只是阳气偏胜,即常说之"阳盛则外热"。

另外,亦可因机体之阴液(即津液、精血等)不足,导致阴阳失调,形成阴虚阳亢,虚热内生的病理状态,此时病变本质是阴虚,而阳是相对偏亢,故机体处于机能虚性亢奋状态。此即临床常说的"阴虚则内热"。

(二)恶寒的病理表现

恶寒是一种自觉怕冷的病理反应,中医病机学认为是由于阴阳失调,阴盛阳遏或阳虚阴盛,因而阳气不能温煦充养肌表腠理所致。

所谓阳气不能温煦充养肌表腠理,主要是指卫阳的功能障碍或虚衰。一般常见因风寒外邪侵袭肌表,玄府闭塞,卫阳被寒邪所遏,阳遏阴盛,卫阳不能充斥肌表进行温煦;或因痰湿、气郁等阻滞三焦气机,因而使阳遏阴盛,卫阳不能充斥肌表进行温煦;或因素体阳虚,或久病,阳气虚损,卫阳无力充斥温煦肌表腠理,因而阳虚阴盛,虚寒内生。故《素问·调经论》说:"阳虚则外寒",《灵枢·刺节真邪》："阴盛者则为寒,寒则真气去,去则虚,虚则寒。"

(三)厥逆的病理表现

厥逆,是指肢体和手足逆冷的病理反应。《伤寒论》、《金匮要略》论厥,主要以手足逆冷为主,如《伤寒论》说:"厥者,手足逆冷是也。"厥逆的形成,主要是因为阳气不达四末,失于温煦所致。故厥逆病机又有阳衰阴盛,阴阳格拒及气机阻滞之分。

如肾阳虚衰,阴寒内盛则为"寒厥",故《素问·厥论》说:"阳气衰于下,则为寒厥……寒厥之为寒也,必从五指而上于膝者何也……阴气起于五指之里,集于膝下而聚于膝上,故阴气胜,则从五指至膝上寒,其寒也,不从外,皆从内也……阳气衰,不能渗营其经络,阳气日损,阴气独在,故手足为之寒也。"

若因内热过盛,阳气郁闭于里,不能外达四末而形成阴阳寒热格拒,阳盛于内,拒阴于外,则见手足逆冷的真热假寒证,此种手足逆冷,又称为"热厥"。

若因胸腹剧烈疼痛,气机阻滞,血脉凝涩,阴阳不得顺接,阳气不达于四末,则亦见手足厥冷,又称之为痛厥。故《灵枢·癫狂》说:"厥逆为病也,足暴清,胸若将裂,肠若将以刀切之,烦而不能食,脉大小皆涩。"

205

第十四讲
气血失常和津液代谢
失常病机

【授课要点】

1. 深入理解气血失常病机的概念。掌握气血不足、功能异常及气血关系失常等基本病理变化。

2. 掌握气虚、气滞、气逆、气陷、血虚、血瘀、血热及气血失调等的病机和主要病理表现。

3. 一般了解痛、痒、麻木、昏厥、肿胀以及咳嗽、气喘、呃逆、呕吐、便秘、奔豚气逆等的基本病理机转。

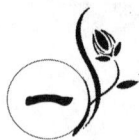

一 气血失常病机

(一) 气血失常病机的概念

气血失常,是指气与血的亏损不足和各自的生理功能异常,以及气血互根互用功能失调等病理变化而言。人体由皮肉、筋骨,经络、脏腑等组织器官所构成,其生命活动的进行,主要是依靠后天所化生的气血津液,通过经脉输布于全身,营养各个脏腑组织器官而实现的。人体的气血,在生理上是脏腑经络等组织器官进行功能活动的物质基础,在病理上,则气血的失常,必然会影响及机体的各种生理功能,从而导致疾病的发生。所以,《素问·调经论》说:"血气不和,百病乃变化而生。"同时,气与血又是脏腑气化活动的产物,因此,脏腑发生病变,不但可以引起本脏腑之气血失常,而且也会影响及全身的气血,从而引起全身气和血的病理变化。所以,气血失常亦是病机发展的一般规律:同邪正盛衰、阴阳失调一样,不仅是脏腑,经络,形体,官窍等各种病机变化的基础,而且亦是分析和研究各种临床病证病机的基础。

(二) 气失常病机

气的失常主要包括两方面:一是气的生化不足或耗损过多,从而形成气虚之病理状态。二是气的某些功能不足及气的运动失常或紊乱,从而表现为气滞、气逆、气陷,气闭或气脱等气机失调病理状态。

1. 气虚病机的概念、形成和表现

(1)概念:气虚,是指元气虚损,脏腑组织功能低下或衰退,抗病能力下降的病理状态。

(2)形成:引起气虚病理状态的原因,主要有两方面:一是由于先天禀赋不足,或后天饮食失养,水谷精微不充。以致气的来源不足。二是由于大病或久病之后,或年老体弱,劳倦过度,或脾肾等脏腑功能减退,生化不足等所致。

(3)病理表现:气虚的病理表现可涉及全身各个方面。如气虚则卫外无力,肌表不固,从而易于汗出;气虚则四肢肌肉失养,周身倦怠乏力,气虚则清阳不升,清窍失养,故见精神委顿,头昏耳鸣;气虚则无力以率血行,或脉道充盈不足,则脉象虚弱无力或微细;气虚则水液代谢失调,水液不化或输布障碍,则可凝痰成饮,甚则水邪泛滥而成水肿;气虚还可导致脏腑功能减退,从而表现为一系列脏腑虚弱征象。

由于气和血、津液的关系极为密切,气则直接影响着血与津液的生成、运行及防止其无故流失等方面。因而气虚会导致血虚、血行迟缓或出血;气虚也会引起津液不足,以及津液输布、排泄无力,或封藏失固等病理变化。

气虚病机如图 14-1 所示。

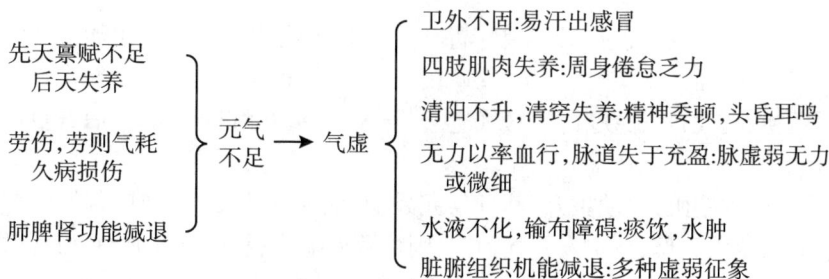

图 14-1 气虚病机图

2. 气滞病机的概念、形成和表现

(1)概念:气滞,即气机郁滞不畅,影响到气的流通,形成局部或全身的气行不畅或阻滞,从而导致某些脏腑、经络功能障碍的病理状态。

(2)形成:多由于情志内郁,或痰、湿,食积,瘀血等阻滞气机所致。

(3)病理表现:气滞的病理反应有多方面,如气滞于机体某一局部,则可使经脉之气阻滞不行,血运不畅,从而发作肿满作胀,甚则引起血瘀、水停,形成痰血、痰饮等病理产物;气滞则血瘀,可使血流滞涩,不通则痛,从而使人体某一局部出现疼痛,以及脉现迟涩之象;气机郁滞不畅,则可使水液代谢障碍,水谷精微不能正常运化输布,从而水湿内聚,发为痰饮或水肿等病证;气机郁滞,又可使某些脏腑功能失调,从而出现一系列脏腑机能障碍等病变,而其中尤以肺气壅滞、肝气郁滞,或脾胃气滞为多见。

气滞病机如图 14-2 所示。

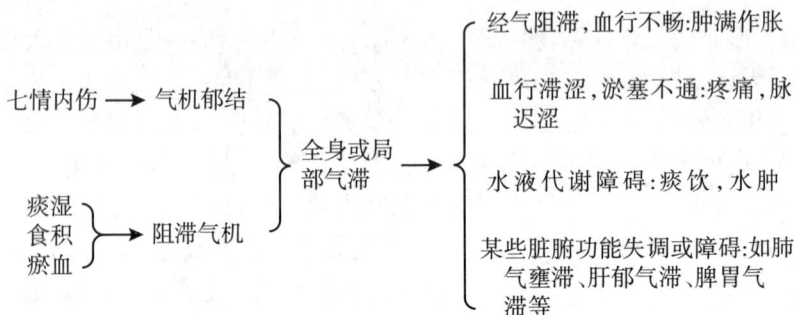

图 14-2 气滞病机图

3. 气逆病机的概念、形成和表现

(1)概念:气逆,即气机升降失常,脏腑之气逆上的病理状态。气逆与肺、胃、肝的功能失调关系密切。

(2)形成:气逆病变,多由于情志内伤,或饮食寒温不适,或痰浊壅阻等原因所致。

(3)病理表现:气逆多见于肺、胃和肝等脏腑病变。如气滞在肺,则肺失肃降,肺气上逆,而发作咳逆、气喘;气逆在胃,则胃失和降,胃气上逆,发为恶心,呕吐,或呃逆,嗳气;气逆在肝,则肝气逆上,肝火上炎,发为头痛而胀、面红目赤、易怒等症。

由于肝为刚脏,主动主升,其气易亢易逆,而肝又为藏血之脏,若情志刺激,肝气暴张,或因大怒,而引发肝气逆上,则可致血随气逆,或为咳血、吐血,甚则塞遏清窍而发作昏厥。如《素问·生气通天论》说:"大怒则形气绝,而血菀于上,使人薄厥。"

此外,若突然遭受惊恐刺激,肝肾之气或水寒之气循冲脉而上逆,则可发作气逆"奔豚"病变。其表现为病人自觉有气从小腹上冲胸咽,如小豚之奔突上逆。

应当指出,气逆于上多以实证为主,但也有因虚而气机上逆者,如肺气虚而肃降无力,或肾气虚而失于摄纳,则都可导致肺气上逆;胃气虚,和降失职,则亦能导致胃气上逆,此皆是因虚而气机上逆之病机。

气逆病机如图 14-3 所示。

4. 气陷病机的概念、形成和表现

(1)概念:气陷,是在气虚病变基础上发生的,以气的升清功能不足和气的

肺失肃降,肺气上逆:咳嗽,气喘

胃失和降,胃气上逆:恶心,呕吐,或呃逆,嗳气

肝失疏泄,肝气上逆或气火上炎:头痛头胀,面红目赤,易怒

七情内伤
饮食寒湿不适 → 气机紊乱和降失职 → 气机上逆
痰浊壅阻

肝气暴张,肝气逆上,血随气壅,迫血妄行:咯血,吐血

血随气逆,壅遏清窍:昏厥

肝肾之气
水寒之气 } 循冲脉而上逆:发作"奔豚"病证

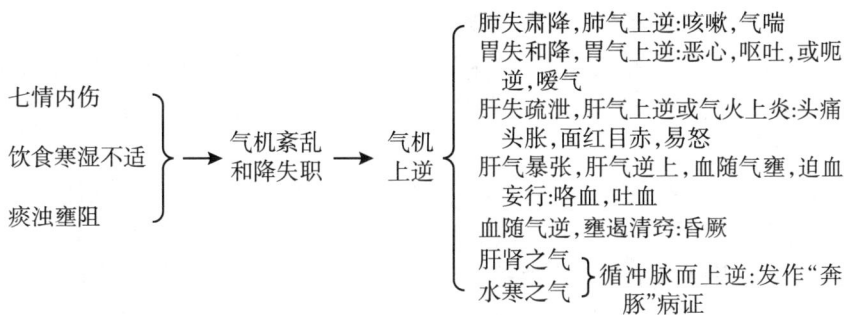

图 14-3　气逆病机图

无力升举为主要特征的病理状态。

（2）形成:气陷病变,多由气虚病变发展而来,若素体虚弱,或病久耗伤,可致脾气虚损不足,致使清阳不升,或中气虚陷,从而形成气陷病机。

（3）病理表现:人体之头目,依赖于脾之升清功能,而使水谷精微升清上达于头目,以荣养清窍,人体之内脏器官位置的相对恒定赖于气的上升提摄及正常的升降出入运动。所以在气虚病变机能减退时,则中气下陷,脏腑维系升举之力减弱,即可造成脏腑组织位置下移等病理变化。所以,气陷可分为"上气不足"与"中气下陷"两种。"上气不足",是由于脾气虚损,升清之力不足,因而无力将水谷之精微充分地上输于头目,头目得不到充足的荣养,头目失养则可出现头晕、眼花、耳鸣、疲倦乏力等症。故《灵枢·口问》说:"上气不足,脑为之不满,耳为之苦鸣,头为之苦倾,目为之眩。"正如李东垣所说:"皆由脾胃先虚,而气不上行之所致也。"（《脾胃论》）

"中气下陷",则指脾气虚损,升举无力,气机趋下,降多升少,则内脏器官位置相对下移,则可形成胃下垂、肾下垂、子宫脱垂、脱肛等病证。脾气虚陷,则可致清浊升降失调,清阳不升、浊气不降,故可并见少腹胀满重坠,便意频频之症。

由于气陷病变大多在气虚基础上发展而来,故又多兼见疲乏无力,气短声低,面色不华,脉弱无力等气虚症状。

气陷病机如图 14-4 所示。

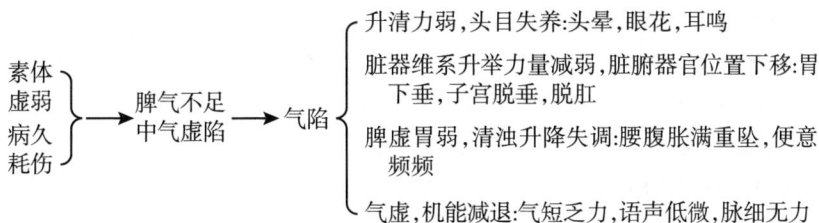

升清力弱,头目失养:头晕,眼花,耳鸣

素体
虚弱
病久 → 脾气不足 → 气陷
耗伤　中气虚陷

脏器维系升举力量减弱,脏腑器官位置下移:胃下垂,子宫脱垂,脱肛

脾虚胃弱,清浊升降失调:腰腹胀满重坠,便意频频

气虚,机能减退:气短乏力,语声低微,脉细无力

图 14-4　气陷病机图

5. 气闭病机的概念、形成和表现

（1）概念：气闭，指气郁太过，昏厥，或浊邪外阻，闭塞气道，呼吸困难的病理状态。上塞心胸，闭塞清窍，以致突然昏厥，或浊邪外阻，闭塞气道，气之出入为之阻塞，肺气郁闭，呼吸困难的病理状态。

（2）形成：气闭产生的原因，多由情志抑郁，或外邪，痰浊等阻滞所致。

（3）病理表现：临床所见因触冒不洁之气所致的闭厥；因外感热病所致的热厥；因突然遭受巨大精神创伤所致的气厥；以及因强烈疼痛刺激所致的痛厥等，其病机都是属于多种原因而致气的外出与纳入受阻，因而气闭不畅之故。气闭的临床表现，多是气机不利，郁于心胸，闭塞心窍，从而可见突然昏厥，不省人事；阳气内郁，不能外达，故常同时兼见四肢欠温，甚则四肢拘挛；若因外感六淫，或痰浊内阻，则可致肺气郁闭，气道不畅，可见呼吸困难，甚则气急鼻煽、面青唇紫等症。

气闭病机如图 14 - 5 所示。

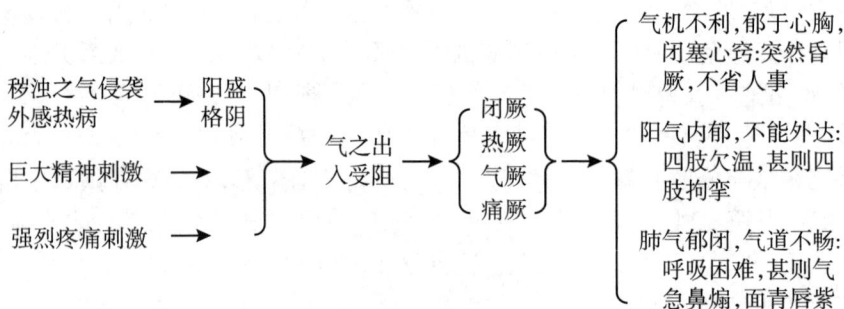

图 14 - 5　气闭病机图

6. 气脱病机的概念、形成和表现

（1）概念：气脱，指气不内守，大量向外脱逸，从而导致全身性严重气虚，出现功能突然衰竭的病理状态。临床多属危重病证。

（2）形成：气脱形成之因，多由正不敌邪，正气骤伤；或慢性病证，长期消耗，正气耗竭，以致气不内守而外散脱失；或因大出血，大汗出，频繁吐下等，致使气随血脱或气随津泄所致。

（3）病理表现：由于气大量外散脱失，全身之气严重不足，气的各种功能突然全面衰竭，则临床可出现面色苍白、汗出不止、目闭口开、全身软瘫、手撒、二便失禁、脉微欲绝等症。

气脱病机如图 14 - 6 所示。

210

邪盛 ——→ 正气骤伤 }气无 以附 外散 脱失 ——→ 阳虚 气脱 { 昏迷不省人事 目合口开,鼻鼾息微, 手撒肢厥 大汗淋漓,二便失禁 脉微欲绝 } 阴阳 离绝 ——→ 死亡

慢性病消耗 ——→ 正气耗竭

大出血 ——→ 气随血脱

大汗出 ——→ 气随津泄

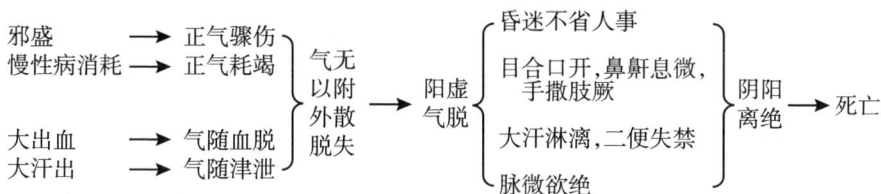

图 14 - 6　气脱病机图

(三) 血失常病机

血的失常,主要表现在两方面:一为血的生化不足或耗伤太过,或血的濡养功能减退,从而形成血虚之病理状态。二为血的循环运行失常,或为血行迟缓,或为血行加速,或为血行逆乱,从而形成血瘀、血热,以及血液妄行等病理变化。兹分述如下:

1. 血虚病机的概念、形成和表现

(1)概念:血虚,主要指血液不足,或血的濡养功能减退,以致脏腑经脉失养的病理状态。由于肝能藏血,心能主血,故血虚病变,在此两脏表现最为明显。

(2)形成:血虚病变的产生,多由失血过多,新血不及生成以补充;或因脾虚胃弱,纳运无力,饮食摄取不足,以及化生血液功能减退,如气虚无以生血等。或因久病不愈,慢性损耗而致营血暗耗等,均可导致血虚的形成。

(3)病理表现:由于全身各脏腑、经络等组织器官,皆依赖于血之濡养而维持其正常的生理功能,故血虚则不能充养周身组织器官,以致营养不足,机能活动逐渐衰退,因而临床常见全身或某一局部的虚弱性症状或体征。如血虚则肌肤爪甲失养,可见面色苍白、唇、舌、爪甲色淡;血虚则头目失养,可见头晕、目冥(眼黑、冒金花)、两目干涩、视物昏花;血虚不能养心,则心神不宁,可见心悸怔忡;血虚则气虚,可见气短乏力;血虚则筋失所养,可见手足发麻、肢节屈伸不利。血虚则神魂失于安藏,心神失养,故可见多梦、失眠、健忘,注意力难以集中,神衰不能用脑。

血虚病机如图 14 - 7 所示。

2. 血瘀病机的概念、形成和表现

(1)概念:血瘀,是指血液循行迟缓,或郁滞流行不畅,甚则血液瘀结停滞成积的病理状态。

(2)形成:血瘀形成的原因,多由于气机郁滞,血行受阻而成瘀;或气虚推动血行无力而血行迟缓不畅而成瘀;或痰浊阻滞脉道,导致血行不畅而成瘀;或寒邪侵入血分,血寒而凝,形成血瘀;或邪热入血,煎灼血津而成血瘀;或外力挫伤脉络,或产后恶露不下(或恶露不净)而成瘀。总之,这些原因,均足以形成血瘀

失血过多,新
血生成不足

脾胃虚弱

饮食不足 } 营血
化生
无源 → 血虚 → 组织器官
营养不足
机能活动
减退 {

肌肤爪甲失养:面色苍白,
唇舌爪甲色淡

血虚,头目失养:头晕,目
瞑,两目干涩

血不养心,心神不宁:心悸
怔忡

血虚气弱:气短乏力

血不养筋:手足发麻,肢节
屈伸不利

神魂失于安藏:多梦、失眠

血虚神衰:健忘,注意力难
以集中,不能用脑

久病耗伤

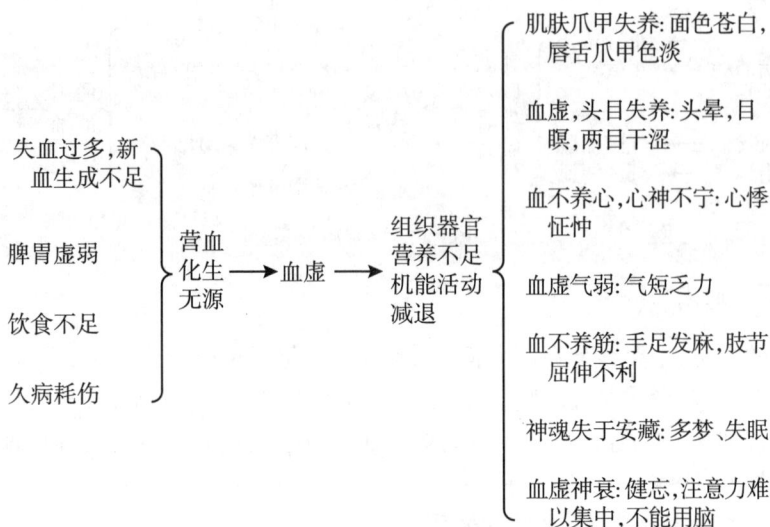

图 14 -7　血虚病机图

病变,甚则血液凝结而成为瘀血。所以,瘀血是血瘀病变的病理性产物,但在瘀血形成之后,则又能阻滞脉道成为血瘀形成的一种原因。

(3)病理表现:血瘀病变,主要表现为血行郁滞不畅或血液凝结而成瘀积,故血瘀可发生于全身,亦可发生于局部。局部的血瘀,可以发生于脏腑、经络、形体、官窍等任何部位。血瘀阻滞,阻碍气的运行,可形成气滞,气滞血瘀,形成恶性循环,则可使脉络气血不通,不通则痛,发为疼痛,且痛有定处,得寒温而不减。血瘀发展,可致局部血液瘀积,凝结而成瘀血,甚则可发展成为肿块,中医临床称为"癥积"。同时并见面目黧黑,肌肤甲错,唇舌紫黯,或见瘀点、瘀斑、红缕等症。

此外,血瘀病变反过来加剧气机的阻滞,则又可见肢体麻木、局部组织肿胀等症。

血瘀病机如图 14 -8 所示。

气滞 → 血行受阻
气虚 → 运血无力而停滞
痰浊阻滞脉道
寒邪入血 → 血得寒而凝 } 血瘀 {
邪热入血 → 煎灼血津
外力挫伤络脉
产后恶露不下

血行郁滞而不畅,气血不通:疼痛,痛有
定处,得寒温不减

血瘀成积,增生肿胀:肿块

血瘀于局部:紫斑,血缕,眼睑暗黑,唇
舌紫黯

血瘀则新血不生,肌肤失养:肌肤甲错

血瘀,阻滞气机:肢麻,局部组织肿胀

图 14 -8　血瘀病机图

3. 血热病机的概念、形成和表现

（1）概念：血热，指血分有热，从而使血液运行加速，或使血液妄行的病理状态。

（2）形成：血热病变，多由邪热入于血分，如外感温热邪气入于血分，或外感寒邪，入里化热，伤及血分等皆能导致血热；另外，若因情志郁结，五志过极，郁久化火伤及血分，亦可导致血热。如肝郁气滞，郁久化火，内火炽盛郁于血分，即可形成血热病变。

（3）病理表现：血热病变，主要表现于四个方面：一是血热多属阳盛则热之实性、热性病机，并表现出热象；二是血得热则行，可使脉道扩张，故可见面红目赤，舌色深红（"舌绛"）等症；三是在血行加速与脉道扩张的基础上，血分有热，可煎灼血中阴津，甚则热邪灼伤脉络，迫血妄行，可引起出血，称为"热迫血行"或动血；四是血热则扰动心神，由于血脉与心相通，故血热则使心神不安，而见心烦，或躁扰发狂等症。总之，血热病变的表现，以既有热象，又有耗血伤阴及动血出血等为其特征。可见身热以夜间为甚，口干不欲饮，心烦或躁扰发狂，谵语，甚则昏迷，或衄血，吐血，尿血，月经提前、量多，舌质红绛，脉细数等症。

血热病机如图 14-9 所示。

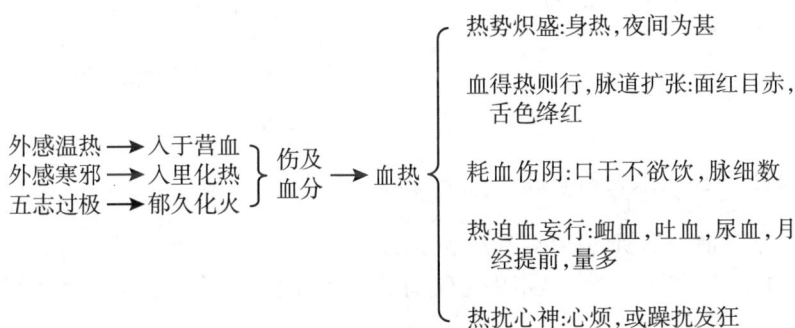

外感温热 ——→ 入于营血
外感寒邪 ——→ 入里化热 } 伤及血分 ——→ 血热 {
五志过极 ——→ 郁久化火

热势炽盛：身热，夜间为甚

血得热则行，脉道扩张：面红目赤，舌色绛红

耗血伤阴：口干不欲饮，脉细数

热迫血妄行：衄血，吐血，尿血，月经提前，量多

热扰心神：心烦，或躁扰发狂

图 14-9 血热病机图

4. 血液妄行病机的概念、形成和表现

（1）概念：血液妄行，即出血。是指由于脉络损伤、血液妄行于脉外，或气虚血失统摄，而致血液不循常道，逸出于脉外的病理状态。

（2）形成：血液妄行的形成，多由于大怒而伤肝，肝气上逆，血随气壅而逸于脉外；或火热邪盛，灼伤脉络，以及负重怒伤等损伤脉络所致。

（3）病理表现：由于人体各脏腑、组织、器官，均有丰富的脉络分布，故血液妄行之病变即可在各个部位出现。如肺络受损，血液妄行，则为咳血；胃络受损出血，则为呕血、便血；大肠络伤出血，则为便血；膀胱或尿道络伤出血，则为尿血；冲任脉络受损，则月经量多、提前；鼻窍脉络损伤，则为衄血等。此皆为血液妄行的实性病机。

若病久脾气虚损,或劳倦伤脾,中气不足,统摄失权,则可致血不循经,渗逸于脉外而出血。如渗逸于肌肤,则为皮下出血或成紫斑;渗逸于胃肠,则为便血;渗逸于膀胱,则可为尿血;气虚则可致冲任失固,亦可渐成月经过多或崩漏不止等病证。

出血过多,则能致血虚气弱,可发展成为气血双亏,从而使机体脏腑组织器官功能衰退。若出现突然性大出血,则亦可致气随血脱。甚则发生"阴阳离决"而死亡。

血液妄行病机如图14-10所示。

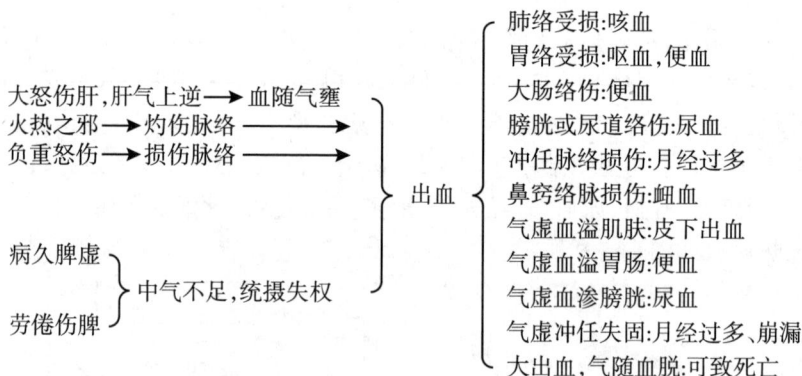

图14-10 血液妄行病机图

(四) 气血关系失调病机

1. 气滞血瘀病机的概念、形成和表现

(1) 概念:气滞血瘀,是指由于气的运行郁滞不畅,以致血液循行障碍,继而出现血瘀的病理状态。

(2) 形成:气滞血瘀,多由情志内伤,抑郁不遂,气机阻滞,而致血瘀;或因闪挫外伤等因素,伤及气血,因而气滞和血瘀同时形成等所致。

(3) 病理表现:气滞血瘀病变与肝的生理功能失调关系极为密切。肝主疏泄而藏血,若肝气郁结不畅,疏泄失职,则气机郁滞,肝脉布于两胁,故见胸胁胀满疼痛。气为血之帅,血为气之母,气行则血行,气滞则血滞,或经脉瘀阻而不通,或凝结瘀阻而成形,故多见疼痛、瘀斑,以及瘕聚、癥积等病证。

其次,由于心主血脉而行血,故在心的生理功能失调时,则多见血瘀而导致气滞病证。

气滞血瘀病机如图14-11所示。

情志内伤 ⟶ 气机阻滞

闪挫外伤 ⟶ 伤及气血

} 气滞血瘀 {

肝失疏泄,气机郁结:胸胁胀满疼痛

经脉瘀阻不通:疼痛

凝结瘀阻而成形:瘀斑,癥瘕积聚

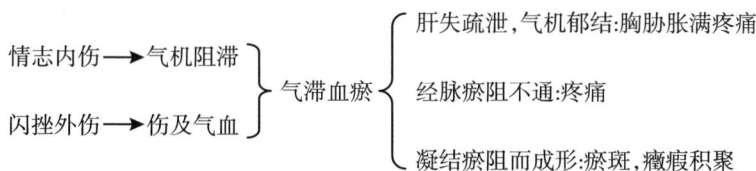

图 14 – 11　气滞血瘀病机图

2. 气不摄血病机的概念、形成和表现

（1）概念：气不摄血,主要指气虚不足,统摄血液循行的功能减退,血不循经,逸出于脉外,从而导致各种失血的病理状态。

（2）形成：多由于久病伤脾,脾气虚损,中气不足,统摄无权所致。

（3）病理表现：气虚不能摄血,主要表现在气虚下陷及统摄无权,血离经隧两方面：其中因气虚下陷,而致血从下逸者,则又称血随气陷。血随气陷,统摄无权,则血易从下部逸出,可见便血、尿血及妇女崩漏等症。若气虚统摄无权,血离经隧而逸于脉外,渗于肌腠,则可见皮下出血或紫斑。

气不摄血病机如图 14 – 12 所示。

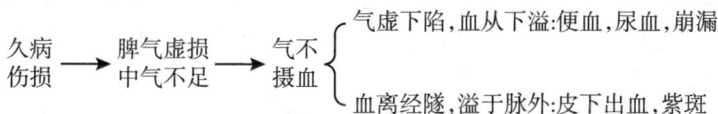

久病
伤损 ⟶ 脾气虚损
中气不足 ⟶ 气不
摄血 {

气虚下陷,血从下溢:便血,尿血,崩漏

血离经隧,溢于脉外:皮下出血,紫斑

图 14 – 12　气不摄血病机图

3. 气随血脱病机的概念、形成和表现

（1）概念：气随血脱,指在大量出血的同时或过后,气随血液的流失而脱散,从而形成气血两虚或气血并脱的病理状态。

（2）形成：气随血脱,多由外伤失血,或妇女崩中,或产后大出血等因素所致。

（3）病理表现：血为气之载体,血脱则气失其附载,故气亦随之暴脱而亡失。气脱则阳亡,不能温煦、固摄肌表,则见冷汗淋漓;阳气虚衰不达四末,故四肢厥冷;气血两脱,不能上荣头目,清窍失养,故见晕厥;血脉失于气血之充盈与鼓动,故脉见芤象,或见沉细而微。

气随血脱病机如图 14 – 13 所示。

4. 气血两虚病机的概念、形成和表现

气血两虚,是指气虚机能衰退与血虚组织器官失养同时存在的病理状态。多因久病耗伤,气血两亏所致。或先有失血,气随血衰;或先因气虚,血液无以生化而日渐亏少,从而形成气血两虚病证。临床可同时并见面色淡白或萎黄,少气懒言,疲乏无力,形体瘦怯,心悸失眠,肌肤干燥,肢体麻木等气血不足见症。

5. 气血失和,不荣经脉病机

气血不荣经脉,主要指因为气血两虚,以致气

$$
\left.
\begin{array}{l}
\text{外伤失血过多} \\
\text{妇女崩中失血} \\
\text{产后大出血}
\end{array}
\right\}
\begin{array}{l}
\text{血液暴脱} \\
\text{气无以附}
\end{array}
\longrightarrow
\text{气随血脱}
\left\{
\begin{array}{l}
\text{阳气亡失,肌表失于温煦固} \\
\quad \text{摄:冷汗淋漓} \\[2pt]
\text{阳衰不达四末:四肢厥冷} \\[2pt]
\text{气血两脱,阳气不达头目,清} \\
\quad \text{窍失养:晕厥} \\[2pt]
\text{血脉失于充盈鼓动:脉芤或沉} \\
\quad \text{细而微}
\end{array}
\right.
$$

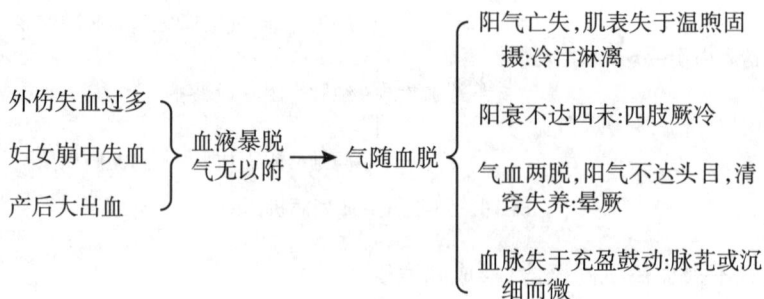

图 14 – 13　气随血脱病机图

血之间相互为用的功能失于和调,影响经脉、筋肉和肌肤的濡养,从而产生肢体筋肉等运动失常或感觉异常之病理状态。多由于血虚受风,或风中血络,导致气血营卫失和所致。临床所见如肢体麻木不仁,或运动失灵,甚则不用,或皮肤瘙痒,或肌肤干燥,甚则肌肤甲错等症,都是气血失和,不荣经脉的具体表现。

（五）气血失常病机的几种病理表现

1. 痛、痒的病理表现　疼痛,是指由于经脉气血郁滞,阻涩不通。或经脉拘急而挛缩,或经脉气血亏虚,血液运行失畅的病理反应。故中医学有"不通则痛"的说法。

《素问·举痛论》说:"经脉流行不止,环周不休,寒气入经而稽迟,泣而不行,客于脉外则血少,客于脉中则气不通,故卒然而痛。""寒气客于脉外则脉寒,脉寒则缩蜷,缩蜷则脉绌急,绌急则外引小络,故卒然而痛。"此指寒邪侵袭,阻滞气血之畅通,或引发经脉痉挛蜷缩而发作疼痛。

临床所见,引发气血阻滞不通的原因很多。有因外邪所致者,有因气滞血瘀所致者,亦有因痰浊凝滞,或虫积,或食积所致者,以及由于气血不足,阴精亏损等所致者,故其疼痛的性质及发作部位亦有所区别。

痒,是指由于气血不足,经气郁滞不畅,或滞而复通所产生的肌肤非搔抓而不畅快的病理反应。多由于虚邪走窜于血脉,气血失和所致。故《灵枢·经脉》说:"虚则痒搔。"《灵枢·刺节真邪》又说:"虚邪之中人也……搏于皮肤之间,其气外发,腠理开,毫毛摇,气往来行,则为痒。"

2. 麻木的病理表现　麻木,是指由于气血俱虚,经脉失于荣养,或气血凝滞不畅,或寒湿痰瘀滞留于经脉的病理反应。麻的感觉是非痛非痒,肌腠内如有虫行感,按之不止,搔之愈甚。而木的感觉,则是不痛不痒,按之不知,掐之不觉,如木厚之感。

麻木有久暂的不同,一时性的麻木,常因局部组织气血不足,或气血失运,或气血不和所致;日久之麻木,则必因脏腑气血虚损,又兼风痰、寒湿、瘀血凑之,经脉壅塞而发。

3. 昏厥的病理表现 昏厥,是指猝然仆倒,不省人事,并伴有手足逆冷之病证。一般发作后常在短时间内逐渐苏醒,醒后无偏瘫、失语、口眼㖞斜等症。其严重者亦可一厥不复而死亡。故《类经·疾病类·厥逆厥论》说:"厥者,逆也,气逆则乱,故忽为眩仆脱绝,是名曰厥……轻则渐苏,重则即死,最为急候。"所以,中医病机学认为,昏厥是气机突然逆乱,升降乖异,气血运行失常,气道阻塞,清窍被蒙的病理反应。

《素问·方盛衰论》说。"逆皆为厥"。《景岳全书·杂证谟·厥逆》亦说:"盖厥者……即气血致乱之谓也。"若只见于手足逆冷而无昏仆者,则称为厥逆,此多由体内阳气不能外达四肢所致。

但是,引起气血逆乱,气道阻塞,清窍被蒙的原因,又有虚实之不同。凡属气盛有余者多由于某些致病因素(如气、血、痰,食、暑,酒,情志刺激等),扰乱三焦气机升降,而使气血上下交流受碍,气盛有余,则气血并逆于上,或夹痰壅滞于上,清窍为之蒙蔽,从而发生昏厥。其次是由于机体平素气血两虚,气血循行原属不佳,又由于某些因素(如劳倦,饥饿,情志刺激等)而使气血运行更趋失调,以致气血上下循运障碍,气虚下陷,血不上承,清阳之气不能达头目,清窍失养而发昏厥。昏厥发作之时,若抢救不及时,则可由于气血循行逆乱,心阳失其护卫,浮越于外,以致阴阳离决而死亡。

4. 肿胀的病理表现 肿胀多发于人体之局部组织,中医病机学认为,局部组织肿胀,是指经脉的气壅阻,流行不畅,气血凝滞所引起的病理反应。肿胀可因引起经脉之气塞阻的邪气性质不同,而有不同的病理表现。

(六)气机升降失常病机的几种病理表现

1. 咳嗽、气喘 咳嗽,是一种保护性的生理反应,它能将肺及呼吸道内之异物或分泌物排出体外,另一方面亦是一种病理反应,是肺部疾患的主要症状之一。中医病机学认为,咳嗽乃由肺失肃降,其气上逆所致。肺主气而司呼吸,主宣发肃降。故不论外邪侵袭,或其他内伤因素,均须累及肺脏,导致肺失肃降,气机失调,肺气上逆,始可引发咳嗽。所以《医学三字经·咳嗽》指出:"肺为脏腑之华盖,呼之则虚,吸之则满,只受得本然之气,受不得外来之客气。客气干之亦呛而咳矣。"又说"然肺为气之市,诸气上逆于肺则呛而咳。是咳嗽不止于肺,而亦不离于肺也。"

气喘,以呼吸急促,甚则张口抬肩,鼻翼煽动为特征,常为某些急、慢性病的主要症状之一。气喘的病机亦有虚实之分,一般来讲,实喘在于肺气壅滞而上逆,虚喘则为肾气虚损而摄纳失权,其气上逆所致。故《临证指南医案·喘》又有喘"在肺为实,在肾为虚"之说。

217

咳嗽、气喘病变发生之因,不外外感或内伤两端。若外邪侵袭,皮毛或肺卫受邪,肺气壅遏不宣,清肃失职,则痰液滋生,阻塞气道,从而使肺气上逆,发作咳嗽。若重感风寒,郁闭皮毛,入里犯肺,阻遏肺气肃降;或风热侵肺,肺气壅实不畅,清肃失司;或肺有蕴热,又为表寒所束,热不得泄,皆能导致肺气上逆,发为喘促。

2. 呃逆、呕吐　呃逆,以气逆上冲,喉中呃逆连声,令人不能控制为其特征。呕吐,前人常以有物有声谓之呕,无物无声谓之吐,无物有声谓之干呕。但临床上呕与吐常同时发生,难以截然分开,故并称呕吐。另外,尚有"嗳气",即打饱嗝。

呃逆、呕吐,乃是胃气失于和降,气机上逆的病理反应。一般说来,胃气上逆动膈,则发呃逆。胃内水谷随气机上逆而出,则为呕吐。故《素问·宣明五气》说:"胃为气逆为哕",《灵枢·口问》说:"谷入于胃,胃气上注于肺。今有故寒气与新谷气,俱还入于胃,新故相乱,真邪相攻,气并相逆,复出于胃,故为哕。"哕,即呃逆。(《丹溪心法》谓哕为干呕。《医经溯洄集》则谓哕为干呕之剧者。)又《素问·举痛论》说:"寒气客于肠胃,厥逆上出,故痛而呕也。"《圣济总录·呕吐》亦说:"呕吐者,胃气上而不下也。"

3. 霍乱　霍乱,又称挥霍缭乱。是以起病急骤,猝然发作,上吐下泻,腹痛或不痛为特征之病理反应。因发病迅速急暴,挥霍缭乱而得名。基本上概括了临床所见之霍乱、副霍乱,急性胃肠炎,以及食物中毒等病变。

中医病机学认为霍乱的病机是脾的运化机能失常,厥气上逆,升降失司。清浊相干,气机逆乱。《灵枢·经脉》说:"足太阴厥气上逆则霍乱。"

其发病原因,则主要认为是由于感受暑温或寒湿等秽浊之气,或饮食不洁,以致伤及脾胃,导致升降失司,气机逆乱所致。

4. 便秘　便秘,指大便秘结不通,排便时间延长,或虽有便意,但大便排出困难等病理反应而言。中医学认为便秘的病机主要是大肠之气通降阻滞,不得下行,饮食糟粕在大肠内停积过久,津液吸收过多("大肠主津"),以致粪质干燥坚硬难下所致。

5. 奔豚气逆　奔豚气逆,系病人自觉有气从少腹上冲胸脘咽喉的一种病理反应,由于气冲于上,如豚之奔突,故名"奔豚气"。其病机是冲脉之气上逆,但其病因又有气郁及寒、水之别。

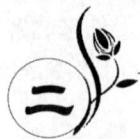

二　津液代谢失常病机

(一)津液代谢失常病机的概念

津液代谢失常,是指全身或某一环节津液代谢发生异常,从而导致津液的生成、输布或排泄发生紊乱或障碍,主要表现为津液的亏损不足或津液的输布排泄障碍及停滞潴留等方面。

(二)津液亏损病机的概念、形成及表现

1. 概念 津液亏损不足,是指人体的津液在数量上的耗伤亏少,进而导致内则脏腑,外而皮毛、孔窍失其濡润滋养,从而产生一系列干燥失润的病理状态。

2. 形成 津液亏损不足病变,多由燥热之邪灼伤津液;或大汗、失血、吐泻、多尿,或过用燥热之剂,耗伤阴液所致。

3. 病理表现 津和液,在性状、分布和生理功能等方面亦存在着一定的差异。津较清稀,流动性较大,内可充盈血脉,润泽脏腑,外可达于皮毛和孔窍,故易于耗伤,也易于补充;液较稠厚。流动性较小,以濡养脏腑,充养骨髓、脑髓、脊髓,滑利关节为主,一般不易损耗,一旦亏损则不易于迅速补充。

津亏液少病变,临床可见多种见症,如口唇、肌肤、血脉失于津液的充盈濡养,则见咽干唇焦而口渴,皮肤干燥,毛发枯槁,甚则目陷、螺瘪而脉细。津液不足,则汗液、尿液失其化源,故汗少或无汗,小便短少。大肠失其津液的濡润,传导滞涩,故可见大便秘结。津液大量耗伤,以致津血不能荣养筋脉,则可见转筋挛急之症。故《医宗必读·泄泻》说:"水液去多,甚而转筋,血伤,故筋挛急也。"

津液亏损不足病机如图 14-14 所示。

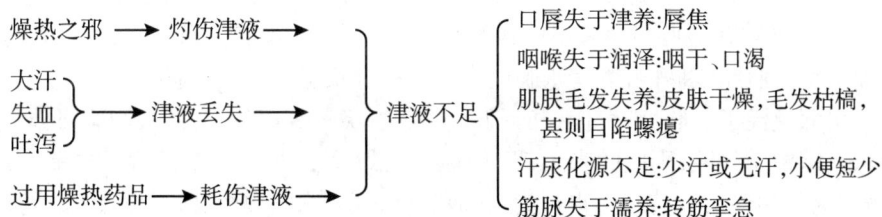

图 14-14　津液亏损不足病机图

(三)津液的输布与排泄障碍病机

津液的输布障碍,是指津液得不到正常的转输与布散,因而津液在体内环流迟缓,湿浊困阻,或在体内某一局部发生滞留,因而津液不化,水湿内生,或酿痰成饮之病理状态。导致津液输布障碍的原因很多,不外肺失宣发或肃降;脾之运化和转输功能减退;肝失疏泄,气机不畅,气滞而水停;三焦水道不利,津液环流障碍等方面。

津液的排泄障碍,主要是指津液气化不利,转化为汗液或尿液的功能减退,从而导致水液潴留,上下逸于肌肤,发为水肿之病理状态。一般地说,津液化为汗液排出,主要依靠肺之宣发;津液化为尿液排出,则主要依靠肾的气化,故肺肾功能减退,则均可导致水液潴留,发为水肿疾患。

津液的输布与排泄障碍,主要可产生湿浊困阻、痰饮凝聚及水液潴留等病理改变。其具体表现如下:

1. 湿浊困阻　多由脾虚运化水湿功能减退,因而津液不能转输布散,则聚积而成湿浊,形成湿浊内困病变。湿性重着黏滞,易于阻遏气机,故可见胸闷呕恶,脘腹痞满,头身困重,口腻不渴,腹泻便溏,面黄肤肿等症。

2. 痰饮凝聚　痰与饮,都是由于脏腑功能失调,津液代谢障碍,以致津液气化失常,因而水湿停聚凝结于机体某些部位而成的病理产物。痰饮又是多种疾患的致病因素。水聚而成饮,饮凝而成痰,即可形成多种痰证或饮证。故《圣济总录·痰饮》说:"三焦调适,气脉平匀,则能宣通水液,行入于经,化而为血,溉灌周身。三焦气涩,脉道闭塞,则水饮停滞,不得宣行,聚成痰饮。"

痰可随气升降,无处不到,病及不同的脏腑经络或滞留于机体某些部位,可表现为多种临床反应,如痰阻于肺,可见咳喘咳痰;痰迷心窍,可见胸闷心悸,神昏癫狂;痰停于胃,则可见恶心,呕吐,脘痞不舒;痰留经络筋骨,则可致瘰疬痰核,肢体麻木,或半身不遂,或为阴疽流注;痰浊上犯于头,则清窍不利,可致眩晕昏冒;痰气凝结于咽喉,则可致咽中梗阻,如有异物,吞之不下,吐之不出,称为梅核气。

饮邪为病,随其停聚部位之不同而有不同的名称,如饮停胸胁,称为"悬饮";饮邪犯肺,则为"支饮";饮留四肢,则为"溢饮"(即水液潴留之水肿)等。

3. 水液潴留　此指由肺、脾、肾等脏腑功能失调,水液代谢障碍,水不化气,因而潴留于肌肤或体内,发为水肿或腹水等病理状态。

水邪泛溢于肌肤,则发作头面、眼睑、四肢、腹背等部位浮肿,甚则全身浮肿;若水邪潴留于腹腔,则腹肿胀大,发为腹水。故《景岳全书·杂证谟·肿胀》说:"盖水为至阴,故其本在肾;水化为气,故其标在肺;水惟畏土,故其制在脾。今肺虚则气不化精而化水,脾虚则土不制水而反克,肾虚则水无所主而妄行,水不归经则逆而上泛,故传入脾而肌肉浮肿。"

(四)津液与气血关系失常病机

津液与气血之间有着密切的联系,三者中的任何一种失常,都会对另外二者产生影响,导致其功能失去协调,主要表现为水停则气阻、气随液脱、津枯血燥及津亏血瘀等几方面。

1. 水停气阻　指水液停贮,导致气机阻滞的病理状态。津液的气化失常,水液停潴为患,则亦将使脏腑的生理功能发生障碍,使升降出入运动阻滞,形成水停则气机郁阻之病机病证。如水饮阻肺,则肺气塞滞,失于肃降,则可见胸满咳嗽,喘促不能平卧;水饮凌心,阻遏心气,致使心阳被抑,则可见心悸心痛;水饮停滞中焦,阻遏脾胃气机,则可致清气不升,浊气不降,而见头昏困倦、脘腹胀满、纳化呆滞、恶心呕吐等症;水饮停于四肢则可阻滞经脉气血之流通,故除浮肿外,尚可见肢体沉困,胀痛等症。

2. 气随液脱 指由于津液大量丢失,气失其依附而随津液外泄,从而导致暴脱亡失的病理状态。多由于高热伤津,或大汗伤津脱液,或严重吐泻,耗伤津液等所致。如《伤寒论》阳明病篇所说:"发汗多,若重发汗者,亡其阳。"此指汗出太过,津液外泄,阳气随之而亡失。又如《景岳全书·杂证谟·泄泻》:"若关门不固,则气随泻去,气去则阳衰。"《金匮要略心典·痰饮篇》亦指出:"吐下之余,定无完气。"此指频繁而大量的呕吐、泄泻,则亦可使气随津液的耗伤而脱失。

3. 津枯血燥 主要指津液亏乏,甚则枯竭,从而导致血燥虚热内生,或血燥生风的病理状态。津液是血液的重要组成部分,津血又同源于后天的水谷精微,故《灵枢·痈疽》说:"中焦出气如露,上注溪谷而渗孙脉,津液和调,变化而赤为血。"若因高热伤津,或烧伤灼液,而致津液损耗,或因失血脱液,或阴虚痨热,津液暗耗,均会导致津枯血燥,而见心烦,鼻咽干燥,或五心烦热,口渴喜饮,肌肉消瘦,小便短少,舌红少津,脉细数等症。

4. 津亏血瘀 主要指津液亏损,血液循行郁滞不畅的病理状态。津液充足是保持血脉充盈,血液运行通畅的重要条件。若因高热、烧伤、吐泻、大汗出等因素,从而使津液大量消耗,则津液亏少,血容量不足,血液循行滞涩不畅,即可发生血瘀之病变。临床上即可在原有津液不足的基础上,出现舌质紫绛,或见瘀点、瘀斑,甚则斑疹显露等临床表现。故《读医随笔》说:"夫血犹舟也,津液水也""津液为火灼竭,则血行愈滞。"此即说明了津亏可以导致血瘀的机制。

221

第十五讲
内生"五邪"病机

【授课要点】

1. 正确理解内生"五邪"病机的概念。
2. 掌握风气内动、寒从中生、湿浊内困、津伤生燥和火热内生等病机的概念、形成和病理表现。

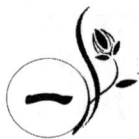

一　内生"五邪"病机的概念

所谓内生"五邪"是指在疾病的发展过程中,机体本身由于内脏机能的失调等异常变化而产生的五种病理状态,并有化风、化寒、化湿、化燥、化火等之不同,此属"邪"从内生,故属于中医病机学范畴。而外感六淫,则是邪从外来,故属于中医病因学范畴。

中医学通过临床实践,在认识和总结内生"五邪"这些病理变化时,同样也是把若干自然现象与疾病的临床表现联系起来,借以说明复杂的病理反应。如动风、中风,称之为"风病",是以其病变表现可见头晕目眩,或口眼㖞斜,或牙关紧闭、角弓反张,以及出现抽搐、拘挛、震颤等症状,拟似风气的激荡、游走、急骤和多变等特点。此是由于气血津液及脏腑功能失调所产生的病理反应,并非是感受外界风邪所致。为区别病因学上的概念,故中医病机学称之为"内风"或"风气内动";如化寒、生湿、化燥、化火等,也相应地称之为"内寒"、"内湿"、"内燥"、"内火"。因此,所谓内生"五邪",并不是致病因素,而是由于气血津液及脏腑等生理功能失调所引起的类似风,寒,湿、燥、火等外邪致病的综合性病机变化。

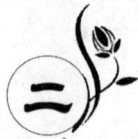

二　风气内动病机

(一) 风气内动的概念

风气内动,即"内风",是机体阳气亢逆变动而形成的一种病理状态。由于

"内风"与肝的关系甚为密切,故又称其为"肝风内动"。

《临证指南医案》说:"内风乃身中阳气之变动。"故在疾病的发展过程中,凡由于阳热亢盛,或阴虚不能制阳,而导致阳升无制,亢逆内动,出现动摇、抽搐、震颤等病理反应时,即是"风气内动"病变的具体表现。故《素问·至真要大论》说:"诸暴强直,皆属于风。"《素问·至真要大论》又说:"诸风掉眩,皆属于肝。"

肝风内动又有虚实之分,一般可见阴虚阳亢,风阳上扰,肝阳化风;热邪炽盛,燔灼肝经,热极而生风;阴亏或血少,筋脉失养,虚风内动等类型。兹分述如下:

(二)肝阳化风病机的概念、形成及表现

1. 概念　肝阳化风,是指肝肾阴亏,水不涵木,浮阳不潜,阴不制阳,导致肝之阳气升动无制,亢而化风的一种病理变化。

2. 形成　多由于情志内伤,或操劳过度,久则耗伤肝肾之阴,以致阴虚阳亢,肝风内动所致。

3. 病理表现　阴虚阳亢,水不涵木,浮阳不潜,久之则阳愈浮而阴愈亏,终致阴不制阳,肝阳升动无制,形成风气内动。其病理表现轻则可见筋惕肉瞤、肢麻震颤,眩晕欲仆,或发作口眼歪斜,或发为半身不遂;甚则血随气逆而发作猝然仆倒,或为闭厥,或为脱厥。

(三)热极生风病机的概念、形成及表现

1. 概念　热极生风,是指由于邪热炽盛,煎灼津液,伤及营血,燔灼肝经,因而筋脉失于濡养,则肝风内动的病理变化。

2. 形成　多由于外感温热病邪,热势炽盛煎灼津血,累及筋脉而形成。一般多见于热性病的高热极期。

3. 病理表现　热极生风病变,临床可见痉厥、抽搐、鼻翼煽动、颈项强直、角弓反张、目睛上视,并常伴有高热、神昏、谵语等症。热极生风病变,在未转入虚脱(休克或衰竭)之前,一般多属实证。

(四)阴虚风动病机的概念、形成及表现

1. 概念　阴虚风动,是指由于机体阴液枯竭,无以濡养筋脉,筋脉失养而变生内风的病理变化,此属虚风内动。

2. 形成　多由热病后期,煎灼津液,阴液亏损,或由于久病耗伤阴液所致。

3. 病理表现　临床可见筋挛肉瞤、手足蠕动等动风之症,并常伴有潮热盗汗、五心烦热、低烧颧赤等虚热内生之候。

223

（五）血虚生风病机的概念、形成及表现

1. 概念　血虚生风，是指由于血液虚亏，因而肝血不足，筋脉失养，或血虚不能荣络，所产生的虚风内动病理变化。正如《通俗伤寒论》说："血虚生风者，非真有风也。实因血不养筋，筋脉拘挛，伸缩不能自如，故手瘛疭，类似风动，故名曰内虚暗风，通称肝风。温热病末期多见此证者，以热伤血液故也。"

2. 形成　多由生血不足或失血过多，或久病耗伤营血所致。

3. 病理表现　肢体麻木不仁，筋肉跳动，甚则手足拘挛不伸等，并见阴血亏虚之症。

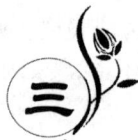

（六）血燥生风病机的概念、形成及表现

1. 概念　血燥生风，是指由于津枯血少，失润化燥，肌肤失于濡养，经脉气血失于和调，于是血燥化而为风的病理变化。

2. 形成　多由生血不足或失血过多，或久病耗伤营血所致。

3. 病理表现　肢体麻木不仁，筋肉跳动，甚则手足拘挛不伸等，并见阴血亏虚之症。

三　寒从中生病机

（一）概念

寒从中生，是指机体阳气虚衰，温煦气化功能减退，因而导致生理功能活动衰退，虚寒内生，或阳虚阴盛，阴寒之邪弥漫的病理状态。故寒从中生，又称为"虚寒内生"或"内寒"。

（二）形成

内寒病变的形成，多因阳气虚损，阴寒内盛，机体脏腑组织失于和煦所致。内寒的产生多与脾肾阳气不足有关。脾为后天之本，为气血生化之源，脾阳能达于四肢肌肉而起温煦作用。肾阳为阳气之根，能温煦全身脏腑组织，并为人体蒸腾气化之源，故脾肾阳气虚衰，则温煦气化失职，最易表现虚寒之象，而其中尤以肾阳虚衰为关键。故《素问·至真要大论》说："诸寒收引，皆属于肾。"

（三）病理表现

内寒病机，主要表现在两个方面：

1. 阳虚则阴盛,阳虚则内寒自生。《难经·二十二难》说:"气主煦之",机体阳气不足,产热减少,则温煦失职,阴寒内盛,从而使脏腑组织表现为病理性的机能减退,产生虚寒性的病理反应。呈现畏寒肢冷,面色苍白,蜷卧喜暖,大便溏泄,舌润不渴等阳热不足之症。而其中以畏寒喜暖为其基本特征。

2. 阳气虚衰,则气化功能减退或失司,人体水液代谢失常或障碍,水液不得温化,从而导致阴寒性病理产物的积聚或停滞。《素问·至真要大论》说:"诸病水液,澄澈清冷,皆属于寒。"临床多见尿频清长,涕、唾、痰、涎稀薄清冷,或大便泄泻,或发水肿等病证。此多由阳气不足,蒸化无权,水液不能化气所致。

此外,不同脏腑的内寒病变,其临床表现也有各不相同的兼症。如心阳虚,则见心胸憋闷或绞痛,面唇青紫等;脾阳虚,则便溏泄泻;肾阳虚,则腰膝冷痛、下利清谷、小便清长、男子阳痿、女子宫寒不孕等。

应当指出,阳虚阴盛之寒从中生,与外感寒邪或恣食生冷所引起的寒证,即"内寒"与"外寒"之间,不仅有所区别,而且还有联系。其区别是,"内寒"的临床特点主要是虚而有寒,以虚为主;"外寒"的临床特点则主要是以寒为主,且多与风、湿等邪相兼,或许亦可因寒邪伤阳而兼虚象,但仍以寒为主。两者之间的主要联系是寒邪侵犯人体,必然会损伤机体阳气,最终导致阳虚;而阳气素虚之体,则又因抗御外邪的能力低下,易于外感风寒而致病,或外寒易于直中脏腑,引起内寒而发病。

另外,阳虚内寒病机发展到一定的阶段,有时还会出现真寒假热的病理表现,如面色反见潮红,但头汗出、脉虚大或沉微等。这是病变本质与临床表现不一致的反常现象,主要是由于元阳衰微,阴寒内盛,格阳于外,孤阳浮越所致,故见外热之假象。

四　湿浊内生病机

(一) 概念

湿浊内生,是指由于脾的运化功能(运化水谷和运化水湿)及输布津液功能减退或障碍,从而导致机体水谷津液代谢失调,引起水湿痰浊等蓄积停滞的病理状态。由于内生之湿多因脾虚所致,故又称为脾虚生湿,或内湿。

(二) 形成

内湿的形成,多因素体阳虚痰湿过盛,或因恣食生冷,过食肥甘,内伤脾胃,致使脾阳不振或脾气虚损,失其健运之职,不能为胃行其津液,津液的输布代谢发生障碍所致。于是,水液不化,便聚而成湿,停而为痰,留而为饮,或积而成水。因此,脾的运化失职是湿浊内困产生的关键。故《素问·至真要大论》说:"诸湿肿满,皆属于脾。"

脾主运化,有赖于肾阳的温煦和气化。因此,内生之湿浊不仅是脾阳脾气虚损,津液不化而形成的病理产物,且与肾的功能失调有密切的关系。肾主水液,肾阳为人体诸阳之本,故在肾阳虚损时,亦必影响脾之运化而导致湿浊内生。反之,由于湿为阴邪,湿盛则亦可损伤阳气。因之,湿浊久困,则亦必损及脾阳肾阳,而成阳虚湿盛之证。且肾阳不足所引起的内湿病变,又常与内寒之病变有关。

(三)病理表现

湿性重浊腻滞,易于阻遏气机,故内湿病变,即在于阻滞机体上、中、下三焦之气机通畅,因此其病理表现亦常随其湿邪阻滞部位的不同而各异。如湿邪留滞于筋脉之间,则症见头重如裹,肢体重着,或颈项强硬、关节屈伸不利。《素问·至真要大论》说:"诸痉项强,皆属于湿。"即是指颈项部位之筋肉,因为湿阻而不柔和,以致颈项强急运转障碍而言。若湿犯上焦,则胸闷咳嗽;湿阻中焦,则脘腹痞满,食欲不振,口腻或口甜,舌苔厚腻;湿滞下焦,则腹胀便溏,小便不利。若水湿泛滥,溢于皮肤肌腠之间,则发为水肿。故《素问·六元正纪大论》说:"湿性则濡泄,甚则水闭浮肿。"但是,应当指出,湿浊虽可阻滞于机体的任何部位,但仍以湿阻中焦脾胃为主,故脾虚湿困常是必见之症。

此外,外感湿邪与内生湿浊在其形成方面虽有区别,但二者亦常相互影响。湿邪外袭每易伤脾;脾失健运,湿浊内蕴,或内湿素盛之体,亦每易外感湿邪而发病。

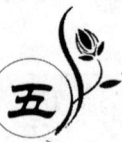

五 津伤化燥病机

(一)概念

津伤化燥,是指机体津液不足,机体组织器官和孔窍失其濡润,从而产生干燥枯涩的病理状态。津伤化燥又称为"内燥"。

(二)形成

内燥的产生,多由于久病耗伤阴液,或大汗、大吐、大下,或亡血失精,导致阴液亏少,以及某些热性病之邪热伤阴,或湿邪化燥等所致。由于体内津液亏少,不能内溉脏腑,外润腠理孔窍,进而化生内燥,故临床多见干燥不润之病证。所以,《素问·阴阳应象大论》说"燥胜则干"。

(三) 病理表现

一般来说,阴液亏损可产生内燥,而实热伤津亦可导致燥热内生。故内燥病变,可发生于各脏腑组织,但以肺、胃及大肠为多见。

肺为燥金之脏而主气,司全身津液的敷布,肺气虚弱,则水精不能正常宣发敷布,或肺本身阴津不足,则均能化燥。反之,外感热邪或寒邪入里化热,亦最易耗伤肺之阴津,从而导致肺热叶焦,形成燥热阴虚之证,临床可见干咳无痰,甚则肺燥络伤,而见痰中带血或咳血之症。

大肠为燥金之腑而主津,胃为阳明燥土,故胃肠实热结滞,每易灼伤津液,以致胃肠津亏液少而致燥,则可见大便干结之症。

此外,肾总司一身之气化,肾之气化失常则津液不布而成内燥。肾藏精,肾阴又为五脏阴液之本,故肾阴虚,精亏不足,则亦可化燥,而成阴虚内热,命火妄动之证,临床可见骨蒸潮热、性机能亢进等症。

另外,津血同源,津枯则血少,失润而化燥,肌肤失于濡养,则可见皮肤干燥或肌肤甲错,或落皮屑。筋骨失于濡养,则可致关节屈伸不利,甚则拘急痉挛等症。

内燥病变,临床多见一系列津液枯涸失润之病理表现,诸如肌肤干燥不泽、起皮落屑,甚则皲裂、口燥咽干唇焦,舌上无津,甚或光红龟裂,鼻干目涩,爪甲脆折,大便燥结不通,小便短赤不利,消瘦,干咳无痰,或痰中带血等症。故刘完素《素问玄机原病式》说:"诸涩枯涸,干劲皲揭,皆属于燥。"劲,指筋脉劲急而不柔和;皲,指皮肤干裂不湿;揭,指口唇干裂揭起。总之,燥胜则干,"干"是内燥的病理特点。

另外,内燥病变,阴虚津亏则虚热内生,甚则可引发命火妄动,故可伴见手足心热,或骨蒸潮热、心烦不寐、脉细数等症。

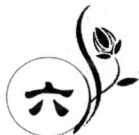

六 火热内生病机

(一) 概念

火热内生,又称"内火"或"内热",是指由于阳盛有余,或阴虚阳亢,或由于气血郁滞,或由于病邪郁结,因而产生火热内扰,机能亢奋之病理状态。

(二) 形成

火热内生,多由于阳气亢盛,气有余便是火;或外邪及痰湿,瘀血等郁久从阳而化火;或精神情志刺激,五志过极从阳而化热化火;或久病精亏血少,阴液大伤,阴虚阳亢而虚热、虚火内生等所致。

(三)病理表现

火与热同类,均属于阳,故有"火为热之极,热为火之渐"之说。因此,火与热在病机与临床表现上基本是一致的,唯在程度上所有差别,火较甚于热而已。火热内生,其病机主要有如下几方面:

1. 阳气过盛化火 即机体阳盛有余,机能亢奋,转化为火热病变。人身之阳气在正常生理情况下,本有养神柔筋,温煦脏腑组织,促进生理功能活动之作用,中医学称之为"少火"。但在病理情况下,由于阳气过盛,机能亢奋,使阴液等物质的消耗增加,甚至伤阴耗液,因此使失去其正常生理作用,而成为病理损伤之因素,此种病理性的阳气过亢,中医学则称为"壮火",即"气有余便是火"。此气之有余,即指阳气的亢盛有余而言。

2. 邪郁化火 邪郁化火,实际上包括两方面内容,一是外感六淫风、寒、燥、湿等病邪在其病理过程中皆能入里郁滞,并从阳而化热化火,如寒郁化热、湿郁化火等。二是体内的病理性代谢产物(如痰湿、瘀血等)和食积、虫积等,亦均能郁而化火。邪郁化火的主要机制,实质上也是因为这些因素易于导致阳气的郁滞,气郁则生热化火,因而形成实热内结所致。

3. 五志过极化火 又称为"五志之火"。多指由于精神情志的刺激,影响机体阴阳,气血和脏腑生理的平衡,导致气机郁结,气郁久则从阳而化热,因而火热内生。如临床常见的情志抑郁不畅,肝失疏泄,则常能导致肝郁气滞,气郁则化火,发为"肝火"病证。

以上几类多属实火为病。

阴虚火旺:此属虚火。多由于精亏血少,阴液大伤,阴虚则阳亢,因而虚热、虚火内生。一般来说,阴虚内热多见全身性的机能虚性亢奋之虚热征象。而阴虚火旺,其火热征象则往往多集中于机体的某一部位。如阴虚火旺所引起的牙痛、咽痛、骨蒸、颧红升火等,即为虚火上炎所致。

总之,火热内生的病理不外虚、实两端。实火多源于阳气有余,或邪郁化火,或五志过极化火等。其病势急速,病程亦较短,临床多见壮热面赤、口渴喜冷、小便黄赤、大便秘结,或口舌糜烂生疮,或舌红目赤,甚则神昏、狂躁、舌苔黄燥、脉洪数等症。

虚火多源于精亏血少,阴虚阳亢,虚火上炎所致。其病势一般缓慢,病程较长,其临床多见五心烦热,或骨蒸潮热,午后颧红,失眠盗汗,口燥咽干,眩晕耳鸣,舌红少苔,脉细数等症。

第十六讲
经络气血失常病机

【授课要点】
1. 一般了解经络气血失常病机的概念。
2. 掌握经络气血盛衰、运行阻滞,以及经络气血衰竭的病机变化和表现。

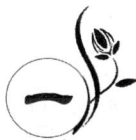

一 经络气血失常病机的概念

经络病机,即指由于致病因素直接或间接作用于机体的经络系统,因而导致经络气血出现盛衰及运行失常等为主的病理变化。由于经络是人体脏腑与体表肌肤、四肢、五官九窍相互联系的通道,具有运行气血,传递信息,沟通机体表里上下内外,调节机体脏腑组织功能活动的生理作用。故经络的病理机转,亦可以通过经络的功能失调或障碍,进而导致有关经络的循行部位及其相互络属的脏腑组织器官功能失调,出现相应的病理变化。经络系统的基本病机,主要表现为经络的气血偏盛偏衰、经络气血运行逆乱,经络气血运行阻滞,以及经络气血衰竭等方面。

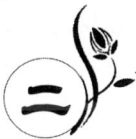

二 经络气血偏盛、偏衰病机的概念、形成及表现

(一) 概念

经络气血偏盛,指经络的气血相对壅盛,功能太过的病理状态。经络气血偏衰,则指经络的气血不足,功能减退的病理状态。

(二) 形成

经络气血偏盛,可因脏腑气血偏盛,或邪气侵入经络,导致经气壅实所致。

经络气血偏衰,则多由脏腑的气血虚衰,不能充养经脉所致。

(三)病理表现

经络的气血偏盛偏衰,则可影响所络属的脏腑和所联系的组织器官,发生功能过亢或功能衰退等病理变化。如经络的气血偏盛成实,则可导致其相关脏腑及其相关联的组织器官功能紊乱,出现实证。可见疼痛及功能亢进症状。如经络内气血不足,其病变则可导致其相关脏腑和组织器官,失于灌注充养,致使机能减退,则可出现经络与脏腑合病的病理改变;若气血不足,不能濡润温养所联络的组织,则可发生麻木、疼痛(喜按)、挛急、痿废等病变。

例如《灵枢·经脉》在论述足阳明胃经的盛衰虚实时说:"气盛则身以前皆热,其有余于胃,则消谷善饥,溺色黄。气不足则身以前皆寒栗,胃中寒则胀满。"又说:"足阳明之别(即经别)……实则狂颠,虚则足不收,胫枯。"此即是足阳明胃经的经气或盛或实或虚所引起的有关部位及所络属的脏腑器官所发生的病变。总之,不论经络的气血是偏盛或偏衰,其病理改变都可以影响及内在的相关脏腑,以及所联系的外部的组织器官,引起相应的气血盛衰或功能紊乱。

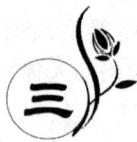

三 经络气血运行逆乱病机的概念、形成及表现

(一)概念

经络的气血运行逆乱,是指经气的运行升降逆乱,从而影响及人体气机的升降及气血的正常运行,引发气血的上逆或陷下等病理状态。反之,人体气血的失常,亦必然会导致经络气血的逆乱,二者常互为因果。

(二)形成

经络气血运行逆乱,多由病邪侵袭经络,或脏腑气血运行逆乱,或阴阳失调影响及经气运行等所致。

(三)病理表现

经络气血逆乱所引起的病理变化主要有如下两方面:

1. 经络气血逆乱,多引起机体阴阳之气的不相顺接,发为厥逆等病证.如《素问·厥论》说:"巨阳之厥,则肿首头重,足不能行,发为眴仆。"厥,即经气紊乱厥逆。眴仆,即指晕欲仆倒。足太阳经脉起于目内眦皆,上额交巅入络脑,故足太阳经的经气逆乱,则气血循经上涌,而发作头重肿胀,眩晕欲倒之病证。足太阳经,其下行之脉合腘中,贯腨内,若经气上逆,则下虚,故足不能行走。又如《素问·调经论》说:"血之与气,并走于上,则为大厥。"此是说,气血随经气的上逆而塞阻于上,清窍被蒙,神识为之不用,故发为昏仆晕厥、不省人事之病证。

2. 经络气血逆乱,又可导致与其相络属的脏腑生理功能紊乱。如《灵枢·经脉》说:"足太阴之别。厥气上逆则霍乱",即是说足太阴脾经的经气上逆,则可以导致脾胃的功能紊乱,以致清气不升,下为泄泻;浊气不降,上逆为呕。清浊混淆,呕吐,泄泻并见,则发作挥霍缭乱病证。

此外,经气的逆乱,又是导致出血的原因之一,如气火上逆的咳血、吐血等,实质上亦与经气的上逆有关。例如肝火犯肺之咳血,实际上即是肝经火热,引发经气逆乱,气火循经上犯于肺所致。这是因为足厥阴肝经,其分支从肝分出,穿过膈肌,向上注入于肺,故其气火得以循经上炎,灼伤肺络而出血。

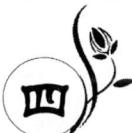

四 经络气血运行阻滞病机的概念、形成及表现

(一) 概念

经络气血运行阻滞,是指经气运行郁滞不利或障碍,甚则气血阻滞不通的病理状态。

(二) 形成

经络气血运行阻滞,多由外邪所侵,阻遏经脉;或情志内伤,经气郁结;或瘀血阻滞、痰浊郁结,以及外伤等导致经气不利,或由于脏腑气血失和,影响及经络的气血运行等所致。

(三) 病理表现

经气运行不畅或阻滞,常可影响及气血的循行,并累及所络属的脏腑组织器官,及其经络循行部位的生理功能。如外感表证,常见遍身肌肉酸痛等症状,即是由于外邪束表,机体浅表经脉气血不畅,或郁遏不通所致。又如风寒外邪束于肌表,手太阴肺经受邪,经气不利,可导致肺气失宣而上逆,则症见咳嗽、气喘等症;又如情志抑郁,肝气不畅,以致足厥阴肝经的经气不利,气滞血郁,则可出现胁痛、胸胁胀满等病理表现;气血阻滞,瘀结成实,则又可发展成为气血瘀阻,可导致经络循行部位发生肿胀、瘿瘤、结块等多种病变。

络脉系统遍布于周身内外,故络脉瘀滞亦是临床常见之经络病理变化。久病入络,多由脏腑疾病,日久而不愈,逐渐波及络脉所致。凡病久入络,往往病势沉痼而难愈。初病入络,多因外感六淫邪气,痹阻浅表络脉所致。而且,邪气可由经络内传于脏腑,从而影响脏腑的生理功能。如寒湿邪气入伤络脉,则可出现筋肉、关节疼痛;若病邪久留而不去,则可循经入里,影响及相关脏腑,则又可导致脏腑的阳气受损,机能失调等病理变化。

此外,经气不利,气血运行不畅,又是该条经脉形成气滞或血瘀病变的主要原因。如《难经·二十二难》说:"经言是动者,气也;所生病者,血也。""气留而不行者,为气先病也;血壅而不濡者,为血后病也。故先为是动,后所生病也。"这即是说,在经络病变中,最早出现的是经气不利,气血运行阻滞不畅病变。然后才会出现由于气滞而形成的血瘀病变。

五 经络气血衰竭病机的概念、形成及表现

(一)概念

经络的气血衰竭,是指由于经气的衰败乃至终绝,气血亦随之衰竭而出现的病情危重、生命临终之病理状态。

(二)形成

多由经络气血虚损不足发展而来,最终可致经络气血衰竭。《内经》则称之为"终绝"。

(三)病理表现

由于各经循行的部位不同,其所络属的脏腑功能各异,故各经脉之气血衰竭时所出现的证候亦各有特点,如《素问·诊要经终论》说:"太阳之脉,其终也,戴眼反折瘛疭,其色白,绝汗乃出,出则死矣。"张志聪注曰:"戴眼,目上视也。反折,背反张也。瘛疭,手足屈伸也。足太阳之脉,起于目内眦,夹脊抵腰中。手太阳之脉,循臂上肩,至目外眦。太阳主筋而为诸阳主气,阳气者,柔则养筋,太阳之经气已绝,是以筋脉急而戴眼反折,手足牵引也。手太阳主液,膀胱者,津液之所藏,绝汗者,津液外亡也。色白者,亡血也。津液外脱,则血内亡矣。"(《黄帝内经素问集注》)

《素问·诊要经终论》说:"少阳终者,耳聋百节皆纵,目睘绝系,绝系一日半

死,其死也,色先青白,乃死矣。"吴崑注曰:"手足少阳经脉皆入耳,故令耳聋,足少阳为甲木,主筋,筋主连属百节,故百节皆纵弛而不收引。"(《吴注黄帝内经素问》)张介宾注曰:"瞏者,直视如惊貌。因少阳之系绝,不能旋转,故若此也。"(《类经》)绝系,即指人属于脑的目系已绝,因而目失灵动,故直视如惊。

《素问·诊要经终论》说:"阳明终者,口目动作,善惊,妄言,色黄,其上下经盛,不仁则终矣。"吴崑注曰:"手阳明之脉,挟口交人中;足阳明之脉,挟口交承浆,又皆承于两目之下,故其终也,口目动作。阳明病闻木音则剔然而惊,是善惊也。骂詈不避亲疏,是妄言也,黄为胃土之色。上下经,兼手足阳明而言。盛,过盛也,是之谓无胃气。不仁,不知疼痛……盖阳明主肌肉,不仁为肉绝也。"(《吴注黄帝内经素问》)张介宾说:"上下经盛,谓头颈手足阳明之脉,皆躁动而盛,是胃气之败也。"(《类经》)姚止庵注曰:"上,人迎也,在结喉旁。下,跗阳也。盛者,动而躁也。古者人将死,尝诊此以决之。"(《素问经注节解》)

《素问·诊要经终论》说:"少阴终者,面黑齿长而垢(面黑,水色外现。齿长而垢,肾虚骨属不荣也——作者注),腹胀闭(少阴经气终绝,火不生土,故腹胀闭——作者注),上下不通而终矣。"上下不通,有两种注解,一是指心肾不能交通;一是指少阴肾经行于腹里,故其经气终绝则腹胀。肾开窍于二阴,肾经终绝,故下窍闭阻。既腹胀且下窍闭,则上不得食,下不得便,上下不通,心肾隔绝而死矣。

《素问·诊要经终论》又说:"太阴终者,腹胀闭不得息,善噫善呕,呕则逆,逆则面赤,不逆则上下不通,不通则面黑(上下不通,指脾气不能升,肺气不能降。面黑,脾虚,水气侮土,肾色见也。)皮毛焦(手太阴气绝之象)而终矣。厥阴终者,中热咽干,善溺心烦,甚则舌卷,卵上缩而终矣。此十二经之所败也。"吴崑注曰:"手厥阴心主之脉,起于胸中,出属心包络。足厥阴肝脉,循喉咙之后,故令中热咽干心烦,又肝脉循阴股入毛中,过阴器,抵小腹,故令善溺囊上缩。其舌卷者,肝主筋,筋急故令舌卷,又心主之脉出属心包,舌为心之苗,故亦卷也。"(《吴注黄帝内经素问》)

综上所述,可以看出,所谓"终"、"绝",即是经气极度衰败之义,所以一经气血衰竭,则十二经之气血亦随之而终绝,临床通过观察经络气血衰竭之表现,即可以判断疾病的预后。

233

第十七讲
脏腑病机

【授课要点】

1. 了解脏腑病机的概念和源流。
2. 掌握五脏心、肺、脾、肝、肾的病机变化和病理表现。
3. 掌握六腑胆、胃、小肠、大肠、膀胱的病机变化和病理表现。
4. 一般了解奇恒之腑脑、髓、骨、脉的病机变化和病理表现。
5. 一般了解脏腑病机的相互影响及病理表现。

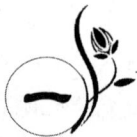

一、脏腑病机的概念和源流

脏腑病机,是指疾病在其发生、发展和变化过程中,脏腑正常生理功能产生失调的内在机制。任何疾病的发生,无论是由外邪所引起,还是由内伤所导致,都势必造成病体脏腑生理功能活动的紊乱以及脏腑阴阳气血的失调。因此,根据脏腑的不同生理功能来分析和归纳其病理状态的发生发展规律,就成为中医病机学和临床辨证学的主要依据。

脏腑病机制论,首见于《素问·至真要大论》的病机十九条,其中如"诸风掉眩,皆属于肝;诸寒收引,皆属于肾;诸气膹郁,皆属于肺,诸湿肿满,皆属于脾……诸痛痒疮,皆属于心。诸厥固泄,皆属于下;诸痿喘呕,皆属于上"等论点,即是根据五脏之生理功能来归纳临床病证的七条脏腑病机,是为脏腑病机学说的基础。实际上其他十二条有关六淫之病机,如"诸病水液,澄沏清冷,皆属于寒"等,亦没有脱离脏腑病机之范畴,因为凡鼻流之清涕,或上吐之水液,或下泄之尿液、粪便等澄沏清冷者,亦多与肺,脾胃及肾有关。或是寒邪伤及肺卫,肺气失宣;或是寒邪伤及胃腑,阳不化阴,胃中寒甚,以致和降失职,清水上泛;或是脾肾阳虚,肾气失固,阳虚阴盛,因而尿液清长,粪便清稀,完谷不化。诸如此类,说明多与脏腑的功能失常有关。

张仲景著《金匮要略》首篇《脏腑经络先后病脉证》即以脏腑病机论点作为总论,并将脏腑病机学说贯注于全书各病之专论中去,以在络、在经、入腑、入脏而分析其病变的发生发展规律,在其很多篇章中亦多以五脏之功能失常来分类和归纳临床病证,进行辨证论治。并阐发了《难经·七十七难》:"见肝之病,则知肝当传之于脾,故先实其脾气,无令得受肝之邪"的著名论点,结合其临床实际,论述了脏腑虚实及其病证传变规律。

华佗著《中藏经》,载有《五脏六腑虚实寒热生死逆顺之法》,从辨证的角度来论述脏腑病机,分析其脏腑病证的发展与转归,对后世脏腑病机学说之研究亦有较大影响。钱乙著《小儿药证直诀》,则以五脏为纲总结儿科疾病的辨证方法。宋金时期的张元素,著有《脏腑标本寒热虚实用药式》,系统地归纳了药物的归经、补泻作用与脏腑喜恶之关系,从而使脏腑病机理论与临床证治有机地结合起来。李东垣著《脾胃论》,提出"脾胃为元气之本","脾胃之气既伤,而元气亦不能充,诸病之所由生也"的内伤病机论点,为后世五脏病机之探讨尤以脾肾为主兼及肝肺的一派学术观点打下了基础。陈自明著《妇人良方》,则以脏腑经络病机为纲来论述妇产科疾病之发病原理,从而继承和发展了《内经》的脏腑病机理论。

朱丹溪著《格致余论》,对心肝肾之病理生理进行了探讨,并提出了"阳常有余,阴常不足"之著名论点。所谓"阴不足",即指肾所藏阴精易亏。所谓"阳有余",则主要是指肝肾所寓之相火易于妄动而言,而相火之妄动实由心火易为物欲所动之结果。因此,丹溪认为肾精之易于亏损,心火之易于煽动,相火之易于妄动,实为机体发病之关键。

其他如薛己著《内科撮要》,以脾胃肾命病机为主来论述内科病证;赵献可之《医贯》,独重于肾水、命火病机之阐发;李中梓的《医宗必读》,倡先天后天根本论;张介宾著《景岳全书》对肾阳肾阴病机之卓越论述;绮石著《理虚元鉴》,对虚劳病机之阐发;王泰林之《西溪书屋夜话录》,对肝脏病机之专论等,无不对脏腑病机学说各有阐发,确能启迪后世对脏腑病机理论之研讨。

清代医家唐容川之《血证论》,著有《脏腑病机论》专篇,可谓脏腑病机学说之总结,不仅探讨了各脏腑病机与血证的关系,而且从各脏腑之主气、经脉、部位及特征等方面,论述各脏腑的常见病证及其病理变化,从而将五脏六腑的生理功能、生理特性,与其病证反映、病变机制联系起来进行研究,实践证明,这是中医病机学说整理提高的较好途径。

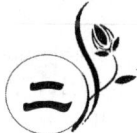

（二）五脏功能失调病机的内涵及其症状发生机制

五脏病机,即是指五脏的阴阳和气血失调病理状态。一般来说,各脏之阴阳失调,久必伤及于肾;而各脏之气血,又均化生于水谷之精微,因此,各脏的气血虚亏,又与脾胃气血生化之源的关系极为密切。所以说,各脏的阴阳失调和气血失调,并不完全相同,尚存在有一定的差异。应当指出,由于各脏的生理功能各有其特点,故在发生阴阳或气血失调病变时,各脏腑亦不尽相同而有所侧重。

(一)心的阴阳气血失调病机

心的病机,主要反映为心主血脉和精神情志的异常。主要表现于心的阳气的偏盛偏衰和心阴心血的失调等方面。

1. 心阳、心气的失调　心阳心气的失调,主要表现为心的阳气偏盛和心的阳气偏衰两方面。

(1) 心的阳气偏盛病机:心的阳气偏盛,即是心火。其形成,凡由于邪热内蕴或痰火内郁者,多为实;由于情志所伤,五志过极化火所致者,亦多属实,由于劳心过度,耗伤心阴心血,而致心的阳气相对亢盛者,则多属虚。但是心的虚火和实火之间,亦常可相互转化,实火可耗伤阴血而致阴虚火旺;虚火则亦可兼夹痰热或邪热。因此,虚火和实火的成因虽然有所不同,其病理表现也各异,但对于心主神志和心主血脉生理功能的影响来说,还是比较近似的。

其病理表现,主要在于心的阳气亢盛(绝对的或相对的)可以影响心的生理功能,主要表现于躁扰心神、血热而脉流薄疾,以及心火的上炎或下移等方面。

躁扰心神:阳气主升,主动。心阳亢盛,则神明被扰而躁动不安,神识亢奋或不宁,情志过于兴奋而难以抑制,因而可见心悸,心烦,失眠,多梦,言语过多,甚则狂言昏乱等精神情志失常病理表现。

血热而脉流薄疾:阳盛则热,气有余便是火。阳气亢盛则血热而脉流薄(迫)疾(即血行速度加快),这是阳气有余,亢盛化火,扰乱心主血脉生理功能的主要病机。临床可见心悸、脉数,舌质红绛起刺等症。甚则可以导致血热妄行,而见各种出血等病理表现。

心火上炎或下移:心开窍于舌,手少阴经别"系舌本"。火性炎上,心火循经上炎,则可出现口舌糜烂,舌尖碎痛,口鼻干燥等症。心与小肠相表里,心火下移,即是沿经脉而下移至小肠,则可见小便黄赤,灼热疼痛等病理表现。

心的阳气偏盛病机如图 17-1 所示。

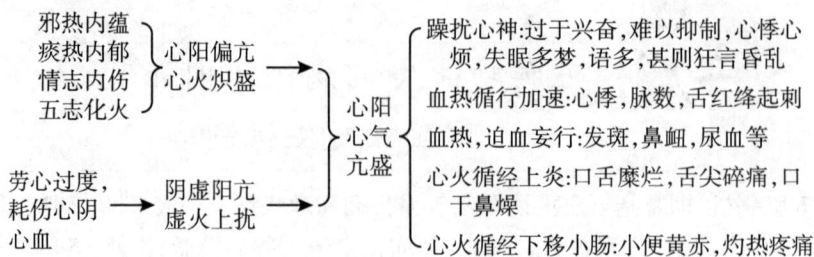

图 17-1　心的阳气偏盛病机图

（2）心的阳气偏衰病机：心的阳气偏衰，即是心脏的气虚和阳虚。其形成，多由于久病耗伤，或禀赋素虚，或年老脏气衰弱所致。常见者如宗气不足，贯心脉而行气血之功能减退；肾阳虚衰，水气凌心，心阳被抑，脾虚气弱，健运失职，痰浊内生，郁阻心脉，血瘀气滞，心阳不振，痹阻心脉等，均能累及于心，而致心脏的阳气偏衰。另外，心脏阳气虚损，还可在某些急性病的危重阶段出现，此皆由邪气炽盛，正不敌邪，阳气暴脱所致。

其病理表现是，心的阳气虚衰，虽有心气虚和心阳虚之分，但两者亦有许多共同之处。故常合并阐述。其对心主神志和心主血脉生理功能的影响。主要表现为心神不足、血脉寒滞及心气虚衰等方面。

心神不足：主要指心主神志的功能失去阳气的鼓动和振奋，因而精神意识和思维活动减弱，或易于抑制难以兴奋而言。多由于禀赋素虚，或久病耗伤，因而心气、心血亏损，心神失养所致。临床可见精神疲乏委顿，神思衰弱，反应迟钝，迷蒙多睡，懒言声低等病理表现。

血脉寒滞：血得温则行，得寒则凝。心的阳气不足，鼓动力减弱，胸阳不振，则心主血脉功能减退，因而血行滞涩不畅而成痰，进而遏阻心脉，导致心脉痹阻。心阳虚，则温煦不足，因而虚寒内生。临床可见形寒肢冷，面色㿠白或晦滞青紫，心悸怔忡，胸口憋闷，刺痛，自汗，甚则大汗淋漓而亡阳虚脱，脉涩无力、或迟、或结代等。

心气虚衰：主要指心脏本身的生理功能减退或衰弱而言，多因久病体虚，或年高脏气衰弱，或先天禀赋不足等所引起。心气不足的病机，主要表现为心衰则鼓动力减退，勉力搏动，血脉失于充盈；心气虚衰，影响及肺，卫阳不固，腠理疏松；气虚则心神失养等方面。临床可见心悸气短，神疲体倦，自汗，面色㿠白，舌淡苔白，脉细弱无力或见结代等病理表现。

此外，心的阳气虚衰，又常与肺、肾病变相互影响，如心之阳气虚，可由肺气不足所引起。而心阳不足，亦能影响及肺而致呼吸失常，故心的阳气不足病变，亦常可同时伴见咳逆上气，甚则端坐呼吸而不能平卧等症。这是由于宗气不足，司呼吸功能减退或失调所致。肾阳是心阳之本，故临床上心肾阳虚常能相互影响而同时并见，如肾阳虚水泛凌心时，可导致心阳虚；而心阳虚时亦能损及肾阳，从而出现尿少，水肿等症。

心的阳气偏衰病机如图 17-2 所示。

2. 心阴、心血的失调　心阴心血失调，主要表现在心阴不足、心血亏损，以及心血瘀阻等方面。

（1）心阴不足的病机：心阴不足，即心阴虚。其形成，多由劳心过度，或久病失养，耗伤心阴；或情志内伤，暗耗心阴；或心气郁结化火，心肝火旺，灼耗心阴等所致。其病理表现为心阴虚，则阴不制阳，而致心阳偏亢，即心阴虚而心火旺。

久病耗伤 {
肺虚,宗气不足,贯心脉行气血功能减退 →
肾阳虚,水邪上泛,水气凌心 →
脾虚,痰浊内生,郁阻心脉 →
血瘀气滞,心阳不振 →
} 心阳虚衰

禀赋素虚
年高脏衰 } 心气虚衰 →

急性病,邪气炽盛,正不敌邪 →

心气虚衰

阳虚,振奋无力,心神不足:精神疲乏萎顿,神思衰弱,反应迟钝,嗜睡懒言声低

血脉寒滞,血行不畅成瘀,阻遏心脉:胸口憋闷刺痛,脉涩

阳虚气弱,主血脉功能减退:心悸气短,怔忡,脉细弱无力,或迟或数或结代

阳虚,虚寒内生:形寒肢冷,面色㿠白或晦滞青紫,自汗或大汗淋漓

心虚及肺,宗气不足,司呼吸功能减退:咳逆上气,端坐呼吸,不能平卧

损及肾阳,气化失司:尿少,水肿

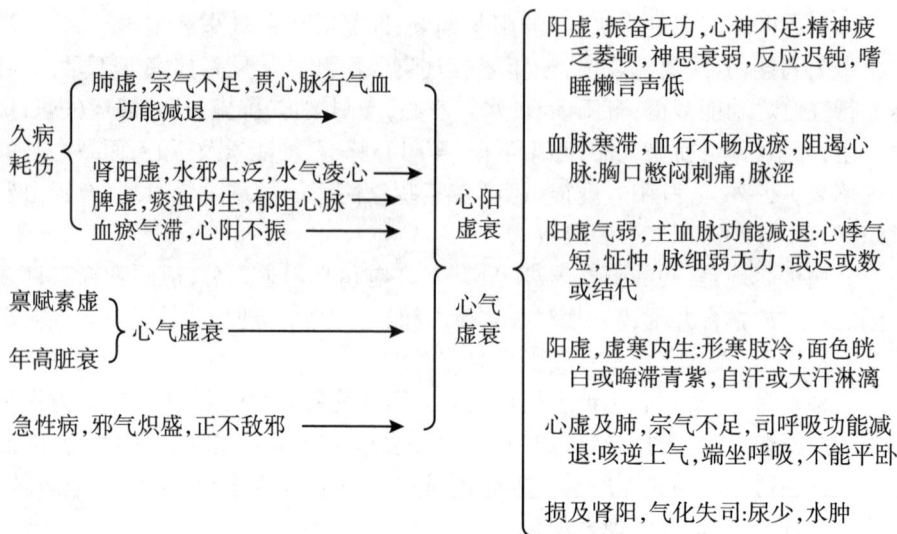

图 17 - 2　心的阳气偏衰病机图

由于阴的宁静作用不足,不能收敛阳气之浮动,影响及心主神志功能,故临床可见神志不宁,虚烦不得眠。阴虚则阳盛,虚热内生,故临床亦可见五心烦热、盗汗、脉细数,舌质红等病理表现。心阴不足病机如图 17 - 3 所示。

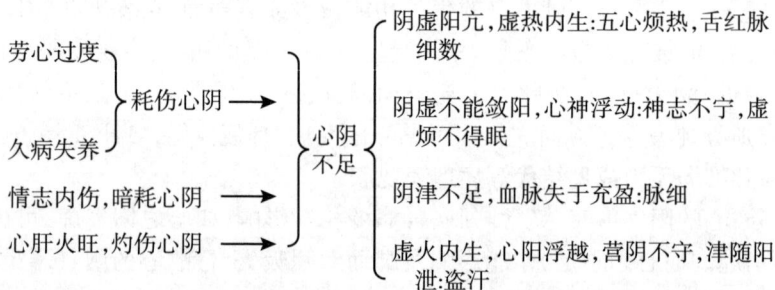

劳心过度
久病失养 } 耗伤心阴 →

情志内伤,暗耗心阴 →

心肝火旺,灼伤心阴 →

心阴不足

阴虚阳亢,虚热内生:五心烦热,舌红脉细数

阴虚不能敛阳,心神浮动:神志不宁,虚烦不得眠

阴津不足,血脉失于充盈:脉细

虚火内生,心阳浮越,营阴不守,津随阳泄:盗汗

图 17 - 3　心阴不足病机图

　　(2)心血亏损的病机:心血亏损,即心血虚。其形成,多由于失血,或血液生化不足,或七情内伤,阴血暗耗等所致。其病理表现,常为心血不足,血脉失于充盈,则血脉空虚,脉细无力;血虚则心神失养,故神识衰弱而心无所主,可见思想难以集中专一,健忘,甚则神不守舍,神思恍惚等症;血虚阴亏,不能涵敛心阳,阳不入阴,心神不能内守,则见失眠多梦;血虚不能养心,则发作心悸不安,甚则惊恐;血虚不能上荣于面,则见面色苍白无华,舌淡不荣等病理表现。心血亏损病机如图 17 - 4 所示。

血脉空虚,心无所主:脉细无力

久病失血 ──→

脾虚营养缺乏,
血液生化不足 心血亏虚

情志内伤,
耗伤心血

血虚心神失养,神识减退:神思衰弱,或神思
恍惚

血虚,阳不入阴,神不守舍:失眠多梦

血虚,心失所养:心悸不安,或惊恐

血虚不能上荣于面:面色苍白无华,舌淡不荣

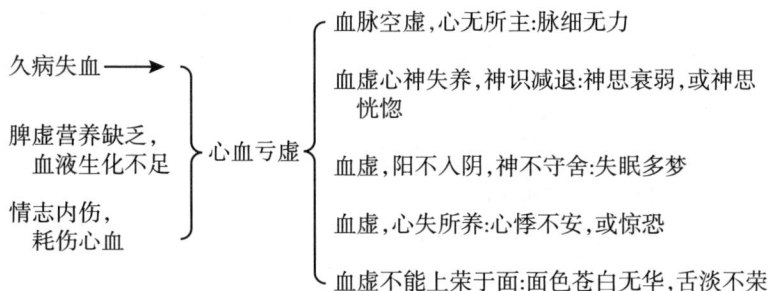

图 17-4 心血亏损病机图

（3）心血瘀阻的病机：心血瘀阻,又称心脉痹阻。系指血液运行滞塞不利,痹阻于心脉的病变。其形成,多由于心阳心气素虚,或血脉寒滞,从而导致心血瘀阻;亦可因痰浊凝聚,血脉郁阻不畅,从而导致心血郁阻。且常因劳倦感寒,或情志刺激而诱发或加重。其病理表现则是阳气虚损,无以温运血脉,故血液运行滞涩而不畅。瘀血痹阻于心脉,心脉气血运行不畅,故心胸憋闷,疼痛。若心脉为瘀血所阻,气血凝滞而不通,则可见心悸怔忡、惊恐万状、心前区暴痛,甚则肢冷、脉伏不出、汗出脱厥等病理表现。心血瘀阻病机如图 17-5 所示。

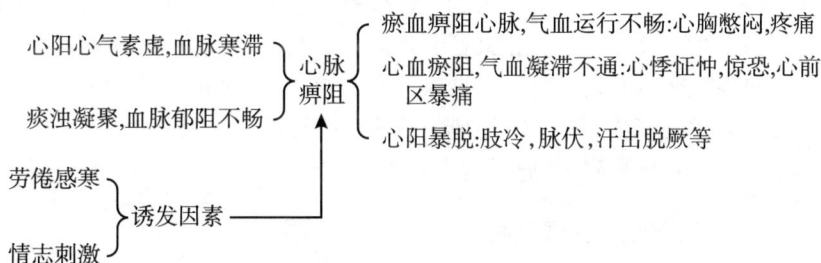

心阳心气素虚,血脉寒滞

瘀血痹阻心脉,气血运行不畅:心胸憋闷,疼痛

心脉
痹阻

心血瘀阻,气血凝滞不通:心悸怔忡,惊恐,心前
区暴痛

痰浊凝聚,血脉郁阻不畅

心阳暴脱:肢冷,脉伏,汗出脱厥等

劳倦感寒

诱发因素

情志刺激

图 17-5 心血瘀阻病机图

3. 心病常见症状及其发生机制 心病临床常见症状有心悸怔忡,心烦,失眠多梦,健忘,喜笑不休,谵语发狂,或痴呆表情淡漠,昏迷,心前区憋闷疼痛,面色爪甲紫黯,或面色苍白无华,脉细弱无力,或结代,或细数,或散大数疾,或虚大无力,或迟涩等。其发生机制如下：

（1）心悸怔忡：为自觉明显的心跳及恐慌感。多因心阴心血亏损,血不养心,心无所主,悸动不安;或因心阳心气虚损,血液运行无力,勉力搏动;或因痰瘀阻滞心脉,气血运行不畅,心动失常所致。

（2）心烦：为患者自觉心中烦躁症状。多由于心火炽盛,心神被扰;或心阴不足,虚火扰心,以致神志浮动,躁扰不宁所致。

（3）失眠、多梦：为不能入睡，或入睡后梦幻纷纭症状。多由心阳偏亢，阳不入阴，心神不能入舍所致。但有虚实之不同，实则为邪热、痰火，扰动心神，神不安藏；虚则为心阴心血亏损，阴不敛阳，血不养心，心神浮越、失于敛藏所致。

（4）健忘：为记忆力衰退。主要由于心的气血虚亏，脾气不足，肾精不充，脑髓虚亏，心神失养，神识衰弱所致。

（5）喜笑不休，谵语，发狂：此皆由心火亢盛，或痰火上扰，或邪热内陷心包，神识昏乱或被蒙所致。

（6）昏迷：即神识不清，不省人事症状。主要由于邪盛正衰，阳气暴脱，心神涣散；或因邪热入心（逆传心包），或痰浊蒙蔽心包等所致。气火上逆，气机逆乱至极的气厥，亦可因心神暂时被遏而出现昏迷。

（7）心前区憋闷疼痛：多由于胸阳不振，或为痰浊、瘀血痹阻，心脉气血运行不利，甚或痹阻不通所致。此属中医学"真心痛"范畴。

（8）面唇爪甲紫黯：主要由于心阳虚损，或寒滞血脉，血行痰阻不畅所致。

（9）面色苍白无华：主要由于心气心血不足，不能上荣于面，故面色苍白而无光泽。

（10）脉象细弱无力，或结代，或细数，或散大数疾，或虚大无力，或迟涩：此均为心主血脉功能失调在脉象形态上的反映。心气虚衰，推动无力，故脉细弱无力；心气来去不匀，血脉循行节律失调，故脉现结代；心阴心血虚损，阴不制阳，心阳偏亢，血行加速，故脉见细数；心的阳气虚损，血行迟缓无力，故脉见迟而无力；若阳气虚损，浮越于外，则脉见散大数疾。若心血虚亏，脉道充盈不足而空虚，则脉见虚大无力或见芤象；瘀血痹阻，脉道不通，血行滞涩不畅，或心阳虚损，阴寒内聚，寒滞心脉，血行受碍，故脉见涩迟之象。

（二）肺的阴阳气血失调病机

应当指出，由于肺是主气之脏，故关于肺阳的升散作用，多概括于肺气的宣发功能之内。为此，肺的阳气失调，多论及肺的气虚，而不再论及肺的阳虚。又由于肺具有朝百脉的功能，周身百脉之血，均朝会于肺，故肺之血虚，亦极为罕见，因之多论及肺阴之不足，而少涉及于血。所以，肺的阴阳气血失调，主要表现于肺气的失调及肺阴的失调等方面。

1. 肺气失调的病机　由于肺主一身之气而司呼吸，故肺气的宣发和肃降又调节着全身的气机和津液代谢。因此，肺气的失调，主要表现在肺气的宣发和肃降失常，以及肺气的虚损等方面。

（1）肺气宣发和肃降失常：气的宣发与肃降，是肺气升降出入功能活动的两个方面。宣发与肃降虽有区别，但相反相成，二者又常相互影响。肺气宣发和肃降失常病机的形成，多由于外邪侵袭犯肺，或因痰浊内阻肺络，或因肝升太过，气火上逆犯肺等所致。亦可由于肺气不足,宣肃无能,或肺阴亏虚,燥热内生,宣肃不利等因素所造成。

其病理表现,主要在于肺气失于宣发和失于肃降两方面:

肺气失于宣发:又称肺气不宣。肺气不宣则肺司呼吸的生理功能受到影响,导致气机不利,呼吸不畅,甚则肺气阻塞,可见鼻塞、多嚏、喉痒喘咳、胸闷不畅等症。肺气失宣,也可致卫气郁滞不得散越,腠理闭塞而无汗。若肺气虚损,宣发无力,则卫气不能固密腠理皮毛,因而肌表不固,开阖失司,而见自汗,易于感冒等病理表现。若肺阴素虚,则宣发失司,阴不敛阳,津随阳泄,而见盗汗等症。

肺气失于肃降:又称肺失清肃。肺失肃降,是指肺气下降和清洁呼吸道的功能减退而言,从而可见咳逆上气,痰多喘满等症。

肺气失宣或肺失肃降,均可导致肺气上逆,肺气上逆则咳逆、气喘;肺失宣降则可影响及肺的通调水道功能,使水液代谢失常或障碍,从而导致尿少,或水肿等病证。其进一步发展,亦均能损耗肺气或肺阴,导致肺气虚损或肺阴不足。

肺气宣肃失常病机如图17-6所示。

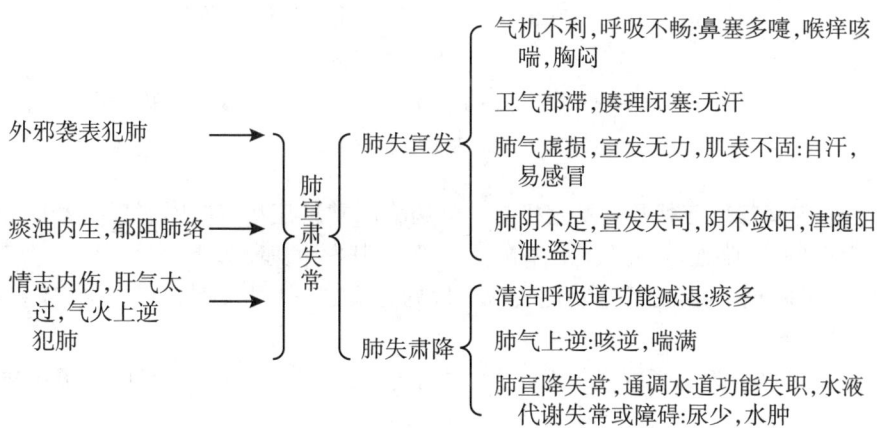

图17-6 肺气宣肃失常病机图

（2）肺气虚损的病机:肺气虚损,其形成多因肺失宣降,久病不愈,伤及肺气;或劳伤过度,耗损肺气;或久咳伤肺,以致肺气虚弱等所致。

其病理表现是肺气不足,则呼吸机能减退,体内外气体交换出入不足,可出现呼吸气短等症。若影响及津液的输布代谢,水津不能气化,则可聚痰成饮,甚至产生水肿,肺气虚损,亦可导致卫阳虚弱,腠理疏松,肌表不固,卫外功能减退,而致表虚自汗,易患感冒。肺气虚损病机如图17-7所示。

肺失宣肃,久病不复 ⎱
劳伤肺气 ⟶ ⎱ 肺气虚损 ⎰ 呼吸功能减退,气体交换不足:气短
久咳伤肺 ⟶ ⎱ ⎰ 津液输布代谢失常,水津不化:痰饮、水肿
⎰ 卫阳虚弱,肌表不固:自汗、易患感冒

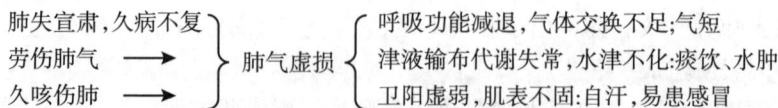

图 17-7 肺气虚损病机图

2. 肺阴失调病机 肺阴失调,主要指肺的阴津亏损和阴虚火旺,从而使肺脏本身及相合之鼻窍、皮毛等组织器官失于滋润,出现虚热内生之病理状态。其形成,多由于燥热之邪灼肺,或痰火内郁伤肺,或五志过极化火灼肺,以及久咳耗伤肺阴等所致。

其病理表现则是肺燥失润,气机升降失司,阴虚则内热自生。甚则虚火灼伤肺络而出血。因而可出现一系列干燥失润及虚热见症,如干咳无痰,或痰少而黏,气短,潮热盗汗,口咽干燥,颧红,五心烦热,甚则痰中带血或咳血等症。若肺阴虚津亏,久延不复,则常可损及于肾,而致肺肾阴虚。肺阴失调病机如图 17-8 所示。

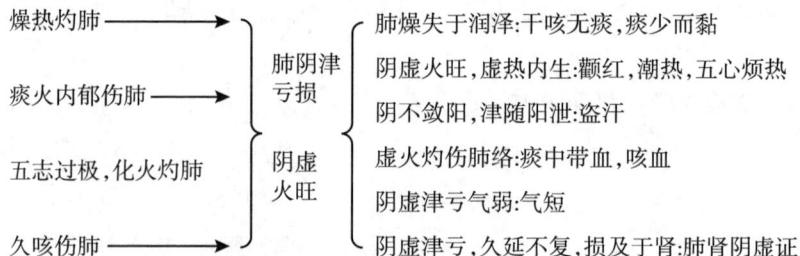

燥热灼肺 ⟶ ⎱
⎱ 肺阴津 ⎰ 肺燥失于润泽:干咳无痰,痰少而黏
痰火内郁伤肺 ⟶ ⎱ 亏损 ⎰ 阴虚火旺,虚热内生:颧红,潮热,五心烦热
⎱ ⎰ 阴不敛阳,津随阳泄:盗汗
五志过极,化火灼肺 ⟶ ⎱ 阴虚 ⎰ 虚火灼伤肺络:痰中带血,咳血
⎱ 火旺 ⎰ 阴虚津亏气弱:气短
久咳伤肺 ⟶ ⎰ 阴虚津亏,久延不复,损及于肾:肺肾阴虚证

图 17-8 肺阴失调病机图

3. 肺病常见症状及其发生机制 肺病临床常见症状有咳嗽、气短,哮喘、胸闷疼痛、咳痰、咯血、声哑失音、鼻衄、自汗等。其发生机制如下:

(1)咳嗽:为肺的呼吸功能失常最常见症状之一。主要是由于肺失宣降,肺气上逆所致。

(2)气短:为自觉呼吸气短,气不够用,稍事操劳则更甚(即轻度呼吸困难)的症状。多由肺气虚损,呼吸功能衰减所致。

(3)哮:为喉有痰鸣如水鸡之声。主要是由于痰气交阻,气机升降出纳失常,肺系气道鸣息不畅所致。

(4)喘:即喘息。为呼吸明显短促而困难之症状。主要是由于肺热蕴盛,气机壅阻,或肺肾两虚,肾不纳气,以致呼纳失权所致。

(5)胸闷疼痛;多由风、寒、燥、热之邪,或痰、瘀、水饮等壅遏肺气,气机阻塞不通,或肺络为邪所闭,气血滞涩不畅所致。胸为气海,肺气不利,则胸部窒闷;肺络为邪所阻,气滞不通,不通则痛,故发疼痛。

(6)咳痰、咳血;咳痰,主要是由于肺失宣肃,水津气化输布障碍,聚而成痰;

或因脾虚,痰湿内聚上泛所致。咳血,多为痰热化火,肝火犯肺,灼伤肺络所致。

（7）声哑失音：多由于外邪犯肺,肺气失宣,声道不利,而致声哑失音,称之为"金实不鸣"；或由于肺虚阴津不足,声道失于滋润而致声哑失音,则称之为"金破不鸣"。

（8）鼻衄：即鼻出血。主要是由于肺胃蕴热,或肝火上炎,灼伤肺窍脉络,热迫血妄行所致。

（9）自汗：动则汗出,即为自汗。主要是由于肺气虚损,卫阳不固,腠理疏泄,津液外泄所致。

（三）脾的阴阳气血失调病机

脾的病机,主要反映为运化功能的失常或障碍,因而水谷精微和水湿失于转输和气化；升清功能失常,因而气机升降功能紊乱,以及统摄血液功能失权等。主要表现于脾的阳气失调及脾阴失调两方面。

1. 脾阳、脾气的失调 脾的阳气失调,主要为脾阳脾气虚损,因而健运失职,气血生化无权,或湿浊内生,甚则损及肾阳,而致脾肾阳虚；或脾之阳气不足,中气下陷,升举无力而致虚陷下脱；或气虚统血无权,而致失血。故脾的阳气失调主要表现在脾气虚损、脾阳虚衰及水湿中阻等方面。兹分述如下：

（1）脾气虚损的病机：脾气虚损,即中气不足。其形成多由饮食所伤,脾失健运,或因禀赋素虚,或因久病耗伤,或劳倦过度损伤所致。其病理表现则是：脾气虚弱则运化无权,可见纳呆,食入不化,口淡无味；脾气虚则升清功能减弱,影响及胃的降浊,以致升清降浊失司,则上可见头目眩晕,中可见脘腹胀闷,下可见便溏泄泻等症。脾失健运,水谷精微不足,气血生化无源,则势必导致全身性的气血不足；脾气虚损,则失其统摄裹血之能,血不循经而外逸,则脾不统血而见出血；脾气虚损,升举无力,甚则下陷,形成中气虚陷,而致脱肛、久泄或失禁,以及内脏下垂等病理表现。脾气虚损病机如图17-9所示。

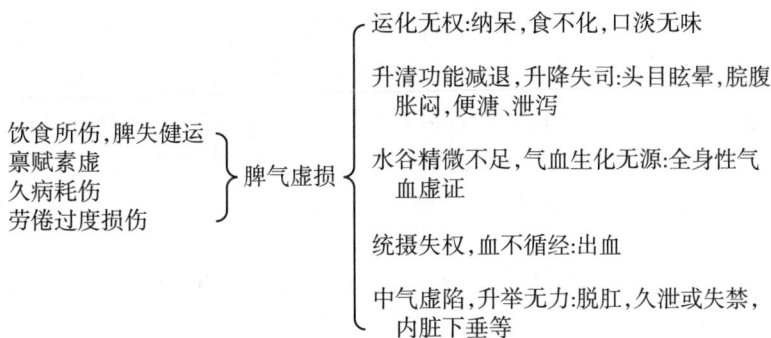

图 17-9 脾气虚损的病机图

（2）脾阳虚损的病机：脾阳虚损，即脾阳虚。其形成多由脾气虚损发展而来，亦可由于命门火衰，脾失温煦所致。其病理表现是：脾阳虚，温煦健运失职，则寒从中生，可见脘腹冷痛、下利清谷、五更泄泻等虚寒病理表现。脾阳虚，则运化水湿无权，水湿内聚，或生痰成饮，或水泛肌腠而成水肿。脾阳虚损病机如图17－10所示。

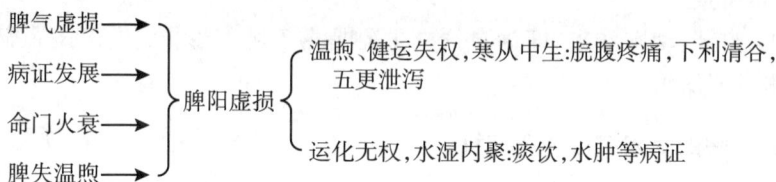

脾气虚损→
病证发展→ ⎫
命门火衰→ ⎬ 脾阳虚损 ⎰ 温煦、健运失权，寒从中生：脘腹疼痛，下利清谷，五更泄泻
脾失温煦→ ⎭ ⎱ 运化无权，水湿内聚：痰饮，水肿等病证

图17－10 脾阳虚损病机图

（3）水湿中阻的病机：水湿中阻，其形成是由于脾的阳气不足，运化无权，水谷不化精微，或水液代谢障碍，因而水湿停滞于内所致。脾虚湿滞，则可形成痰饮，或为水肿。常可使胆液不循常道，泛溢熏染肌肤，发为面目俱黄之黄疸病证。水湿中阻病机如图17－11所示。

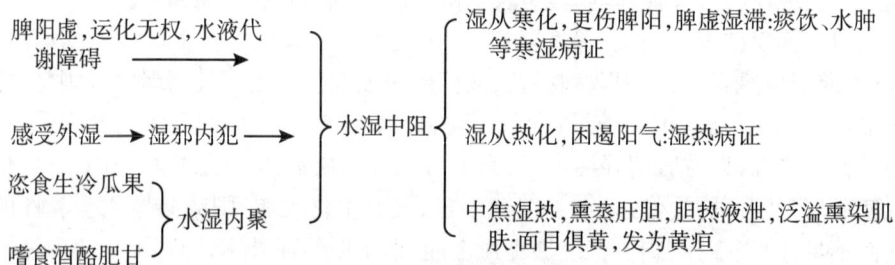

脾阳虚，运化无权，水液代谢障碍
感受外湿→湿邪内犯→ ⎫
恣食生冷瓜果 ⎬ 水湿内聚 ⎰ 水湿中阻 ⎰ 湿从寒化，更伤脾阳，脾虚湿滞：痰饮、水肿等寒湿病证
嗜食酒酪肥甘 ⎭ ⎱ 湿从热化，困遏阳气：湿热病证
中焦湿热，熏蒸肝胆，胆热液泄，泛溢熏染肌肤：面目俱黄，发为黄疸

图17－11 水湿中阻病机图

2. 脾阴的失调 脾阴失调，即是指脾脏阴液亏虚不足的病理状态。其形成多由于热病津液耗伤未复，或久泻，或失血等所致。脾胃为后天之本，人体脏腑组织器官各部分之濡养，皆有赖于脾气散精而输布。若脾气阴两虚，精气不足，故见倦怠乏力。脾为胃行其津液，脾阴津亏乏，津液无以上承咽喉，故口干。脾阴虚，则运化迟钝，胃失脾助，和降失职，其气上逆，则见纳呆食少，或干呕呃逆。脾阴虚，阴不制阳，则可见虚热征象，如口舌干燥、舌红少苔等症。脾阴失调病机如图17－12所示。

3. 脾病常见症状及其发生机理 脾病的常见症状有：腹满作胀、脘腹痛、食少便溏、黄疸、身重乏力、肢冷，或见脱肛、阴挺（子宫脱垂）及内脏下垂，以及便血、崩漏、紫癜等症。其发生机理如下：

热病耗伤阴液 ⟶
久泻伤耗阴津 ⟶ } 脾阴亏虚 {
失血,阴液亏乏 ⟶

气阴两虚,精气不足:倦怠乏力
阴津虚亏,无以上承咽喉:口干
运化迟钝:纳呆食少
胃失脾助,和降失职,胃气上逆:干呕,或呃逆

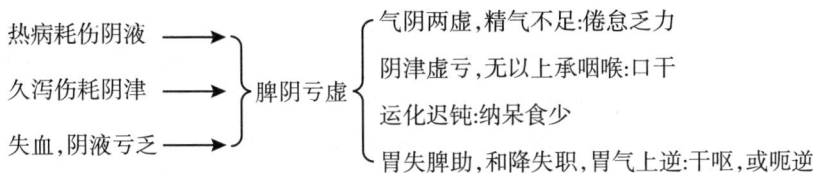

图 17-12　脾阴失调病机图

(1)腹满作胀或脘腹痛:多因寒湿或湿热困脾,脾气阻滞;或因脾气虚,运化无力,宿食停滞;或因脾阳不振,中焦虚寒,失其温煦,寒凝气滞等所致。脾健运失职,清气不升,浊气不降,气机郁滞,故发胀满而痛。

(2)食少、便溏:多因寒湿或湿热困脾,或脾虚胃弱,饮食物消化吸收障碍,脾不升清,胃纳受碍,故纳呆食少。脾胃纳化失调,水湿内停,致使小肠清浊不分,混杂而下,并走大肠,则发作便溏,甚则泄泻完谷不化。故《素问·阴阳应象大论》说:"湿胜则濡泄。"

(3)黄疸:为眼白、皮肤黄染。多由于脾运不健,湿浊阻滞,肝胆疏泄受碍,胆热液泄,胆汁不循常道,逆流入血,泛溢于肌肤所致。

(4)身重乏力、肢冷:多由脾阳脾气不足,或脾为湿困,不能正常运化水湿,因而水湿留滞所致。湿性重浊,易阻滞肌肉四肢,故见肢体沉重。脾能转输水谷精微,以营养肌肉四肢。若脾阳脾气虚损,温煦濡养失职,则可见身疲乏力,肢体不温。

(5)脱肛、阴挺及内脏下垂:多因脾虚,中气下陷,脏腑升举维系无力或不能升举,则可见脱肛、子宫脱垂,或内脏下垂等症。

(6)便血、崩漏、紫癜:多因脾气虚,失其统摄之权,则血不循经而外逸。如血逸肠内,则血随粪便而下,谓之"便血"。气虚下陷,冲任不固,则发为崩漏。血逸于肌肤皮下,则发为紫癜。

(四)肝的阴阳气血失调病机

肝的病机,主要表现于肝气的疏泄功能太过、不及或障碍,肝血濡养功能的减退,以及肝脏阴阳制约关系的失调等方面。故肝脏阴阳气血失调的病机特点是,肝阳肝气常为有余,肝阴肝血常是不足。兹分述如下。

1. 肝阳肝气的失调　肝的阳气失调,以肝气、肝阳的亢盛有余为多见,而肝之气虚或阳虚则较少见。且由于肝阳上亢,多为肝阴不足,阴不制阳,而致肝阳相对亢盛,故肝阳上亢内容亦多在肝阴、肝血失调之中阐述。因此,肝气肝阳失调的病机,主要表现在肝气郁结、肝气横逆以及肝火上炎等方面。亦常影响及脾胃的功能,使其和降失常,运化失职。

(1)肝气郁结的病机:肝气郁结,又称肝郁气滞。系指肝之疏泄功能不及或

障碍,以致气机郁滞不畅之病理状态。其形成多因精神刺激,情志抑郁不畅,郁怒伤肝所致。其病理表现则在气滞于机体的某些部位,可出现胀满疼痛等症。若痰气互结或气血互结,则在其结滞的局部可出现肿块。若气滞于肝,则两胁胀满或右胁疼痛;肝气阻滞,或痰气郁结,或气血互结于肝之经络,则上可发为瘿瘤、梅核气;中可发为两乳胀痛或结块;下可发为少腹疼痛,或牵引睾丸坠胀,以及女子痛经,甚则经闭等。

肝气郁结,疏泄失职,影响及脾胃的纳化及和降功能,则可见胸胁胀痛、脘腹满闷、呃逆嗳气,食欲不振等症。

肝气郁结病机如图 17－13 所示。

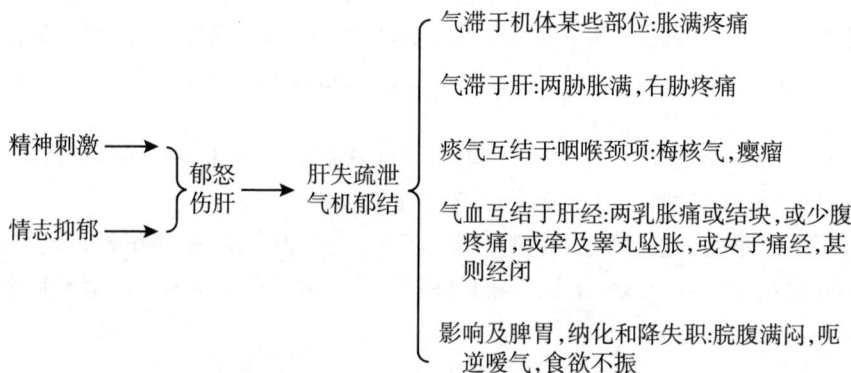

图 17－13 肝气郁结病机图

（2）肝气横逆的病机:肝气横逆,系指肝气郁结,疏泄失职,肝气横逆累及脾胃功能而言。其形成多由肝郁气滞病证发展而来。其病理表现是:若肝气横逆犯胃,则胃气失于和降,引发胃气上逆,而见嗳气吞酸,或呕吐,甚则胃脘疼痛;若肝气横逆犯脾,则运化功能失调,可发作腹痛泄泻交作,并能随情绪之变化而休作;若大怒伤肝,肝气亢逆或肝火暴张,则可动血,而致烦躁易怒,或吐血、衄血,或暴崩等症。肝气横逆病机如图 17－14 所示。

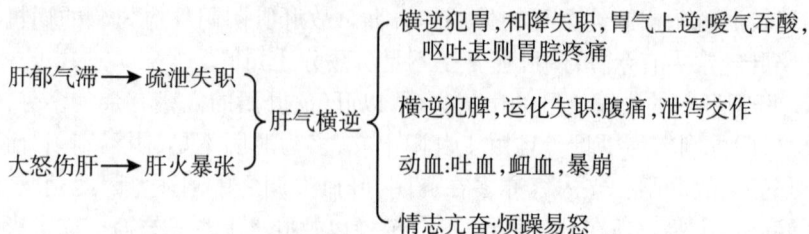

图 17－14 肝气横逆病机图

（3）肝火上炎的病机:肝火上炎,多因肝郁气滞,郁而化热化火;或大怒伤肝,肝气暴张,引发肝火上逆;或因情志所伤,五志化火,心肝火旺所致。其病理表现是肝火上炎,肝之阳气升动太过,故可见头胀头痛、面红目赤、急躁易怒、耳暴鸣或暴聋等症。肝阳亢逆,郁火内灼,极易耗伤阴血,而致阴虚火旺;肝火灼伤肺胃络脉,则易出现咳血、吐血、衄血;气火上逆之极,阳气暴张,火随气窜,伤及筋络,则可引发肝风内动,既可上扰巅顶,亦能旁窜四肢,甚则血随气壅而血菀于上,发为薄厥及痉挛抽搐之症。肝火上炎病机如图 17-15 所示。

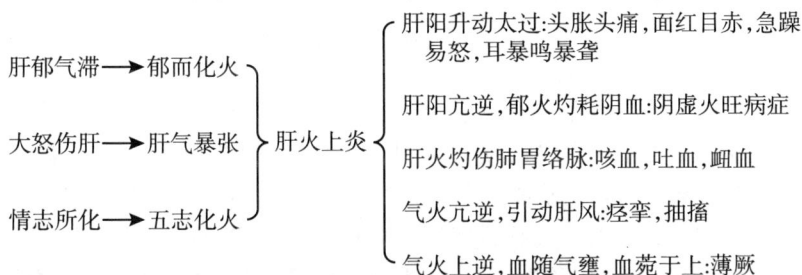

图 17-15　肝火上炎病机图

2. 肝阴肝血失调　肝的阴血失调病机,均以亏损不足为其特点。阴虚则阳亢,故阳气升动无制所致的肝风内动,亦多与肝之阴血不足有关。因此,肝的阴血失调病机,主要表现在肝血虚亏、肝阳上亢,以及肝风内动等方面。

（1）肝血虚亏的病机:肝血虚亏,多因失血过多,或久病耗伤阴血,或脾虚胃弱,气血生化无源,以至血液虚亏,肝血不足所致。由于肝为藏血之脏,一般说来,血液虚损则影响及于肝,故其病理表现,多为肝血濡养功能减退或失常。如肝血虚,筋脉失于濡养,则可见肢体麻木不仁,关节屈伸不利;血虚不能上荣头目,则眩晕、目花、两目干涩、视物模糊不清;血虚又易化燥生风,甚则可致虚风内动,则可见皮肤瘙痒、或筋挛、肉瞤、瘛疭等症。肝血虚亏病机如图 17-16 所示。

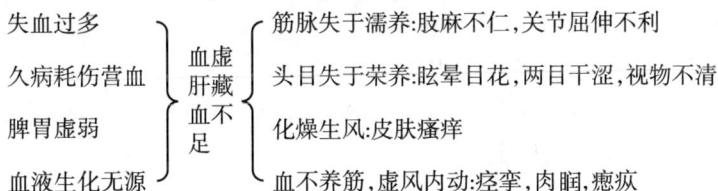

图 17-16　肝血虚亏病机图

（2）肝阳上亢的病机:肝阳上亢,又称阴虚阳亢。其形成多由肝阴不足,阴不制阳,肝之阳气升浮亢逆所致。亦可由于精神情志失调,气火上亢导致阳亢,进而耗伤肝阴,发展成为阴虚阳亢。肝肾之阴相通,称为"乙癸同源",故当肾阴不足之时,水不涵木,肝阴变虚,亦常导致肝阳上亢。肝之阳气亢逆,临床多见眩晕耳鸣,面红升火,目赤目糊,情绪易于激动,脉弦而数等上盛的病理表现;同时,由于肝肾之阴不足,故还可见到腰酸,两足软弱无力等下虚病理表现。肝阳上亢病机如图17-17所示。

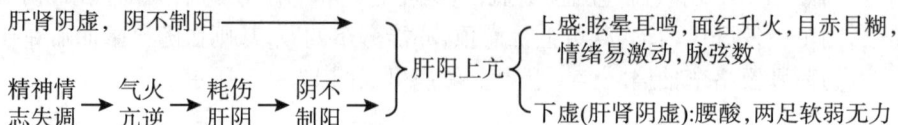

图17-17　肝阳上亢病机图

（3）肝风内动的病机:肝风内动,即是肝阴肝血失调,筋脉失养的病理反应。《素问·痿论》说:"肝主身之筋膜"。筋膜全赖肝血的滋养和阴津的濡养,一旦筋膜发生病变,则可见"大筋瘀短"而发作瘫痪、痿躄等症。肝风内动包括范围较广,如邪热炽盛,燔灼肝经,伤及阴津,热极而动风,肝阳升腾无制,则阳亢而化风;或肝之阴血耗损太过,筋脉失养,则虚风内动等。但以肝肾阴虚,不能制约阳气,肝阳升动太过亢逆化风者为多见。临床可见手足震颤,抽搐筋挛,或为筋惕肉瞤,或为手足蠕动,甚则可见痉厥,或猝然昏倒、不省人事,或口眼㖞斜、半身不遂等病理表现。

3. 肝病常见症状及其发生机制　肝病临床常见症状有眩晕,目花、耳鸣、黄疸、头巅顶痛、乳房痛、两胁痛、少腹痛、囊肿疼痛,关节屈伸不利,筋挛拘急、抽搐、四肢麻木、急躁易怒等。其发生机制如下:

（1）眩晕:即头晕目眩。多由肝阴不足,阴虚阳亢。肝之阳气升动,上扰清窍所致。

（2）目花:即视物昏花,或一时性视物黑蒙现象。多由于肝阴肝血不足,不能上荣于目,目失肝血所养而致。

（3）耳鸣:为患者自觉耳内鸣响,音调低沉,声如潮涌。多为情志抑郁,肝郁气滞,郁久则化火生热,或大怒伤肝,肝胆之火亢逆,上扰清窍所致。甚则清窍被蒙,可成重听。若肝胆经气阻滞,则可成耳聋。

（4）黄疸:为全身皮肤黄染。多由于湿热蕴结肝胆,疏泄失职,胆液外溢,逆流入于血脉,泛溢于肌肤所致。

（5）巅顶、乳房、两胁、少腹疼痛及囊肿疼痛:上述部位,皆为肝经循行所过。若肝郁气滞,气机阻塞,或痰气交阻,或气血互结,以致经气不利,脉络不通,则可于上述部位出现胀痛,或形成肿块。若气郁化火上窜于头部,则可发作巅顶剧痛。

（6）关节屈伸不利、筋挛拘急、抽搐:多为肝之阴血不足,筋脉失养所致。

（7）四肢麻木：多由肝血不足，不能滋养经脉肌肤，或由于风痰流窜经脉，络脉气血不和所致。

（8）急躁易怒：肝为刚脏，主升主动，若肝郁气滞，气郁而化火，肝火亢盛，或肝之阳气升动太过，肝阳亢逆，则可致性情急躁而易怒。

（五）肾的阴阳气血失调病机

肾的阴阳气血失调，则必然影响肾的藏精功能或主水功能。肾藏精功能失调，则或为失于闭藏，或为精气不充，从而导致的生长、发育或生殖机能不良；若主水功能失调，则可导致水液代谢功能减退或障碍，从而出现尿少，或聚水而为水肿或腹水，或为多尿、小便清长，甚则小便失禁等。

应当指出，肾的阴阳，气血失调病机．亦有其明显的特点。这是由于肾中精气是肾阴肾阳之本，肾阴肾阳又是全身阴阳之根。为此，在肾的病变中往往只言精气之不充，而无气血的失调。所以，肾的病机主要表现在肾的精气不足和肾的阴阳失调等方面。

1. 肾的精气不足　以精气分阴阳，则精属于阴，气属于阳，但这决不能与肾阴、肾阳等同。这是因为，肾中的精和气是互生互化的，共同构成肾的生理活动的物质基础，肾精和肾气并不存在相互制约的关系。而肾阴与肾阳，则是肾的生理活动中两类相互制约的功能活动和状态，因而与肾精、肾气有所区别。

肾的精气不足，包括肾精亏虚和肾气不固两方面。

（1）肾精亏虚的病机：肾精亏虚，其形成多由于年老体衰肾的精气亏损，或先天禀赋不足，或因久病损耗，后天失养所致。其病理表现是，在婴幼儿时期可影响其生长发育；在青年时期，则可影响"天癸"按时而至，从而阻碍性腺的发育成熟；在壮年时期，则可导致早衰，性机能减退，而见滑泄、阳痿等病理表现。

肾主骨而生髓，肾精不足则可致髓虚骨失所养，故见骨骼痿软、两足痿弱无力；髓虚无以充脑，脑髓空虚，则神衰而智力减退、动作迟钝。总之，肾精亏虚，在小儿则发育不良或障碍，在成人则早衰而体弱。

肾精亏虚病机如图 17－18 所示。

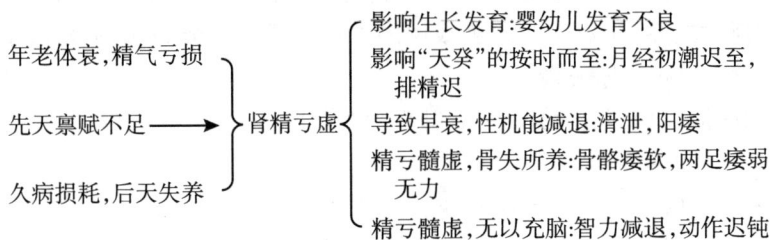

图 17－18　肾精亏虚病机图

（2）肾气不固的病机：肾气不固，其形成或因幼年精气未充，或因年老体衰肾的精气衰退，或因早婚性生活不节而耗伤肾气，或因久病肾虚失于固摄所致。其病理表现则是肾失封藏和对二便失于固摄。肾失封藏，则肾中精气易于流失，从而可见遗精、滑泄等症。影响及纳气功能，气浮于上，则可见呼多吸少，动辄气急而喘等症。肾虚则对二便失于固摄，可见大便滑脱、小便清长，或尿有余沥，或二便失禁等症。肾气不固病机如图 17 – 19 所示。

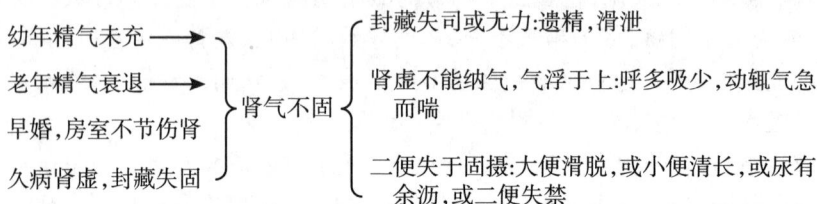

幼年精气未充 ⟶
老年精气衰退 ⟶　　肾气不固 ⎨
早婚，房室不节伤肾
久病肾虚，封藏失固

封藏失司或无力：遗精，滑泄

肾虚不能纳气，气浮于上：呼多吸少，动辄气急而喘

二便失于固摄：大便滑脱，或小便清长，或尿有余沥，或二便失禁

图 17 – 19　肾气不固病机图

2. 肾的阴阳失调

（1）肾阴亏虚的病机：肾阴亏虚，多由久病耗伤肾阴，或因情志内伤，五志过极化火，或邪热久留化火，不仅可伤及各脏之阴，且日久必耗肾阴而致肾阴亏虚。亦可由于失血耗液，或过服温燥壮阳之品，或房劳过度而伤肾精肾阴，从而导致肾阴亏虚。肾阴亏虚，则肾阳失制，而命门相火亢盛，从而导致阴虚内热或阴虚火旺之病理表现。可见形体消瘦、腰膝酸软、五心烦热，或骨蒸潮热，颧红升火，遗精盗汗，以及舌红少苔、脉虚细而数等症。

（2）肾阳虚损的病机：肾阳虚损，实即命门火衰。但在临床辨证中两者则有轻重程度之别。

肾阳虚损，多由心脾阳虚及肾，或由房劳过度，肾阳损耗所致。其病理表现是阳虚则无以养神柔筋；阳虚则阴寒内生，因而可见各脏腑组织器官机能衰弱征象并有明显的虚寒之象。

肾阳虚损则生殖机能减退，因而可见阳痿、精冷不育或宫寒不孕等症。肾阳虚损，则蒸腾气化无力，肾关开阖失度，则可致水液代谢障碍，从而导致水液潴留，水邪泛溢肌腠，则可发为水肿或尿闭之症。肾阳虚极，开阖失司，多开而少阖，则可发为尿频或尿失禁等症。

肾阳虚损，阳虚火衰无以温煦脾阳，脾肾阳虚，则运化功能失职，则可见下利清谷或五更泄泻等病理表现。

肾阳虚损病机如图 17 – 20 所示。

（3）命门相火妄动的病机：命门相火，是肾阳的重要组成部分。命火妄动，是指肾阴亏虚，阴不制阳，命门相火失去肾水之涵敛和制约，虚火妄动，导致火迫精泄之病理反映。多由久病耗伤肾阴,或房室不节,耗伤肾之阴精,或过服温燥劫阴之品所致。

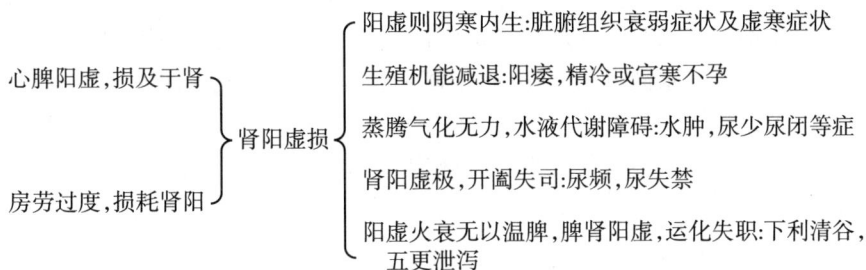

图 17 -20 肾阳虚损病机图

肾阴虚,命火妄动,则精关被扰而失固,阴虚阳亢则性机能亢奋,故可见性欲亢进,以及遗精,早泄等病理表现。阴虚则内热自生,故可见五心烦热。阴虚不能敛阳,心神难以入舍,故见少寐多梦等病症。

命门相火妄动病机如图 17 -21 所示。

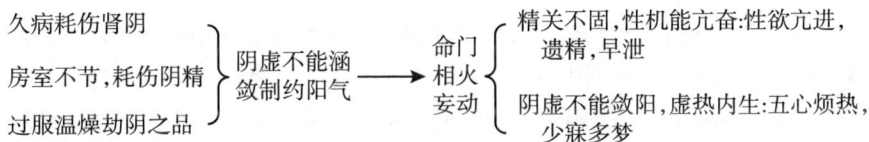

图 17 -21 命门相火妄动病机图

3. 肾病常见病状及其发生机制 肾病临床常见症状有阳痿、滑精、早泄、遗精、腰冷酸痛、下肢痿软、气喘、耳鸣耳聋、骨蒸潮热、虚烦失眠、健忘,或水肿、小便不利、尿频、尿闭、遗尿等。其发生机制如下:

(1) 阳痿、滑精、早泄、遗精:此皆生殖机能衰弱的表现。肾阳虚衰,命门不足,不能鼓动则阳痿;肾气虚损,精关不固,失其封藏固摄之权,精液不交而自流,则滑精或早泄,因梦而遗,谓之遗精,多由肾阴虚,相火妄动所致。

(2) 腰冷酸痛、下肢痿软:腰为肾之府,肾主骨。肾的阳气虚损,肾精不充,则不能温煦或滋养腰膝,或寒湿、湿热阻滞经脉,气血运行不畅,故见腰冷酸痛、骨软无力、下肢痿弱。

(3) 气喘:肺主呼吸,肾主纳气。肾气虚损,失其摄纳之权,气浮于上,不能纳气归元,故见呼多吸少而气喘。

(4) 耳鸣、耳聋:肾开窍于耳,肾精可生髓充脑,脑为髓之海。肾阴虚,肾精不充,髓海空虚,则脑转(眩晕)耳鸣如蝉,虚甚则耳聋失聪。

(5) 骨蒸潮热:肾阴不足则肺阴虚损,肺肾阴虚,阴不制阳,则虚热内生,而见骨蒸潮热。

（6）虚烦失眠、健忘：多由肾阴不足，心肾不交，心神不能入舍，则虚烦而难寐。肾精亏虚，髓海不充，轻则记忆力减退，重则健忘。

（7）小便不利、尿闭、水肿。多由肾阳虚损，气化失司，关门不利，水液不能蒸化或下输所致。水液排出不畅，则小便不利；气化障碍则尿闭不通；水邪泛滥于肌腠，则发水肿。

（8）尿频、遗尿：多由肾气虚衰，封藏固摄失职，膀胱失约所致。

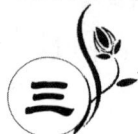

三 六腑功能失调病机的内涵及其症状发生机制

（一）胆功能失调病机

胆的病机，即胆的功能失调，主要在于胆汁的分泌排泄障碍，以及胆虚不宁，决断能力降低等方面。

1. 胆汁的分泌排泄障碍 多由情志所伤，肝失疏泄而引起；或因中焦湿热熏蒸，阻遏肝胆的气机，致使肝胆郁热化火，胆汁排泄失调。胆汁的排泄障碍，不但可进一步加剧肝郁气滞，阻遏脾胃运化功能的正常进行，而且还可以导致胆汁逆流于血脉，外溢于肌肤，而发生黄疸。

2. 胆虚不宁，决断能力降低 多因禀赋素虚，或久病耗损，或突受惊恐，使胆气虚弱，精神意识思维活动紊乱，对事物的决断能力减弱，表现为胆小怕事，多疑而缺乏决断。

此外，胆经郁热夹痰，痰热上扰，影响及心神，则可见心烦失眠等病理表现。

胆病临床常见症状有寒热往来、口苦、胁痛、黄疸等，其发生机制分析如下：

（1）寒热往来：为患者自觉怕冷和发热，往来交替症状。此因肝胆气郁，枢机不利，营卫不调，正邪交争所致。

（2）口苦：为胆气上逆，胆液上泛所致。

（3）胁痛：胆的经脉循行于两胁，若肝胆气机不畅，经脉阻滞，气血流通不利，即可发作胁肋胀满疼痛。

（4）黄疸：即眼白与肌肤黄染。为肝胆疏泄失职，胆液排出不循常道，逆于肌肤所致。

（二）胃功能失调病机

胃的病机，即是胃的阳气和胃阴的失调，主要表现为胃的受纳障碍和腐熟水谷功能的异常,以及胃失和降,气机逆乱,胃气上逆等病理变化。主要表现在胃气虚损、胃寒内盛、胃热炽盛及胃阴不足等方面。分述如下:

1. 胃的阳气失调

(1)胃气虚损的病机:气虚损,即胃气虚。多因持久或反复地饮食失节,或因禀赋素虚,或久病耗伤,元气不复等因素所致。其病理表现是胃气虚损,则受纳饮食物和腐熟水谷的功能减退,中焦不运,消化无力,则可见纳呆食少、饮食无味、脘腹胀满等症;胃虚则和降失职,胃气不降,食不下行,其气上逆,则可发为脘腹胀痛,或为恶心呕吐,或为嗳气呃逆等病理表现。胃气虚损病机如图 17 - 22 所示。

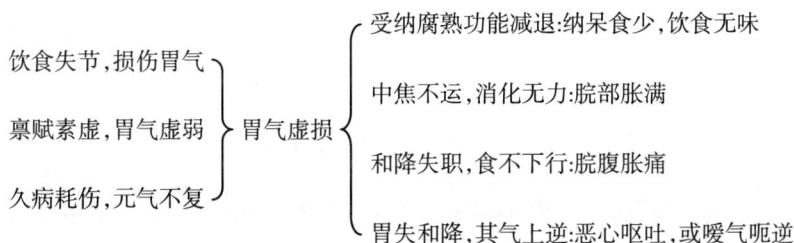

饮食失节,损伤胃气
禀赋素虚,胃气虚弱 } 胃气虚损 {
久病耗伤,元气不复

受纳腐熟功能减退:纳呆食少,饮食无味
中焦不运,消化无力:脘部胀满
和降失职,食不下行:脘腹胀痛
胃失和降,其气上逆:恶心呕吐,或嗳气呃逆

图 17 -22　胃气虚损病机图

(2)胃寒内盛的病机:胃寒内盛,多由过食生冷,或过用寒凉克伐药物,损伤胃腑阳气,或素体阳虚中寒等所致。阳虚则寒自内生。胃寒,则腐熟水谷功能明显减退,不能正常消化水谷,则多见食入不化,纳呆食少等病理表现;胃寒,则气机不利而气滞;血得寒则凝,血行减缓而瘀滞,收引络脉而致脉络绌急,故多出现较剧烈的脘痛,且得温则痛减等病理表现。胃寒内盛病机如图 17 - 23 所示。

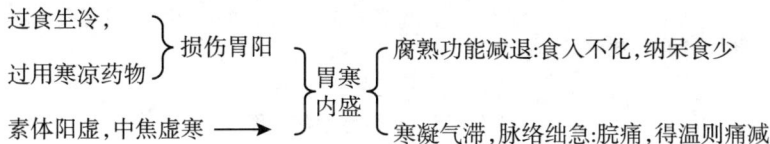

过食生冷,
过用寒凉药物 } 损伤胃阳 } 胃寒内盛 {
素体阳虚,中焦虚寒 →

腐熟功能减退:食入不化,纳呆食少
寒凝气滞,脉络绌急:脘痛,得温则痛减

图 17 -23　胃寒内盛病机图

(3)胃热炽盛的病机:热与火同类,胃热炽盛,郁而化火上炎,即是胃火。胃热、胃火,多由邪热侵犯胃腑,或因嗜酒,嗜食辛辣,或过食膏粱厚味,助火生热;或由气滞、瘀阻、痰、湿、食积等郁结化热,化火,均能导致胃热、胃火。其他如肝胆之火横逆犯胃,则亦能引发胃热、胃火。胃热、胃火均能导致胃的腐熟水谷功能亢进,从而出现胃中嘈杂消谷善饥等病理表现。胃中热盛火炽,多消灼津液,津亏生燥,而致燥热内结,胃失和降,可见口苦,口渴引饮,大便秘结等病理表现。甚则伤阴耗液而致胃阴亏虚。胃火上炎,可导致胃气上逆,则可见恶心,呕吐酸

苦黄水等病理表现;胃火循经上炎,或为齿痛龈肿,或为衄血。火热灼伤胃腑脉络,则血上溢而发作呕血。胃热炽盛病机如图17-24所示。

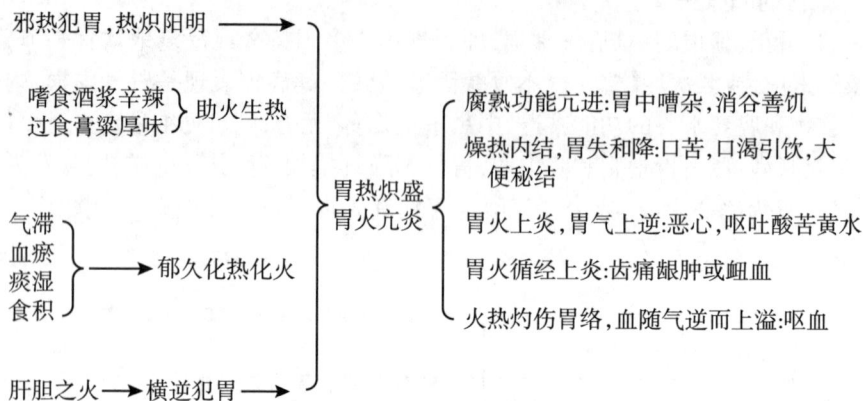

图17-24 胃热炽盛病机图

2. 胃阴亏虚的病机 胃阴亏虚,主要是指胃的阴液枯涸,从而引起胃的功能失调,胃阴的亏虚枯涸,多因热病后期,邪热久留,灼耗阴液;或久病不复,损耗津液所致。胃中阴液不足之时,失其濡润,则胃受纳饮食物和腐熟水谷功能极度衰退,则可见不思饮食,舌质光红而干,甚则舌如镜面等病理表现。胃阴虚,失于和降,胃气上逆,则可见脘腹胀满之虚痞、频频犯恶、干呕等病理表现。甚则胃气衰败,则可出现口糜等病理表现。胃阴亏虚病机如图17-25所示。

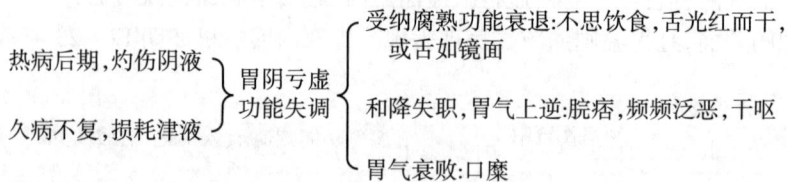

图17-25 胃阴亏虚病机图

3. 胃病常见症状及其发生机制 胃病临床常见症状有恶心呕吐、呃逆,胃脘胀痛、消谷善饥、胃脘嘈杂、纳呆食少等症。其发生机制如下:

(1)恶心、呕吐。多由胃失和降,其气上逆所致。饮食物由胃腑随气上逆而出则为呕吐。

(2)呃逆:多由胃失和降,其气上逆,气行不顺,上冲咽喉所致。

(3)胃脘胀痛:多由情志抑郁,或宿食停滞,和降失职,胃脘气机阻塞不通,不通则痛,故发胃脘胀满而痛。

(4)消谷善饥:指饮食倍增且易于饥饿。此多由胃热炽盛,腐熟功能亢进,水谷消化加速所致。

（5）胃脘嘈杂：多由胃蕴湿热，或因胃阴亏损，虚热内生，邪热扰动胃腑，胃气失和所致。

（6）纳呆食少：多由胃气虚弱，腐熟功能减退，和降失职所致。致使食欲不振，纳化呆滞。

（三）小肠功能失调病机

小肠的病机即是小肠的功能失调，主要在于泌别清浊的功能失常而致清浊不分，转输障碍。故小肠病变，多由脾胃病变下传；或心火循经下移小肠所致。

1. 脾胃病变下传　多由饮食不节，或寒湿，或湿热之邪，损伤脾胃，导致运化失职，升降失司，湿浊之邪下传小肠，以致小肠分清泌浊功能失调，化物受障，则水谷混杂，清浊不分，并走于大肠，发为泄泻等症。

2. 心火下移小肠　多由情志内伤，郁久化热化火，致使心火偏亢，心经火热循经而下移小肠，热与水合，下渗膀胱，可见小便黄赤、灼热疼痛，口舌糜烂疼痛等症。

3. 小肠病常见症状　泄泻、尿赤灼痛等症。兹对其发生机制分析如下：

（1）泄泻：为水便杂下，大便次数增多。多由小肠分清泌浊功能减退，致使清浊不分，混杂而下并走大肠所致。

（2）尿赤灼痛：系小便黄赤，尿出时尿道灼热疼痛。多因心热循经下移小肠，小肠之热与水相合，下渗膀胱，排出不畅所致。

（四）大肠功能失调病机

大肠的病机，主要表现为传导功能的失调或障碍。多由胃或小肠病变下移，或肺脏病变循经下传所致。多表现为排便的异常。

1. 饮食不节，或湿热之邪内侵，小肠清浊不分，混杂而下，大肠蠕动亢进，传导过速，则发为热泻之证。

2. 湿热或寒湿之邪下注大肠，阻滞腑气通降，则气血与湿热或寒湿相搏，损伤肠络，则可发生痢下赤白、里急后重等症。

3. 燥热积滞，灼伤肠液，则大肠传导艰涩而不畅，或因气虚无力传导气化，以及虫积阻塞等因素，均可致大肠蠕动减弱，传导无力或滞慢而发生便秘。若湿滞小肠，则传导阻滞不畅。则可发生便溏不爽。若阳气虚衰，失于固摄，大肠传导失司，则又可见久泻滑脱之症。

4. 大肠传导涩滞不行，糟粕湿浊聚而不下，积为肠垢，或阻滞经脉气血，久则瘀血湿浊下注于肛门而成痔。

5. 湿热结于大肠，营气不行，逆于肉理，卫气归而不得复返，则可使局部肌腠发生肿胀疼痛，以至肉腐成脓，发为肠痈。

6. 大肠病临床常见病证有热泻、便秘、痢疾、肠垢、痔疮、肠痈等,其发生机制分析如下:

(1)热泻:即夹热下利。多由湿热下注肠腑,热迫糟粕下行,大肠传泻太过所致。

(2)便秘:多由腑热液燥,大肠传导艰涩;或气虚大肠传导无力所致。

(3)痢疾:为泄下赤白脓血,里急后重病证。多由湿热或湿浊之邪侵及肠腑,伤及气血,肠络受损所致。

(4)肠垢:为便下黏腻垢浊,且后重不爽。多由湿热下注大肠,湿滞肠道,着而难下所致。

(5)痔疮:多由饮食不节,或过食辛辣厚味,酿生湿热,湿热下注肛门;或经常便秘,或妊娠多产,以致肛门附近血脉阻滞,瘀血、湿热注于肛门,久则发而为痔。

(6)肠痈:多由于气滞,血瘀、寒凝、湿热、虫积等,伤及肠腑,郁久化生湿热,塞阻肠腑络脉,导致肿胀疼痛。久则肉腐成脓,发为肠道痈疮之病证。

(五)膀胱功能失调病机

膀胱的病机,主要在于膀胱气化不利,多表现为排尿的异常,如尿频、尿急、尿痛,或排尿困难,甚则尿闭,或见遗尿,小便失禁等。

尿频、尿急或尿痛:多由湿热之邪下注膀胱所致。

排尿困难或尿闭:多因寒湿或湿热之邪内侵,或由于肾阳虚损,肾气不足等原因,致使膀胱气化无权,尿液排出不利所致。

遗尿或小便失禁:多由于肾虚,失其封藏固摄之权,致使膀胱失约,开多闭少所致。

(六)三焦功能失调病机

三焦病机,即是三焦气化的失调或障碍。其病理表现有两方面:一是表现为肺、脾、胃、肠、肝、膀胱等脏腑的气机不畅,功能失调。二是表现为肺,脾,肾等脏水液代谢气化障碍,升清降浊功能紊乱,从而导致水液潴留。

1. 三焦气化失调,是指由于外邪留恋,或因痰,食等病邪阻滞,从而使肺、肝、胃、肠、膀胱等气机郁滞而不畅。如肺气的宣肃失职、肝气的疏泄失调、胃气的和降失职、大小肠的传化失司、膀胱的气化失权等,导致三焦气化失调。

2. 水液代谢气化障碍,则是指由于寒湿之邪内侵,或久病损及肺、脾、肾三脏,因而阳气虚弱,气化失常。如肺的宣肃通调失职;脾的运化转输无权;肾的蒸腾气化无力,开阖失司等。上、中、下三焦气化障碍,升降出入气机皆不通利,以致水津气化障碍,水因气阻,气因水滞,水液积聚泛溢于肌肤,则发为水肿。若以肺、脾气化障碍为主,则水肿偏于腰部以上;若以脾胃气化障碍为主,则水肿偏于腰部以下。

三焦病变之症状及其发生机制,与脏腑病机有关部分相同,不再重复。

256

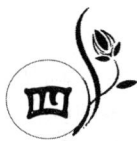

四 奇恒之腑功能失调病机

（一）脑的病机

脑的病机,即是脑的功能失调。

脑是人体极为重要的组织器官。人的精神、意识和思维活动,眼、耳、口、鼻、舌的视、听、嗅、味等感觉,以及言语应答、肢体活动等,均是脑的生理功能,故脑的功能正常与否关系到整个生命活动的进行。因此,脑的病变,即可出现上述种种生理功能的障碍或失调。

但是,脑是由髓所汇聚而成,且髓又是由肾之精气所化生。所以,肾之精气亏虚,精不生髓,髓虚不能充脑,脑髓空虚,即可导致脑的功能失调或减退,而见神识衰弱,智力减退,视,听和言语应答迟钝,肢体活动不便或痿弱不用等病理表现。脑的病变,多由素体虚弱,用脑过度,或久病失养等因素而致。

应当指出,脑的生理活动,全赖于气、血、津液和水谷精微的充养,因此,心、肺、脾、肝,肾等脏的生理功能失调,亦均可引起脑的功能失调,而见精神情志活动异常等病理表现。且由于脑位于人体之首,头为诸阳之会,脑的生理活动全赖于阳气的升腾,所以阳气不升,则可见头目眩晕、耳目失聪等病理表现。

（二）髓与骨的病机

髓与骨的病机,即是髓和骨的功能失调。

髓居骨中,包括骨髓、脊髓和脑髓。其主要生理功能是营养骨骼,使其生长发育;充养脑髓,使其充盈,保证神识活动的正常发挥。髓的病变,常由肾精不足或水谷精微亏乏,精无以生髓所致。其病理表现是,髓虚则骨失所养,而见骨骼软弱,屈伸无力,或易于碎折;髓虚,则无以充脑,脑髓虚亏,则神衰失聪。

骨为人体重要的支架,具有刚强坚韧之性,骨内藏髓,髓能养骨,故骨之生长和功能,取决于肾之精气的盛衰。骨的病机,主要表现于骨弱失养,痿软无力或变形等方面,多因先天禀赋不足,或后天水谷失养,因而精髓亏乏,骨失所养,生长发育不良,则可形成骨软无力,或佝偻变形等病变。亦可导致不能久立,或行走不稳等病证。

若因邪热日久灼伤阴液,伤及肾精;或因过劳伤肾,肾精虚损;或因命门相火亢盛而妄动,耗伤肾精,则可致骨枯而髓减,形成骨痿病证。

（三）脉的病机

脉的病机,即是脉的功能失调。脉为血之府,是气血运行的通道。脉道以通

257

利为顺,若因津液枯涸,脉失濡养;痰浊内阻,气机不畅,或寒凝瘀阻等,均可引起脉道不利,而致气滞血瘀。反之,气滞或血瘀,则又可影响脉道的通利。

脉的病理变化,主要表现为气血流行不畅,或气滞血瘀阻塞不通,以及血逸于脉外等方面。若气滞或血瘀于局部组织,则常可见到疼痛,肿胀,或麻木,以及局部肌腠萎缩、坏死等病变。

脉之所以能壅遏营血,使其不逸出于脉外,则与脾气的正常与否有关,实际上即是气的固摄血液功能的体现。若脾气虚损,血失统摄,脉道壅遏血脉功能减退,则可见各种出血之病理表现。

(四) 女子胞病机

女子胞,又称胞宫,即是子宫。女子胞的主要生理功能是主月经和孕育胎儿。故女子胞生理功能的失调,主要表现在经、带、胎、产的异常,导致女子胞生理功能失调的原因很多,但主要的有以下三个方面:

1. 气血失调,胞宫功能失常 女子的月经来潮,胎孕、产育和授乳,均以血为用,故又有"女子以血为本"之说。但血之为用,全赖于气,气血调和,血才能充分发挥其生理效应。气血不和,则必然影响胞宫的生理功能,从而引起种种的病理变化。

如因血热,肝不藏血或疏泄太过,则热迫血妄行或扰动血海(冲为血海),或因气虚,脾不统血,冲任失于固摄,则均可导致胞宫行血过多,而见月经先期而至,血量过多,行经期延长,甚则崩漏等病理表现。若血随气火上逆,则可见经行吐衄,即是"倒经"。

如因于气滞,血瘀;或因于气血不足;或因于阳气不足,下元虚寒,胞宫虚冷,则可导致胞宫行血涩滞,而见月经后期,经行血量过少,或为痛经,或为闭经,或为癥瘕等病理表现。

如因寒湿或热湿下注胞宫,引起胞宫生理功能失调,实质上亦是破坏了气血的调和而致病,湿热下注胞宫,则可见黄赤带下,或崩漏。寒湿阻滞胞宫,亦可致痛经、闭经及白带等症。

2. 心、肝、脾、肾功能障碍,胞宫功能失常 心、肝、脾,肾功能失调,不仅可引起气血的失调,而且还可导致胞宫的功能失常。常以情志所伤、劳倦过度、房事不节等因素而引发者居多;如思虑则伤心,心血暗耗,营血不足,胞宫血海不能按时充盈,则易发生月经不调、经闭、不孕等病证。若过度劳心,心阴暗耗,阴不制阳,心火偏亢,引动相火,扰动血海,则亦可致月经过多、崩漏等症。若肝郁气滞,血为气结,胞宫血行滞涩不畅.则可引起月经愆期、痛经、经闭、癥瘕等病证。大怒则伤肝,肝气上逆,血随气逆,则可致行经吐血、衄血。饮食不节,或劳倦或忧思则伤脾,脾虚则气血生化无源,血海空虚,则可致月经量少,经行愆期,其则经闭。若肾气不足,脾失统摄,胞宫功能失调,则亦能引发月经过多,甚或崩漏溃不止。又如脾阳不运,湿浊内停,下注于冲、任、带脉,则可产生带下绵多。若中气虚陷,维系升举力减弱,胞宫因而下垂脱出,则可见阴挺。

3. 冲任失调,胞宫功能紊乱 冲脉和任脉,均起于胞中,冲为血海,任主胞胎。冲、任二脉的气血充盈,乃是胞宫生理功能活动的物质基础。导致冲任失调的原因很多,但总不离虚、实两端,如受寒饮冷,则血凝气滞;邪热内扰,则迫血妄行;痰湿下注,则经脉受损;情志抑郁,则气滞血瘀;恼怒过极,则气逆火动,血行逆乱;劳倦过度则伤气,气虚则血失统摄等,凡此种种。均能造成气血失和,运行失常,从而导致冲任失调,胞宫功能紊乱。

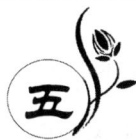

五　脏腑病机的相互影响

人体是一个完整的有机整体,各脏腑之生理功能是密切相关而又协调平衡的。因此,在疾病的发生、发展过程中,某一脏腑的病理变化,常可或迟或早、或轻或重地影响及其他脏腑的生理功能,发生相应的病理传变,产生两脏或多脏同病等复杂的病理表现。

(一) 心病与其他脏腑的相互影响

临床以心肾、心脾等病变相互影响为多见。

1. 心火亢盛,可引动命门相火,使肾阴受损。阴虚阳亢,相火妄动,从而扰乱精室,扰动心神,导致心肾不交,可见性机能亢奋,或遗精早泄、心悸、健忘、虚烦不眠等症。

2. 心阳心气虚损,则脾运化受碍,气血生化无源,则可导致心脾血虚,可见食少,倦怠、怔忡,面色萎黄等症。

3. 心血虚亏,则肝藏血不足,血不养肝目,则视物不明、眩晕头痛;血不养筋,则肌肉瞤动。

4. 心肝火旺,上炎灼肺,则津亏肺燥。灼伤肺络,络破血逸,则咳嗽痰血。

5. 心与小肠经脉相连,心火偏亢,热移于小肠,则小便短赤、灼热疼痛或尿血。

心病与其他脏腑病机关系如图 17 - 26 所示。

(二) 肺病与其他脏腑的相互影响

临床以肺肾、肺脾、肺与大肠同病或相互影响较为多见。

259

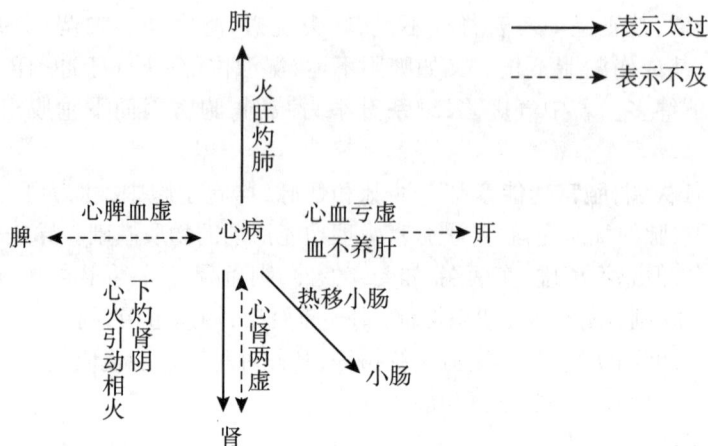

图 17 −26　心病与其他脏腑病机关系图

1. 肺气虚,影响及脾,可致中气不足,脾失健运,是为肺虚及脾,可见气短,体倦,食后腹胀等症。

2. 肺虚不能下输精微于肾,久则必致肾虚,而成肺肾两虚之证。可见气短,咳嗽气喘,骨蒸潮热,盗汗遗精等症。

3. 肺与大肠经脉相连,肺病可下移大肠。如肺蕴实热,气逆不降,则大肠传导不行,可见大便干结。

4. 温热病邪犯肺,逆传心包,热扰心神,则可见神昏谵语等症。

5. 肺虚肝逆,或肝火上炎灼肺伤津,则可见胸闷,喘急,口苦,面红耳赤,咳嗽咳血等症。

肺病与他脏腑病机关系如图 17 −27 所示。

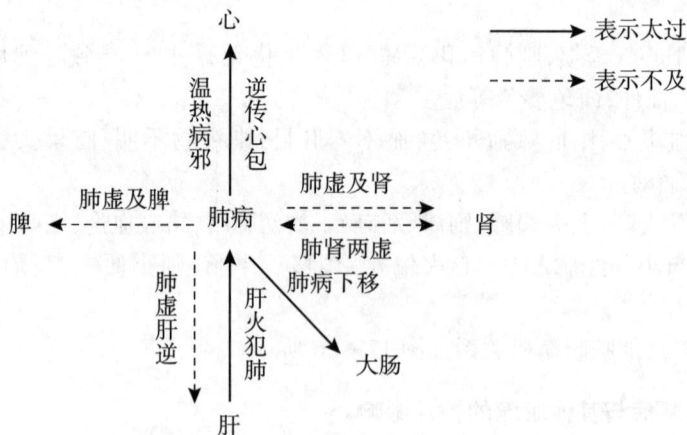

图 17 −27　肺病与其他脏腑病机关系图

（三）脾病与其他脏腑的相互影响

临床以脾胃、脾肺、脾肾、心脾、肝脾等病变相互影响为多见。

1. 脾与胃以膜相连，脾为胃行其津液，脾病可影响及胃，使胃气呆滞，进而宿食、水湿内聚，而见纳化呆滞，脘闷，或食后腹胀等症。

2. 脾病则后天水谷精微转输不足，气血生化无源，气虚血亏，久必导致肾虚，可见精神困倦，少气懒言，腰膝酸痛，便溏泄泻等症。脾肾阳虚，蒸腾气化无力，运化水湿功能失职，则水湿不化，泛溢于肌腠，而为水肿。

3. 脾病，水湿运化失职，水湿凝聚而成痰饮，痰浊上犯阻肺，肺失宣肃，则可见咳嗽痰多，脘腹胀闷；脾虚及肺，脾肺两虚，则可见气短，喘促，倦怠乏力，纳呆食少，便溏等症。

4. 脾病则中焦失运，肝气疏泄受碍，肝脾不和，则可见胁胀脘闷、腹胀纳呆。中焦湿热蕴盛，阻遏胆汁排泄，胆液逆流入血，泛于肌腠，则可发为黄疸。

5. 心脾血虚，见前。

脾病与其他脏腑病机关系如图 17 – 28 所示。

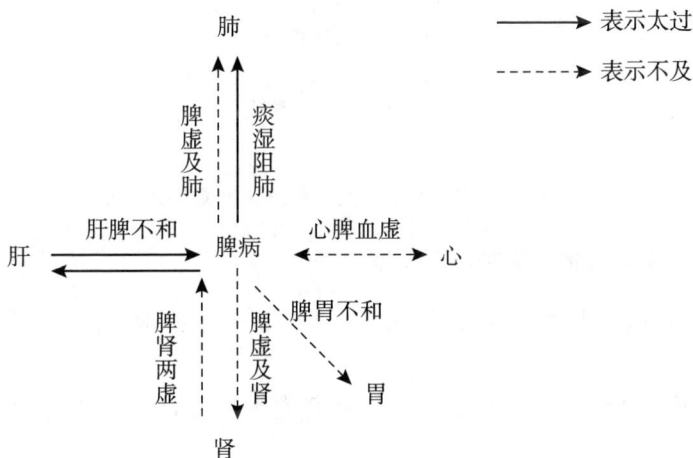

图 17 – 28　脾病与其他脏腑病机关系图

（四）肝病与其他脏腑的相互影响

临床以肝与脾胃、肝肾等病变相互影响为多见。

1. 肝病疏泄失职，脾胃运化受碍，常可见肝气犯脾或肝气犯胃。可见脘闷纳呆、嗳气吞酸，胁胀疼痛、腹胀便溏，或大便不调等症。

2. 肝火上炎灼肺，津伤肺燥，则易灼伤肺络，可见胁痛易怒，干咳痰血等症。

3. 肝血虚则心血不足,可见两目干涩,面色无华,心悸眩晕等症。

4. 肝气不舒则疏泄功能失职,或肝胆湿热蕴阻,胆汁逆流入于血脉,泛于肌肤,则发为黄疸。

5. 肝阴不足,肾阴亏损,肝肾阴虚,肝阳上亢,则可见腰酸膝软,眩晕,耳鸣,耳聋等症。

6. 肝病及胆,则胆虚不宁,可出现虚烦不寐,或恶梦惊恐,遇事易惊善恐等症。

肝病与其他脏腑病机关系如图 17-29 所示。

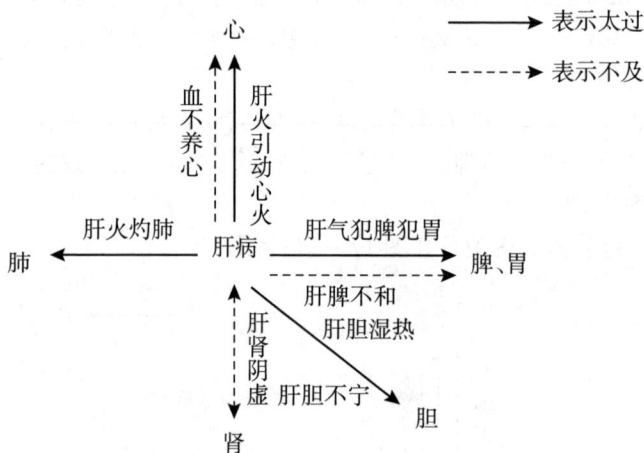

图 17-29 肝病与其他脏腑病机关系图

(五)肾病与其他脏腑的相互影响

肾病可影响及其他四脏,使其功能失调。而其他脏腑病变,久之亦多影响及肾。

1. 肾阳虚,命门火衰,则心阳不足,或肾虚水泛凌心,则可见心悸,气短,水肿等症。

2. 肾阴虚,不能上济心阴,心阴不足,心阳独亢,则心肾不交,水火失济,可见虚烦不寐,舌赤口干等症。

3. 肾虚及肺或肺虚及肾,可致肺肾两虚,见前。

4. 肾阳虚,则脾失温煦,运化失职,可见完谷不化,泄泻,或水肿。脾肾为先后天之本,脾肾两虚则全身机能衰弱。

5. 肾阴虚不能滋养肝阴,肝肾阴虚,肝阳偏亢,虚阳上扰,则可见眩晕耳鸣,腰酸膝软,血压升高等症。

6. 肾与膀胱经脉相连,肾阳虚则气化功能减弱,影响膀胱,而致排尿不利。

若肾虚,固摄作用不足,则膀胱失约,可见小便失禁或遗尿。

肾病与其他脏腑病机关系如图 17 - 30 所示。

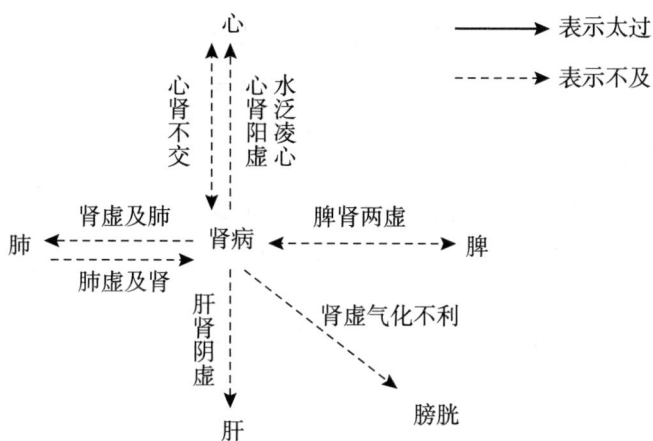

图 17 - 30　肾病与其他脏腑病机关系图

第十八讲 防治原则

【授课要点】

1. 正确理解未病先防和既病防变的重要意义。
2. 掌握治病求本、扶正祛邪、调整阴阳和三因制宜等治则的概念和内容。
3. 掌握标本缓急、正治与反治等治则的概念和应用规律。

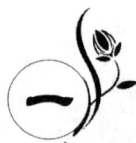

一 预防为主的内涵与意义

预防,即是采取一定的措施和方法,以防止疾病的发生、发展,或减少其在人群中的播散和蔓延。此属于预防医学和卫生保健的范畴。

预防为主,是我国卫生工作四大方针之一,作为医学工作者也深刻领会预防为主对保护人民身体健康的重大意义,把疾病的预防放在卫生工作的首位。

古代的劳动人民在长期的生活和生产实践过程中,不仅积累了治疗疾病的丰富经验,同时也积累了预防疾病和保护健康的丰富知识,并逐渐形成了预防为主的医学体系。早在《内经》中就载有"治未病"的思想观点。强调"防患于未然"。如《素问·四气调神大论》说:"不治已病,治未病,不治已乱,治未乱……夫病已成而后药之,乱已成而后治之,譬犹渴而穿井,斗而铸锥,不亦晚乎?"又《淮南子》也载有"良医者,常见无病之病,故无病;圣人者,常治无患之患,故无患也。"可见,中医学对于疾病的预防,自古以来就给予了高度的重视。而且这种"未雨绸缪"的防重于治的思想观点,对于指导中医的医疗实践,仍具有重要的现实意义。所谓"治未病",包括未病先防和既病防变等两方面内容。

(一)未病先防的内涵与方法

1. 加强锻炼,增强体质　生命在于运动,健康在于锻炼。生物学知识指出,生命是物质运动的最高形式,而形体的健康也正是反映了生命活动的正常进行。实践证实,充沛的精力,必须寓于健壮的身体,而健壮的体魄,又常来源于适当的劳动和经常不懈的体育锻炼。因此,加强身体锻炼,也是增强体质,减少或防止疾病发生的一项重要措施。

汉代著名医学家华佗,根据"流水不腐,户枢不蠹"的道理,创造了"五禽戏"健身运动,其中以"虎戏"的动作刚猛,有助于增强体力;以"鹿戏"的心静体松,柔刚共济,有利于舒展筋骨;以"熊戏"的步态沉稳,以缓解上盛下虚之证;以"猿戏"的轻健敏捷,有利于疏通肢体的关节;以"鹤戏"的轻柔亮翅,有利于增强肺的呼吸功能,并调达气血,疏通经络。这就说明,人体通过运动和适当的劳动,不仅能促进血脉流通,使关节灵活,且可使气机调畅,从而增强机体的抗病能力,提高健康水平,防止和减少疾病的发生。同时,对于某些疾病也有一定的治疗作用。后世所形成的太极拳、八段锦、易筋经等多种健身方法,亦多由此发展而来。

2. 调养形体,不妄作劳 调养形体,是增强人体健康,提高防病机能,减少疾病发生的一个重要环节。《素问·上古天真论》说:"其知道者,法于阴阳,和于术数,食饮有节,起居有常,不妄作劳,故能形与神俱,而尽终其天年,度百岁乃去。"意思是说,为要保持身体健康,精神充沛,并能益寿延年,就应当懂得自然界的变化规律,并能适应自然环境的变化,对于饮食起居和劳逸要进行适当的节制与安排,即生活规律要正常,饮食要有节制,劳而不妄,则可维持正气之充盛,从而减少疾病的发生。反之,若生活起居没有规律,饮食劳逸没有节制,就必然会影响身体健康,削弱机体的抗病能力,从而使疾病易于发生。故《素问·上古天真论》又说:"以酒为浆,以妄为常,醉以入房,以欲竭其精,以耗散其真,不知持满,不时御神,务快其心,逆于生乐,起居无常,故半百而衰也。"

3. 调养精神,保持乐观 中医学不仅重视形体的调养,而且还特别指出要注意精神的调养,使之饱满乐观,精神充沛而不涣散。这对于尽量减少不良的精神刺激和过度的情志变动,防止或减少疾病的发生,无疑具有十分重要的意义。所以《素问·上古天真论》指出:"精神内守,病安从来。"

人的精神、意识,思维活动,以精,气,血,津液为物质基础,与脏腑的功能活动密切相关,故精神活动的正常与否,对于机体生理活动和病理变化,具有十分重要的影响。心理学认为,精神、意识,思维活动对于机体可以起积极的或增力的作用,也可以起消极的或减力的作用。而积极的增力的作用,可以提高人体的活动能力,如愉快的情绪,可以使人体的气血畅达,机能旺盛;而消极的减力的作用,则可能降低人的活动能力,如抑郁的情绪可以导致人体气滞血瘀,功能紊乱,抗病能力下降,从而导致疾病的发生。所以《灵枢·百病始生》说:"喜怒不节则伤脏,脏伤则病起于阴也。"起于阴,即病由内部发之意。

古人强调对内在精神的调养,是既要注意意志的锻炼、情绪的稳定,树立起战胜病痛的意志和决心,又要心胸开朗,清心寡欲,方能减少和防止情志的刺激。从而达到却病延年长寿的目的。

故《素问·上古天真论》说:"是以志闲而少欲,心安而不惧,形劳而不倦,气

265

从以顺,各从其欲,皆得所愿。故美其食,任其服,乐其俗,高下不相慕……是以嗜欲不能劳其目,淫邪不能惑其心……故合于道。"因此,强调精神调养,必须做到"恬淡虚无,真气从之",才能够达到"精神内守,病安从来"的养生目的。

4. 药物预防,广泛投药 广泛投药预防疾病方面,中医学早在《素问遗篇·刺法论》中,就有运用"小金丹"预防疫病传染的记载。我国于 16 世纪或更早一些时候所发明的"人痘接种法",用于预防天花,即是世界免疫学"人工免疫法"的先驱。此外,中医还有用苍术、雄黄等药物烟熏以消毒的方法等。近年来,运用中草药预防疾病,已经越来越引起医学界的重视,并得到很大的发展。如用贯仲、板蓝根,或大青叶等预防流感;用茵陈、栀子预防肝炎;用马齿苋预防痢疾等,都获得了较好的效果。

(二)既病防变的内涵与意义

防病于未然,这是最理想的愿望和目的,但若疾病已然发生,则应争取早期诊断,早期治疗,以防止疾病的发展与传变。《素问·阴阳应象大论》说:"故邪风之至,疾如风雨,故善治者,治皮毛,其次治肌肤,其次治筋脉,其次治六腑,其次治五脏。治五脏者,半死半生也。"即是说外邪侵袭人体,如果不能及时诊治,病邪就有可能由表传里,步步深入,以致侵犯内脏,从而使病情愈来愈复杂、深重。其治疗也就愈加困难。因此,在防治疾病的过程中,一定要掌握疾病发生发展的规律,及其传变的途径,从而进行有效的治疗,才能控制其传变。故《难经·七十七难》说:"见肝之病,则知肝当传之于脾,故先实其脾气,无令得受肝之邪。"所以,根据此传变规律和防治原则,中医临床常于治肝的同时,配用健脾和胃的方药,这就是既病防变思想的具体体现。又如清代著名医家叶天士,根据温热病伤及胃阴之后,病势进一步发展,往往耗及肾阴的病变规律,因而主张在甘寒养胃的方药中加入某些咸寒滋肾之品,以补其肾阴,并提出了"务在先安未受邪之地"的防治原则,这就是既病防变在临床上具体运用之范例。

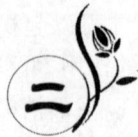

二 治疗原则的内涵与应用

治疗原则,即治疗疾病必须遵循的法则。治则是在整体观念和辨证论治基本精神指导下所制定的,故对于临床各科病证的立法、处方及用药,具有着普遍的指导意义。

治疗法则和具体的治疗方法不同,治疗法则是针对临床病证的总的治疗原则,是用以指导治疗方法的总则,而治疗方法则是针对某一具体病证(或某一类型病证)所适用的具体方法,是治则的具体化。因此,任何具体的治疗方法,总是从属于一定的治疗法则的。例如,各种病证的本质都是正邪相争,从而表现为阴阳的消长盛衰变化,因此,扶正祛邪即为总的治疗原则,而在此总的治疗原则指导下所采取的益气、滋阴、养血、补阳等方法,就是扶正的具体方法;而发汗、涌吐、攻下、清解等方法,则就是祛邪的具体治法。可见,治则与治法既有严格的区分,不能混为一谈,但又有着密切的内在联系。

由于疾病的证候表现是多种多样的,病理变化亦是极其复杂,而且病情又有轻重缓急的差异,所以,不同的时间、地点,不同的年龄和个体等因素,对病情变化亦会产生不同的影响。为此,必须善于从复杂多变的疾病现象中审证求因,把握住病变的本质,治病求本,审因论治,采取相应的措施,调整机体的阴阳,使其失调的阴阳关系,重新恢复其相对平衡,方能获得满意的治疗效果。关于治则,主要有治病求本、扶正祛邪、调整阴阳、调整脏腑功能、调理气血及三因制宜等方面。

(一)治病求本,分清主次缓急

疾病是一个正邪相争的复杂的过程,在这个过程中,机体内部的矛盾往往不止一个,临床表现也有真有假,如有的疾病其表面现象和它们的内在本质基本一致(如寒证、热证、虚证,实证),也有的疾病其表面征象和它们的本质并不一致(如寒热真假证、虚实真假证等)。因此,透过疾病的现象,分清疾病矛盾的主次,抓住疾病的本质,方能给予恰当的治疗而解决疾病。

中医学提出的"标本缓急"、"正治反治"等治疗原则,即正是体现了治病求本这一基本原则。

1. 标本缓急治疗原则　治病求本,是治病时必须寻求疾病的根本原因,并针对其根本原因来进行治疗,这是辨证论治的根本原则。

所谓"本"是相对于"标"而言,任何疾病的发生、发展过程,都存在着主要矛盾和次要矛盾,"本"即是指病变的主要矛盾和矛盾的主要方面,起着主导的决定作用;"标"是病变的次要矛盾和矛盾的次要方面,处于次要和从属的地位。因此,标本是一个相对的概念,有多种含义,可用以说明病变过程中各种病证矛盾双方的主次关系。如从邪正关系来说,则正气是本,邪气是标;从病因与症状来说,则病因是本,症状是标;从病变部位来说,则内脏疾病是本,体表疾病是标;从疾病先后来说,则旧病是本,新病是标;原发病是本,继发病是标等。

任何疾病的发生、发展,总是要通过若干症状显示出来,但这些症状只是疾病的现象,还不是疾病的本质,只有在充分的收集、了解疾病的各方面情况,通过综合分析,方能透过现象看本质,找出疾病的根本原因,从而选用恰当的治疗方法。例如头痛,可由外感、血虚、痰湿、瘀血、肝阳上亢等多种原因所引起,故其治疗就不能简单地采用对症止痛的方法,而应全面地综合分析,找出致病的原因,分别采用解表、养血、燥湿化痰、活血化瘀、平肝潜阳等方法进行治疗,方能收到满意的效果。此即是"治病必求于本"的意义所在。

关于治病求本原则的具体运用,则又有急则治其标、缓则治其本、标本兼顾等方面。

(1)急则治其标:在一般的情况下,病证的主要矛盾和矛盾的主要方面是本而不是标,治本是一个根本的原则。但是在复杂多变的病证中,常有标本主次位置的变化,因而在治疗上就又有先后缓急的区分。如在疾病的发展过程中出现了严重的并发症,标病甚急,不及时解决,则将危及患者的生命或影响及本病的治疗时,则应采取"急则治其标"的法则,先治其标病,后治其本病。例如大出血的病人,不论其属于何种出血,则均应采取应急措施,先止血以治标,待血止后,病情有所缓和再治其本病。又如某些慢性病患者,原有宿疾,又复感外邪,而患新病,当新病较急的时候,亦应先治外感以治其标,待新病愈后,再治宿疾以求其本。可以看出,治标只是在应急情况下的权宜之计,而治本方是解决疾病的根本之图。急则治标缓解了病情,解除了新病,即为治本创造了更为有利的条件,其目的仍是为了更好地治本。然而,治标的方法可暂用而不宜常用,否则对正气将有所损害。

(2)缓则治其本:指在一般情况下治病必须抓住疾病的本质,解决其根本矛盾,进行针对根本原因的治疗。如肺痨病证,阴虚内热,虚火灼肺而见咳嗽、低热、口干、咽燥、五心烦热、颧红盗汗等症状时,其咳嗽等症是疾病的现象为标;阴虚内热,虚火灼肺则是疾病的本质为本。因此治疗时就不应以止咳祛痰方法来治标,而应着重于运用滋阴润肺以治本,解决其阴虚矛盾。只有提高了机体的抗病能力,方能使肺痨病治愈。

(3)标本兼治:亦为临床常用的一种治疗原则,是指在标病本病俱急并重的情况下。在治病求本的同时,亦应兼顾标病的治疗,采用标本同治的原则。如外感热病,热邪入里,由于里证实热不解而阴液大伤,表现为腹满硬痛,大便燥结,身热,口干唇裂,舌苔焦燥等正虚邪实,标本俱急的证候,就当标本兼顾,泻下与滋阴两法同用,即清泻实热以治本,滋阴增液以治标。若仅用泻下,则有进一步耗伤津液之弊,而单用滋阴,则又不足以泻在里之实热。而两法兼用,则泻下实热即可存阴,滋阴润燥以"增水行舟"亦有利于通下,标本同治,相辅相成,即可达到邪去正复之目的。又如痢疾,可见腹痛,里急后重,泻下赤白脓血,舌苔黄腻,脉象滑数。其病因湿热为本,故其治疗应以清热利湿法以治本,还应配合"宽肠理气"的方法,以解决其腹痛,里急后重之急,此亦是标本兼治法的体现。再如本有里证,又复外感表邪而见表证,或表证尚未尽解而里证又现,表里同病而标本俱急,则即应表里两解,这也属于标本同治的范畴。

应当指出,临床运用急则治标、缓则治本的原则,亦不能绝对化,急的时候也未尝不须治本,如亡阳虚脱,急用回阳救逆.就是治本;大出血后,气随血脱之时,急用益气固脱也是治本。同样缓的时候也不是不可以治标,有时治标也更有利于治本。总之,不论标本,急则先治是一个根本的原则。而在临证治疗时,把握住病情标本的转化,以便始终抓住疾病的主要矛盾和矛盾的主要方面,做到治病求本则是其关键。

2. 正治、反治治疗原则 《素问·至真要大论》提出:"逆者正治,从者反治"两种治疗法则,但就其本质来说,都是治病求本这一根本法则的具体运用。

(1)正治:即是逆其病证性质而治的一种常用治则,又称"逆治"。就是通过分析临床症状和体征,辨明其病变本质的寒热虚实,然后分别采用"寒者热之"、"热者寒之"、"虚则补之"、"实则泻之"等不同治疗方法去解决。因其是属于逆其证候而治的一种正常的治疗方法,所以叫做"逆者正治"。由于临床上大多数疾病的征象与疾病的性质是相符的,如寒病见寒象,热病见热象,虚病见虚象,实病见实象等,所以说正治法,乃是临床最常用的一种治疗方法。

(2)反治:则是顺从病证所表现的假象而治的一种治则,又称"从治"。临床所见,有些疾病,特别是某些复杂、严重的疾病,可表现为某些症状与病变的本质不相符,也就是存在着一些假象。因而在治疗时就不能简单地见寒治寒,见热治热,而应透过现象辨明真假,而治其本质。一般所采用的反治原则。主要有寒因寒用、热因热用、塞因塞用、通因通用等。

如某些外感热病,在其里热盛极之时,由于阳盛格阴,可见到四肢厥冷之寒象,此寒象是假,而热盛才是其本质,故仍须用寒凉药物进行治疗,因此称为"寒因寒用"。

如某些亡阳虚脱病人,由于阴寒内盛,格阳于外,有时亦可见到面颊浮红、烦躁等热象,因其热象是假,而热盛才是其本质,故仍须用寒凉药物进行治疗,因此称之为"热因热用"。

又如,某些由于脾虚不运所致的脘腹胀满,因并无水湿或食滞留滞,就得用健脾益气,以补开塞的方法来进行治疗,因之又叫做"塞因塞用"。

此外,由于食积停滞,影响运化所导致的腹泻,则不仅不能用止泻药,反而应当用消导泻下药以去其积滞,方能奏效,此又称之为"通因通用"。

以上"寒因寒用"、"热因热用"、"塞因塞用"、"通因通用"几种治疗原则,都是顺从病证某些假象而治疗,但其所从的症状是假象,因此所谓"反治",就其本质来说,应还是正治,还是在"治病求本"法则指导下,针对其病证内在本质而治的方法。

此外,尚有一种正治反佐之法,常用于某些大热证或大寒证服药时,由于病药格拒而出现呕吐不纳现象,在前人的某些著作中亦常把它列入反治法之一。一般用法则是在大寒剂中反佐少许温药(或寒凉药热服),或于大热剂中反佐少

269

许凉药(或温热药冷服),以使其药与病同气相求,不发生格拒而能更好地发挥药效。关于此种"反佐"之法,究其实质,实为制方、服药的某些具体方法,应属于中医方剂学范围。

(二) 扶正祛邪,正确处理正与邪的关系

疾病的过程,在一定意义上,可以说是正气与邪气矛盾双方相互斗争的过程。邪胜于正则病进,正胜于邪则病退。因而治疗疾病,就是要扶助正气,祛除邪气,改变邪正双方的力量对比,使之向有利于疾病向痊愈方面转化。所以,扶正祛邪亦是指导临床治疗的一条重要法则。

"邪气盛则实,精气夺则虚",邪正盛衰决定着病证的虚实。"虚则补之,实则泻之",所以补虚泻实实际上就是扶正祛邪这一法则的具体应用。但是,正邪双方的主次关系在病变过程中不是固定不变的,而是随着病情的变化而变化。因此关于扶正与祛邪的应用,一般又有如下几种情况:

1. 扶正以祛邪　即是运用药物、营养疗法、功能锻炼等各种治疗方法以扶助正气,增强体质,提高机体抗病能力和自然修复能力,从而达到祛除邪气,恢复健康的目的。即所谓"扶正以祛邪","正足邪自去"。扶正的措施是补虚,主要适用于正虚邪不盛,或虽有外邪而以正虚为主要矛盾或矛盾主要方面的病证。临床可根据病人的具体情况,针对所表现的不同的虚证,施以不同的补法,如益气、养血、滋阴,补阳等等,从而使脏腑经络功能活动的物质基础精、气、血、津液得以恢复而旺盛。

2. 祛邪以扶正　即是运用药物、针灸、火罐或手术等各种治疗方法祛除病邪,以达到邪去正复的目的。即所谓"祛邪以扶正"、"邪去正自安"。此法主要适用于邪盛而正气不虚,或虽有正虚而仍以邪盛为主要矛盾或矛盾主要方面的病证。

实践证明,处理正邪矛盾,应以祛邪为主,且根据临床观察,外邪致病,一般亦以实证居多,亦应以泻实攻邪为法。在药物治疗上,不同的病邪亦有不同的祛除方法,故临床所用祛邪方法多于扶正,诸如解表、清热、解毒、泻下、消痰、化湿、利水、破血、祛瘀、散结、驱虫等多种治疗方法,基本上都属于攻邪的范围,都属于消除致病因素的方法,临床即可根据不同的具体病情而适当选用。

应当指出,祛邪与扶正,是相互为用,相辅相成的。扶正可使正气加强,有助于抗御和祛除病邪;而祛邪,排除了病邪的侵犯和干扰,终止了对正气的损伤,则有利于正气的保存和恢复。

3. 先攻而后补　主要适用于病邪亢盛,急需祛邪,或正气虽虚但尚未严重到不耐攻伐的病证,特别是正气虚的原因是由于病邪存在所直接引起者,则更应先攻后补。如外感热病过程中,热结肠胃,腹满胀痛,便秘不通,且由于邪热内

结,化燥伤阴,可见舌红无津、舌苔焦燥而黑、口咽干燥,甚则谵语昏迷等症,则须先攻后补,应急下之。这是因为大便不通则热结愈甚,热结愈甚则阴津更伤,故须急下存阴,然后再以养阴生津药物进行调理。目前临床上治疗急腹症采用攻法,基本上即是依据此一原则。

4. 先补而后攻 主要适用于病邪虽盛,但正气虚损已严重到阳衰或阴竭的程度,由于正气已不能耐受攻伐,故应先补后攻。待正气有所恢复,再解决其病邪问题。目前临床上对于某些邪实正虚的病证,如休克或心力衰竭等病证,即多根据"先补后攻"这一原则而进行治疗。

5. 攻补兼施 即扶正与祛邪同时应用,主要适用于正气虚而邪实的病证。但在其具体应用时,亦要分清其是以正虚为主,还是以邪实为主。如邪盛正虚,以邪实为主,则应重在祛邪,并兼以扶正;若病情迁延日久,正气大虚,余邪未尽,则应着重于扶正,并兼以祛邪。总之,攻补兼施的原则,在临床上最为多用,处方用药则应根据具体病情,分清主次,灵活运用。

(三)重视整体,正确处理局部与整体的关系

人体是一个统一的有机整体,人体脏腑经络各部分之间,各部分整体之间,始终处于对立统一之中。故任何一个病证或一个局部病变,无不与其整体密切相关。因此,在临床治疗中,既不能只看见病变局部,而看不见整体,又不能只看见整体而忽视病变局部;只进行全身性的治疗,而忽略对于病灶局部的处理。正确的作法是,从整体观念出发,不但重视局部,而且更重视整体,把两者辩证地结合起来应用于临床,方能达到预想的结果。

中医临床所常用的治疗原则主要有调整阴阳,调整脏腑功能、调理气血等方面。

1. 调整阴阳盛衰 疾病的发生,从根本上说,即是阴阳的相对平衡遭到破坏,出现偏盛偏衰的结果。对于阴阳的偏盛偏衰,中医学指出应"谨察阴阳所在而调之,以平为期。"因此,调整阴阳,补偏救弊,恢复其正常的相对平衡,促进其阴平阳秘,乃是临床治疗的根本法则之一。调整阴阳法则的运用,又有"损其有余"及"补其不足"两个原则。

(1)损其有余:是指对于阴阳偏盛,即阴或阳的一方过盛有余的病证,临床即可采用"损其有余"的方法治之。如阳热亢盛的实热证,则应"治热以寒",即用"热者寒之"的方法,以清泻其阳热;如阴寒内盛的寒实证,则应"治寒以热",即用"寒者热之"的方法以温散其阴寒。

但是,《素问·阴阳应象大论》指出:"阴胜则阳病,阳胜则阴病。"在阴阳偏盛的病变中,一方的偏盛,常可导致另一方的不足。即阳热亢盛易于耗伤阴液,阴寒偏盛易于损伤阳气,故在调整阴或阳的偏盛时,还应注意有没有相应的阳或

271

阴偏衰情况的存在,若已有相对一方的偏衰时,则当兼顾其不足,适当配合以扶阳或益阴之法。

(2)补其不足:是指对于阴阳偏衰,即阴或阳的一方虚损不足的病证,临床即可采用"补其不足"的方法治之。如阴虚不能制阳,常表现为阴虚阳亢的虚热证,则应滋阴以制阳;因阳虚不能制阴,常表现为阳虚阴盛的虚寒证,则应补阳以制阴。但是,阴阳偏衰最终常是导致肾阴或肾阳的亏损,故肾阴亏损时,则应以"壮水之主,以制阳光"的方法治之;肾阳虚损时,则应以"益火之源,以消阴翳"的方法治之。若属阴阳两虚,则应阴阳双补。

应当指出,阴阳是互根互用的,故阴阳偏衰亦可互损,因此在治疗阴阳偏衰病证时,还应注意"阳中求阴"或"阴中求阳"的原则,即在补阴时适当配用补阳药物,补阳时适当配用补阴药物。故《景岳全书·新方八略》中说:"此又阴阳相济之妙用也。故善补阳者必于阴中求阳,则阳得阴助而生化无穷;善补阴者必于阳中求阴,则阴得阳升而泉源不竭。"

此外,由于阴阳是辨证的总纲,疾病的各种病理变化,亦均可以用阴阳失调加以概括,故凡表里出入的失常、上下升降的紊乱,以及寒热进退、邪正虚实、营卫不和、气血不和等等,无不属于阴阳失调的具体表现。因此,从广泛的意义来讲,诸如解表攻里、越上引下、升清降浊、温寒清热、补虚泻实,以及调和营卫、调理气血等治疗方法,亦都属于调整阴阳的范围。如《素问·阴阳应象大论》说:"其高者,因而越之;其下者,引而竭之;中满者,泻之于内;其有邪者,渍形以为汗;其在皮者,汗而发之;其慓悍者,按而收之;其实者,散而泻之。审其阴阳,以别柔刚,阳病治阴,阴病治阳,定其血气,各守其乡。"

2. 调整脏腑功能　人体是一个有机整体,脏与脏,脏与腑、腑与腑之间在生理上是相互协调,相互促进的,在病理上也是相互影响而传变的。

因此,当某一脏腑本身发生病变时,亦会影响到别的脏腑,故在治疗脏腑病变时,就不能单纯地考虑一个脏腑,而应注意调整各脏腑之间的关系。从而形成了间接补泻及从五脏治五官等原则。

(1)间接补泻:是指某一脏或腑有病时,除了直接治疗其本脏外,还应调整与其关系较密切的其他脏腑。如肺的病变,既可因本脏受邪而发病,亦可因心、肝、脾、肾及大肠的病变所引起。如因心阳心气不足,心脉瘀阻,而致肺失宣降发作的喘咳,则应以温心阳为主;因肝火亢盛,气火上逆所致的咳血,则应以泻肝火为主;因脾虚湿聚,痰湿塞肺,以致肺失宣肃而成的咳嗽痰多,则应以健脾燥湿为主;因肾阴虚不能滋肺,肺失津润而致的干咳、口咽干燥,则应滋肾润肺;因肾虚不能纳气,肺气上逆所致的气喘,呼多吸少,则应温肾纳气为主;若因大肠热结,肺气不降而致的气喘,则直通腑以泻大肠之热。又如脾病,除本脏病变外,亦可由肝、心、肾及胃等病变而引起。如肝失疏泄,而致脾运失健者,则应疏肝为主。脾虚,肝木乘克脾土,则应治以扶土抑木;命火不足,火不生土(命门火衰,心阳虚损,脾虚失运),则应补火以生土,胃失和降,而致脾失健运,则应重在和降胃气,以协调脾胃的气机升降等,其他脏腑的相互影响及治疗上的互相协调,亦是如此。

(2)从五脏治五官:五脏与五官,经络相连,密切相关。五官疾病,根据中医学整体治疗观点,亦可从五脏入手来进行治疗。如肝开窍于目,眼病实证,则可以采用清肝的方药进行治疗;眼病虚证,则可以采用补肝养血的方药进行治疗;又如心开窍于舌,口舌生疮,则可以用清心火及泻小肠之热的方药治疗等。

此外,在针灸取穴方面,中医学亦常从整体观念出发,运用如下选穴原则,如上病下取(治肝阳上亢型高血压病,常取涌泉或太冲)、下病上取(治脱肛常灸百会)、从左治右、从右治左(如治疗偏瘫,常配取健侧的穴位),其他还有募俞取穴,原络取穴等,无一不体现了整体治疗的原则。

3. 调整气血关系　气血是脏腑及其他组织功能活动的主要物质基础,气血虽各有功能,但又相互为用。当气血相互为用、相互滋生的关系失常时,即会出现各种气血失调的病证。故调理气血亦是整体治疗原则的体现。调理气血,主要亦是运用"有余泻之,不足补之"的法则,从而使气血关系恢复协调。如:

气能生血,气虚则生血不足可致血虚,最后导致气血两虚,其治疗则应以补气为主,兼顾补血养血,而不应单纯补血。

气能行血,气虚或气滞,则可致血行瘀滞而不畅,形成气虚血瘀或气滞血瘀,治宜补气行血或理气活血化瘀。

气机逆乱,则血行亦随之逆乱,如肝气上逆,血随气壅,则常可导致昏厥或咳血,其治疗则宜降气和血。

气能摄血,气虚则统摄失职,可导致血离经隧而出血,治宜补气摄血。

血为气母,故血虚则气亦虚,血脱者,则气随血脱,根据血脱者益其气的治疗原则,则应以补气固脱治之。

(四)因时、因地、因人制宜

因时、因地、因人制宜,是指治疗疾病应根据季节、地区以及人体的体质、性别、年龄等之不同而采用适宜的治疗方法。这是由于疾病的发生、发展和转归受到多方面因素的影响,如时令、气候、地理环境等,尤其是患者个体的体质因素,对疾病的影响则更大。因此,在治疗疾病时,必须把这些方面的因素考虑进去,对具体情况作具体分析,区别对待,方能制定出比较适宜的治疗方案。

1. 因时制宜　四时气候的变化,对于人体的生理功能,病理变化均产生一定的影响。根据不同季节气候的特点来考虑治疗用药的原则,就是"因时制宜"。一般地说,春夏季节,气候由温渐热,阳气升发,人体腠理疏松开泄,即使是

273

患外感风寒,也不宜过用辛温发散之品,以免开泄太过,耗伤气阴;而秋冬季节,气候由凉变寒,阴盛阳衰,人体腠理致密,阳气内敛,此时若非大热之证,就当慎用寒凉之品,以防苦寒伤阳。故《素问·六元正纪大论》说:"用寒远寒,用凉远凉,用温远温,用热远热,食宜同法。"

暑邪致病有明显的季节性,且暑多兼湿,故暑天治病,应注意清暑化湿;秋季气候干燥,若外感秋燥,则宜辛凉润燥。此与春季风温、冬季外感风寒用药亦不甚相同,风温宜辛凉解表。风寒则宜辛温解表。这就说明治疗用药必须因时制宜。故《神农本草经疏》说:"春温夏热,元气外泄,阴精不足,药宜养阴;秋凉冬寒,阳气潜藏,勿轻开通,药宜养阳。此药之因时制用,补不足以和其气者也。"

2. 因地制宜 根据不同地区的地理环境特点,来考虑治疗用药的原则,即是"因地制宜"。不同地区,由于地势高低、气候条件及生活习惯不同,人的生理活动和病变特点也不尽相同,所以治疗用药亦应有所差异,应根据当地环境及生活习惯而有所变化。

如我国西北地区,地势高,气候寒冷,干燥少雨,且生活习惯多食肉食品及牛羊乳汁,故体质较壮,患病则多外寒而里热,其治则应散其外寒,清其里热;东南地区,滨海傍水,地势低洼,气候温热多雨,而体质较弱,腠理疏松,其病多发痈疡或较易外感时邪。由于阳气外泄,故易生内寒。其治疗则应敛其外泄阳气并温其内寒。故《素问·五常政大论》说:"地有高下,气高者气寒,下者气热。""西北之气,散而寒之,东南之气,收而温之。所谓同病异治也。"中医临床治病,有时同一种病而治法各不相同,就是因为地势不同,而治疗用药各有所宜的缘故。所以《素问·异法方宜论》说:"一病而治各不同,皆愈何也? 曰:'地势使然也'。"《医学源流论》亦说:"人禀天地之气以生,故其气体随地不同。西北之人,气深而厚,凡受风寒,难于透出,宜用疏通重剂;东南之人,气浮而薄,凡遇风寒,易于疏泄,宜用疏通轻剂。又西北地寒,当用温热之药,然或有邪蕴于中,而内反甚热,则用辛寒为宜;东南地温,当用清凉之品,然或有气随邪散,则易于亡阳,又当辛温为宜。至交广之地,则汗出无度,亡阳尤易,附、桂为常用之品。若中州之卑湿,山陕之高燥,皆当随地制宜。"如外感风寒病证,西北地区,使用辛温解表药量较重,且常用麻黄、桂枝;东南温热地区,用辛温解表药量较轻,且多用荆芥、防风,少用麻黄、桂枝。这也是地理气候不同之特点在治疗用药上的体现。所以治病务须因地而制宜。

3. 因人制宜 根据病人的年龄、性别、体质及生活习惯等不同特点,来考虑其治疗用药的原则,叫做"因人制宜"。

(1)年龄:不同年龄,则生理状况和气血盈亏不同,故其治疗用药亦应有所区别。老年人气血虚亏,生理机能减退,故患病多虚或正虚邪实,其治疗虚证宜补,而邪实须攻者则应慎重,用药量应比青壮年较轻,以免损伤正气。小儿生机旺盛,但气血未充,脏腑娇嫩,易寒易热,易虚易实,病情变化较快。且婴幼儿生活不能自理,多病饥饱不匀,寒温失调,故治疗小儿病证,忌投峻剂,少用补益,且用药量宜轻。故《温疫论·老少异治论》说:"凡年高之人,最忌剥削。设投承气,以一当十;设用参术,十不抵一。盖老年荣卫枯涩,几微之元气易耗而难复也。不比少年气血生机其捷,其气勃然,但得邪气一除,正气随复。所以老年慎泻,少年慎补,何况误用也。亦有年高禀厚,年少赋薄,又当从权,勿以常论。"总之,一般用药剂量,亦须根据年龄而加以区别,药量太小则不足以祛病,药量太大则反伤正气,不得不予注意。

(2)性别:男女性别不同,有其生理特点,妇女有经、带、胎、产等情况,其治疗用药应加以考虑。如在妊娠期,对于峻下、破血、滑利、走窜等伤胎药物或有毒药物,则当禁用或慎用。

(3)体质:由于每个人的先天禀赋和后天调养不同,个体素质不但有强弱,而且还有偏寒偏热之差异。一般来说,阳盛或阴虚之体。慎用温热之剂;阳虚或阴盛之体,慎用寒凉之剂。所以体质不同,虽患同样病证,其治疗用药亦当有所区别。

其他如患者的职业、工作条件及情志因素、生活习惯等亦与某些疾病的发生有关,在诊治时亦应有所注意。

综上所述,可以看出,因人制宜是指治病时不能孤立地看待病证,而应看到人的整体和不同个体的特点;因时、因地制宜,则是强调了自然环境对人体的影响。所以,因时、因地、因人制宜的治疗法则,充分体现了中医治病的整体观念和在实际应用时的原则性和灵活性。只有全面地看问题,具体情况具体分析,善于因时,因地、因人制宜地处方用药,方能取得较好的疗效。

275

附 一
试论气化学说的内涵、外延及应用

纵观中医学理论体系，从基础理论之阐释和临床各科之应用，气化理论无不反映于方方面面而贯穿于始终，言生理则曰气化作用，言病理、病证，则曰气化失常，举凡中医学生理、生化不明之变化，病机、病证难以阐明之机转，多以气化正常与否以释之。重视气化论者，言其医理深邃，具有无穷之奥妙；而轻视者则又认为其空洞乏物，无深究之必要。但从中医理论界和临床界之实践说明，气化理论具有十分重要的地位，并且是中医学理论体系尚需深入研讨的领域，在这一点上则又是具有共识的，为此，本文拟从理论体系和临床应用角度，试对气化学说整理和探讨如下：

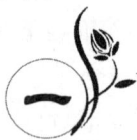

一 气化学说的概念与渊源

气化概念在统编五版《中医基础理论》教材中，是从气的生理功能之一气化作用而提出的。其概念明确为：气化是指通过气的运动而产生的各种变化。气化思想在哲学上，主要是说明物质形态在一定条件下的变化和转化；而气化学说在中医学领域，则主要是指精、气、血、津液等各自的新陈代谢及其相互转化。而气化的过程，实际上即是人体内物质代谢的过程，也就是物质转化和能量转化的过程。气化作用，即是人体阴阳之气运行、化生及其对邪气发生反应的高度概括。

应当指出，在哲学上，气的观念最早见于西周末年伯阳父的思想中，但气化思想早在《易经》已经形成。《易经》以"易"命名的本义，就是讲"变易"，如开篇的乾卦，以龙的变化飞腾来说明事物发展变化的规律，曰："初九，潜龙勿用。九二，见龙在田，利见大人。九三，君子终日乾乾，夕惕若厉，无咎。九四，或跃在渊，无咎。九五，飞龙在天，利见大人。上九，亢龙有悔。用九，见群龙无首，吉。"这里已经很明确地指出了事物的发展变化都有一个"潜"、"见"（现）、"跃"、"飞"的向上发展过程；当事物发展到极端时，又会转为"悔"，开始走向反面。从而说明，万物在阴阳两种势力的矛盾运动中发生、发展，这个过程是通过交感实现的。

《易经》从两性交感而生育子女的普遍现象中，概括抽象出万物交感的观念，以有无交感之象作为判断事物吉凶的原则，因而多把上下具有交感性质的卦作为"吉卦"，而上下不具有交感性质的卦作为"凶卦"。如泰卦的象是地在上，天在下。天应在上，地应在下，但天属阳而上升，地属阴而下降，阳升阴降形成了天地的交感变化。否卦的象是天在上，地在下，这种情况不会引起上下交感易位的变化。冯景远指出，尽管"当时还没有把'—''－－'两个符号明确称之为阴阳二爻，它们只是阴阳说形成的先行观念，还不就是阴阳说本身"，但这种对立的观念已经为"气化"理论的形成奠定了思想基础。

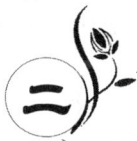

二 气化学说的形成与衍革

从现存的史料来看，最早提出具有固定形体的万物是由气所生成者当推春秋时代的医和。他说："天有六气，降生五味……六气曰阴阳风雨晦明也。"《尚书·周书·周官》医和这种由天之六气产生五味的观点，已经包含着"形气转化"的思想。战国中期的庄周使这一思想更加明确。如《庄子·至乐》记载庄周论生死的自然过程时说："察其始而本无生，非徒无生也，而本无形；非徒无形也，而本无气。杂乎芒芴之间，变而有气，气变而有形，形变而有生。今又变而之死，是相与为春、秋、冬、夏四时行也。"他不仅明确地区分了"气"与"形"，而且还提出了"气变而有形"的命题。认定气在形体之先，形由气变化而来。从医和、庄周对气与具有固定形体的万物之间关系的说明，已经显示出气化理论的雏形。

气化理论的形成，以《黄帝内经》为标志。《素问·灵兰秘典论》最早把气化理论用于人体脏腑机能的说明，指出："膀胱者，州都之官，津液藏焉，气化则能出矣。"但在这里并没有对气化直接展开论述，其有关内容则蕴含在各篇之中。如《素问·阴阳应象大论》说："阴阳者，变化之父母。"以阴阳的对立统一作为万物变化的根源。又说："水为阴，火为阳，阳为气，阴为味，味归形，形归气，气归精，精归化，精食气，形食味，化生精，气生形，味伤形，气伤精，精化为气，气伤于味。"则具体说明了形、精、气、味之间的转化关系。《素问》的七篇大论全面、系统地论述了自然界气候的变化以及气候变化对生物的影响，形成了关于阐述不同时间、不同区域的气候规律，不同气候变化对人体生理、病理的影响，以及预测气候变化情况来指导疾病防治的理论，即运气学说。

《黄帝内经》的"气化"理论，无论是人体还是运气，就其内容实质而言，是医学科学中的具体认识。五运六气暂且不论，但对于人体气化，由于还没有具体规定出气化的内涵，所以，仍然停留在一般意义上的形气转化的哲学认识，致使医学内容与哲学理论交织在一起，延续至今，始终成为医学、哲学两大领域气化理论的主要论述形式。但是,这并不是说在理论上没有发展。从《内经》提出的"气合而有形",在形式上,虽然与庄周"气变而有形"的命题基本相同,其内容实质也是说明无形之气向有形万物的转化,一个"合"字即反映出《内经》所说无形之气向有形之物的转化已经有了交感的意义。合者,交也,又凝也,结也。都说明了气向有形的转化是通过气自身阴阳对立双方相互交感作用而发生的。比庄周"气变而有形"的"变"字在认识上更加深刻。

北宋张载,第一个把"气化"定义为"气有阴阳,推行有渐为化"《正蒙·神化》。把气化看成是阴阳二气在运动中产生的逐渐的、不易察觉的变化。由这种运动变化可以产生出天地万物,并推动天地万物的运行变化。包括了一切物质形态的各种运动变化。

程颐、朱熹等古代哲学家,在谈到万物的生成时也承袭张载的气化论观点,如程颐认为:"万物之始皆气化,既形然后以形相禅,有形化,形化长,则气化渐消。"《二程遗书·卷五》提出了与"形化"对举的气化观点。朱熹则引用张载气化论观点具体解释天地万物的形成和发展,认为"气化流行,未尝间断,故日月之间,凡物皆有所生长也。"(《孟子集注·告子》)朱熹亦说:"既有此气,便分阴阳,以此生许多物事。"《朱子语类》

清代张志聪吸取了《易传·系辞上》"阴阳不测谓之神"和张载的观点,用"神化"来说明自然界乃至人体的各种气化活动。如说:"阴阳不测是谓神。明看,阴阳合而灵显昭著也。神化,天之五气,地之五行,以生万物……血者,中焦之精汁,奉心神而化赤,神气之所化也。"《黄帝内经素问集注》。

可以看出,气化理论,无论是哲学还是中医学,皆指物质形态在一定条件下的转化。同一气化概念在不同领域的具体规定不同,在哲学上是以大量自然科学事实为依据的高度抽象,是一般的哲学概念。而人体的气化则是以机体生理病理为依据的医学的具体学科理论。

发展至近代,关于"气化"的认识,经过整理和规范,则初步限定为"气化,泛指阴阳之气化生万物。通常表示生理性的气机运行变化。"(《简明中医学辞典》),故凡气、血、津液的生成和转化;津液代谢转化成汗液或尿液;饮食水谷转化成精微,再化生出能量;水谷残渣转化成糟粕;脏腑功能的产生和维持;气血输布和经气流注的运行转化等,无不都是气化作用的具体体现。此一表述,实际上概括了机体生化过程产生能量,维持生命活力和机能活动的全部内容。

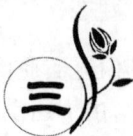

三 人体气化活动的内容与形式

《素问·六节藏象论》说:"阴阳之化,其于万物"物质既不能被创造,也不能被消灭,世界上各种事物的产生和消亡只是物质形态在一定条件下的转化。从这种意义上讲,气化范畴在各个领域,无论广义、狭义、还是人体、运气,本质上都是相同的,都说明了物质形态在一定条件下的转化,只是气化形式和具体内容不同而已。人体气化是血气之气与脏腑相互作用的生命活动,在相互作用中又有局部和整体的区分。并且,人体作为一个开放系统,在气化活动过程中,始终受到体内外各种因素的影响,在运动中维持着人体气化的正常秩序,具有人体气化独特的气化内容和形式。

(一)人体血气之气的特性

血气之气作为构成人体和维持人体生命活动的基本物质之一,故具有与哲学范畴的气明显不同的特殊性质。由此决定了人体气化独特的内容和形式。

1. 关于血气之气的化生 血气之气,源于天地之精气,由脾肺二脏所化生。如《素问·六节藏象论》说:“天食人以五气,地食人以五味,五气入鼻,藏于心肺,上使五色修明,音声能彰。五味入口,藏于肠胃,味有所藏,以养五气,气和而生,津液相成,神乃自生。”天气通于肺,地气通于脾,气血化生即源于此。《素问·经脉别论》还指出:“食气入胃,散精于肝,淫气于筋;食气入胃,浊气归心,淫精于脉;脉气流经,经气归于肺。肺朝百脉,输精于皮毛,毛脉合精,行气于府,府精神明,留于四脏,气归于权衡,权衡以平,气口成寸,以决死生。”这里的“经气归于肺”,亦含有肺吸入之清气参与血气之气生成之意,但在后世某些医家的论述中,有时亦过分强调脾胃水谷的重要性,认为“人所受气者,亦惟谷而已”,而对肺的作用不够重视。事实上,只有脾胃所化生的水谷精气与肺所吸入的自然界清气相合,才能构成“毛脉合精”,亦只有此种相合之气,才能运行于脉中,渗逸于脉外,方能“归于权衡”。故《医门法律》说:“人身之气,禀命于肺,肺气清肃,则周身之气莫不服从而顺行。”

2. 关于血气之气的运行 气的运行依附于血,但比血更具有渗透性和连续性。气血在运行过程中,受各脏腑器官的严格制约。故张景岳在论述各脏对血的影响时曾经说:“盖其源源而来,生化于脾,总统于心,藏受于肝,宣布于肺,施泻于肾”(《类经》)。血之与气,异名同类,故气的运行亦当如此。但在五脏之中对气的运行最有影响作用的是心肺二脏。一是因为肺司呼吸,主一身之气,通过肺的宣发、肃降,影响气的升降出入运动。二是心主身之血脉,气之在身,必赖血以藏之。气血周流,肺肾得养,才能呼吸摄纳;肝脾得濡,始能调达生化;肢节得润,方可运动自如;肌肤得充,则为拒邪屏障。气之运行,缘于心肺,一身上下,运行不息。

从血气之气的化生以及运行,充分反映了它的特定性质。它是脏腑活动的产物,也是维持人体生命活动的物质之一。它连续无形,具有渗透性,却受脏腑的严格制约,其并非像哲学范畴的气能独立固存,恒久常在,亦无绝对性质。血气之气是人体的组成部分,是具体的物质形态,人生则有,人死则灭。此亦为气在中医学与哲学的根本区别。

(二)气化活动的动力

气化过程是一个自然过程。气化论所坚持的是一气之中含有阴阳,阴阳对立互根互用而产生万物,气化的动力即在于气之本身。

阴阳对立统一相互交感产生万物的观点,发端于《易经》而形成于《易传》。《内经》吸取了《易传》关于阴阳对立的观念,以阴阳为"万物之能始",即把阴阳二气的相互作用看作是"变化生成之原始"。认为万物之化生,皆由天地之气的相互交感所致,如说:"在天为气,在地成形,形气相感而化生万物矣。"(《素问·天元纪大论》)这里的形气相感即是阴阳二气的相互交感,与《易传》"天地感而万物化生"的观点完全一致。《内经》首先提出了气化的动力在气内部的观点。如《素问·天元纪大论》引《太始天元册》文曰:"太虚寥廓,肇基化元,万物资始,五运终天,布气真灵,总统坤元,九星悬朗,七曜周旋,曰阴曰阳,曰柔曰刚,幽显既位,寒暑弛张,生生化化,品物咸章。"太虚,即气。气是世界万物的本然状态,其中所含的阴阳二气的对立统一,相激相荡,化生出万事万物。

人体气化,所反映的是在人体生命过程中血气之气与脏腑所发生的相互作用,气化的动力亦在于人体之气的本身。如《灵枢·决气》指出:"上焦开发,宣五谷味,熏肤、充身、泽毛、若雾露之溉,是谓气。"其中的"熏",释作"热也"(《玉篇》);"炎炎也"(《释文》)。"泽",释作"光润也"(《说文解字》);"下而有水曰泽,言润泽也"(《释名释地》)。所谓熏肤,即为气中之阳的温煦作用。泽毛,若雾露之溉,为气中之阴的濡润作用。从而说明气本身既具有向上、向下和温煦蒸腾、滋润濡养等两种截然不同的趋势和作用,王肯堂则进一步发挥,指出:"一气之中而有阴阳、寒热、升降、动静备具于其间。"(《证治准绳》)从而说明,一气之中含有阴阳,阴阳二气的相互交感作用,乃是气化的终极原因。

(三)气化活动的形式和特点

人体的气化活动,包括外受天地之精气、内则生化运行、气与脏腑相互作用,并在其相互作用中与周围环境不断交换物质能量的全部过程。气化的主要形式则是血气之气与脏腑组织的相互作用,主要表现在如下方面:

1. 运行之气充养脏腑 气能充养脏腑,是指气对脏腑的作用而言。这种气化形式主要通过营卫二气的升降出入运动而体现。

营气和卫气,是血气之气的两个概念,它们有各自的运行方式和作用部位。如独行于经隧之"营气",则"从太阴出,注手阳明。上行注足阳明,下行至跗上,注大指间与太阴合,上行抵髀。从脾注心中。循手少阴出腋。下臂注小指,合手太阳。上行乘腋,出頔内,注目内眦,上巅下项,合足太阳。循脊下尻,下行注小指之端。循足心注足少阴。上行注肾,从肾注心,外散于胸中。循心主脉,出腋下臂,出两筋之间,入掌中,出中指之端,还注小指次指之端,合手少阳,上行注膻中,散于三焦,从三焦注胆,出胁,注足少阳。下行至跗上,复从跗注大指间,合足厥阴,上行至肝,从肝上注肺”《灵枢·营气》,故营气的运行方式主要为“上行”、“下注”。其作用部位为五脏六腑。所以《素问·痹论》概括为“营者,水谷之精气也,和调于五脏,洒陈于六腑,乃能入于脉也,故循脉上下,贯五脏,络六腑也”。而循行于脉外的卫气的运行方式,则主要为“出入之合”,并“得阳而外出,得阴而内薄”《灵枢·卫气行》。由于卫气其性剽悍滑疾,其作用部位为皮肤、分肉和四末。故《灵枢·本脏》把卫气的功能概括为“温分肉,充皮肤,肥腠理,司开阖者也。”并结合《素问·调经论》所说:“上焦不通利,则皮肤致密,腠理闭塞,玄府不通,卫气不得泄越”,以及《灵枢·营卫生会》所说:“外伤于风,内开腠理,毛蒸理泄,卫气走之,固不得循其道,此气剽悍滑疾,则见开而出,故不得从其道”等来理解,则即是对卫气的运行方式和作用部位,从生理功能和病理变化两方面所作的概括说明。可以看出,营卫二气,分之则二,合之则一,交汇运行,内外感召,密切配合,共同完成气的升降出入运动,发挥气对脏腑的作用,从而体现出运行之气充养脏腑的整体气化过程。

2. 脏腑功能活动影响气的化生和运行　脏腑功能活动对气之化生和运行的影响,指气的产生和升降出入运动还受到脏腑功能活动的调节和制约。这是人体气化的又一种形式,并亦有固定的方式和一定的规律可循。《素问·六微旨大论》说:“气之升降,天地之更用也”。人与自然界有着某些共同的规律,并在许多具体的气化代谢活动中具有着相互通应的关系。如《素问·阴阳应象大论》所说:“清阳为天,浊阴为地,地气上为云,天气下为雨,雨出地气,云出天气,故清阳出上窍,浊阴出下窍,清阳发腠理,浊阴走五脏,清阳实四肢,浊阴归六腑”。即是以天地之间水气云雨的升降转换与人体的气化代谢所做的类比。五脏六腑,虽各有其相应的部位。但《素问·刺禁论》又说:“肝生于左,肺藏于右,心部于表,肾治于里,脾为之使,胃为之市。”则是以脏腑气机升降及气化的特点来对应在天之阴阳升降,从而在脏腑之间构成了肝升肺降、脾升胃降及心肾相交的三个特定的结构单元。

这里所说的结构单元,是指脏腑之间相互作用中形成的比较稳定的方式。其中的升和降,反映了结构内部各部分的生理特点,也是脏腑之间相互作用关系的一种表达方式。传统认识上的升和降,多指本脏的功能特点而言,很少涉及对气的作用,但脏腑之间通过其气机升降关系,来反映脏腑活动对气的运行和气化机转的影响,则是可以肯定的。

281

（1）肝升肺降对人体气运行和气化的影响：《素问·平人气象论》说："藏真高于肺，以行营卫阴阳也。"肺为华盖，以覆诸脏，位居最高，其气肃降。营卫之气自肺而输布于脏腑，则依赖于肺气之降而使气向下运行。《黄帝内经素问集注》则指出："上升之气，自肝而出"。即指清阳之气上走脑髓而注空窍，使脑聪而目明，则是使气向上运行。《素问·调经论》所说"血与气并，走于上，则为大厥"，则又是对因郁怒伤肝，升发太过，血随气逆而致昏厥的病机说明。此即是肺肝两脏相互作用所形成的结构单元，通过其各自的生理特性和生理功能，形成对气运行的重要影响。

（2）脾升胃降对人体之气运行和气化的影响：脾胃升降，一阴一阳，是脏和腑相互作用形成的结构单元。它们在解剖部位上仅"一膜相连"，同居中焦，严格说来并不存在上下感召，但却有阴阳更用关系。胃气之降，因于脾气之升，而脾气上升，又因于胃气下降。两者升降相因，相辅相成，共同完成饮食物的受纳运化。在这个结构单元中，对气运行的影响主要体现在脾的输精向上。如《素问·经脉别论》说："饮入于胃，游溢精气，上输于脾，脾气散精，上归于肺，通调水道，下输膀胱，水精四布，五经并行，合于四时五脏阴阳，揆度以为常也。"张景岳注曰："水饮入胃，则其气化精微，必先输运于脾……脾乃散精，上如云雾，而归于肺。凡肺气所及则水精布焉，若是则食饮精气，即得滋养升降之宜。"（《类经》）这里的"滋养升降"，其上升即因于脾之输运。

（3）心肾相交对人体之气运行和气化的影响：心肾二脏分别位于胸中和腹腔。在下者属阴，在上者属阳。心肾相交，即是阴阳升降、上下感召的生理过程。此一过程以心肾两脏经脉为沟通渠道，以气血运行为物质基础，通过气血的上下运动而完成。从而亦体现了心肾对气运行的重要影响。应当指出，心肾相交是后世医家在《易经》"水火既济"理论的启发下，根据其五行属性，配合阴升阳降的原理，以解剖学知识为基础所确立的概念，并广泛应用于理论阐释和临床实践，从而形成了一个不可分割的结构单元。但其联系途径并不明确，只在《灵枢·经脉》中提到肾脉上通于心（"其支者，从肺出络心"）。故本文以"气之升降，天地之更用"为理论基础，根据心肾相交、上下传递以气血为媒介的客观实际，从而完善了心肾在相互作用过程中对人体之气运行的重要影响。

3. 脏腑气化活动的特点　人体的气化活动，基本上包括两种形式，且每种形式都有其特点。第一种形式的特点是人体之气在脏腑活动中不断消耗，第二种形式的特点则是人体之气在脏腑活动中又不断产生和在脏腑作用下运行。如果把人体气化活动的全部过程分成三个阶段的话，则每个阶段都存在着气的转化关系。第一阶段，是从饮食水谷与自然界清气的纳入开始，到经胃、肠、脾、肺等脏腑气化共同作用，化生出人体生命活动所需要的基本物质精气。第二阶段则是气（即精气）与脏腑的相互作用。第三阶段则是气输出能量信息，并排出代谢产物。可以看出,从气化过程的开始就有第三阶段气化作用的参与,同样,每一阶段也都离不开第一阶段的精气,这就充分体现了生命活动的特殊矛盾,即同化和异化的关系。但是,应当指出,气在人体气化过程中经过一系列的转化,从第一阶段的化生,到第三阶段的输出,已经具有了不同的性质,前者主要体现出物质性,后者则主要体现出功能性。

(四)气化活动的程序

事物的发生、发展具有一定的规律,人体气化是生命活动表现出的一种有秩序的生理过程。

秩序,是指事物在空间中的高下次第和时间上的先后关系。在系统中,它反映了系统在空间、时间上的组织性或组织度。气化的程序,主要反映了人体系统在生命活动中表现出的空间、时间上的组织性或组织程度。系统的组织性既表现为系统内部的有机关联性,亦与其动态过程有关。

人体气化的基本形式是气与脏腑的相互作用,以机体的新陈代谢为主要特征。从气的化生、运行到向周围环境输出物质能量的全部过程,都由机体的内部结构所决定。贝塔朗菲把结构称为"部分空间中的秩序",主要强调的是各要素构成系统的方式。而功能的概念虽与结构有关,但他强调的是"过程的秩序"。如说:"归根结蒂结构(部分的秩序)和功能(过程的秩序)完全是一回事,在物理世界中物质分解为能量的活动,而在生物界里结构就是过程流的表现。(《控制论信息论系统科学与哲学》)这样结构就反映了在空间和时间上的秩序。从系统论的角度进行考察,人体既有系统内部诸要素的有机联系,也有和周围环境的有机联系。前一种有机联系称为系统的内部联系,我们用"结构"概念来表示。后一种有机联系称为系统的外部联系,我们则用"功能"概念来表示。因而,要素、系统、环境等三个环节就可以通过结构和功能两个中介而得到沟通。人体的系统是内外相互联系的统一体,故气化的程序亦体现于结构和功能之中。

1. 气化在结构方面的体现 所谓系统,是一个有机关联的整体,这种有机关联一般表现为系统的一定结构。所谓结构,则指系统各要素相互作用中比较稳定的方式、顺序和强弱。气化的程序体现在结构方面,主要在于人体各要素构成系统的方式和稳定性程度。而结构的稳定性,又依赖于系统各要素之间的制约、选择和协同等作用。

所谓制约,则是在其相互作用中已经蕴含着制约的存在,从而减少了相互作用各方面的自由度,使彼此受到一定的限制。这在中医学五行系统结构中已经充分体现了出来。五行制化调节的"亢则害,承乃制,制则生化。"(《素问·六微旨大论》)则正是体现了这种制约关系,正是由于这种制约关系的存在,从而为五行系统结构的形成和维持结构的稳定创造了条件。

283

所谓选择,指在人体气化过程中,结构稳定性的维持,不仅有各脏腑之间的制约关系,还表现出了高度的选择性,在特定的脏腑之间形成了特定的结构方式。当然,选择并非随意,要有一定的理论和实践基础,是理论发展的必然。其结果,呈现出肝升肺降、脾升胃降、心肾相交等特有的结构方式。在一定意义上亦可以说结构的形成就是通过选择,也正是通过选择,才维持了结构的稳定性。

所谓协同,指系统结构各方的相互作用不仅会使作用各方受到制约和在作用中出现特定的选择性组合,而且还会使作用各方呈现出协调同步的态势。例如,肺、脾、肾、三焦、膀胱这几个脏器,在人体生命活动中分别具有不同的功能,但通过它们的协同却呈现出了共同的作用,即都和人体水液代谢有关。

在系统各要素的相互作用中,既有协同,也有制约,形成了在维持结构稳定性中制约、选择和协同的统一。结构把系统联结成为有机整体,使系统具有了内在的规定性,从而反映了气化活动在空间中的秩序。

生、长、壮、老、已是人体生命活动的规律,在不同的时间里,人体内部结构有很大差异。小儿之体,稚阴稚阳,五脏六腑,成而未全,全而未壮。且气血未充,脏腑清灵,神气衰弱,脾胃易伤,脏腑之间的制约能力和协调作用较差,内部结构不太稳定。在这个阶段,反映了各脏腑机能尚不健全,在气化活动中表现出的空间上的组织性或组织度较差,即气化的秩序较弱。青壮年时期,机体各方面都处于一生中的最佳状态,机体内部结构比较稳定,气化的秩序较强。但是,进入老年之后,各脏腑功能先后出现了不同程度的衰退,如《灵枢·天年》所说:"……五十岁,肝气始衰,肝叶始薄,胆汁始减,目始不明。六十岁,心气始衰,苦忧悲,血气懈惰,故好卧。七十岁,脾气虚,皮肤枯。八十岁,肺气衰,魄离,故言善误。九十岁,肾气焦,四脏经脉空虚。百岁,五脏皆虚,神气皆去,形骸独居而终矣。"脏腑之间的制约、协同、选择关系受到破坏,既影响了机体内部结构的稳定性,也干扰了气化的秩序。充分说明气化的秩序在不同时间、不同结构中是有强弱差别的。

2. 气化在功能方面的体现 功能,是过程的秩序,即系统与环境发生相互作用时所表现出的外部规定性反应,且具有连续性。气化过程是不可逆的,过程的连续性由稳定的内部结构所决定,而过程的连续性和内部结构的稳定性又都受到气化"熵"的影响。

(1) 气化过程的不可逆性:人体的气化活动,包括外受天地之精气,内而生化运行,气与脏腑相互发生作用,并在相互作用的过程中与周围环境进行着物质能量的不断交换。在整个的气化过程中每一阶段都会有新的物质产生出来,有新的现象呈现出来,因而是一螺旋式的上升运动。《自然辩证法》指出:"不可逆性无疑在宏观层次上存在着,而且有着重要的建设性作用。因此,在微观世界里一定有着某种东西,它的表现就是宏观的不可逆性。"应当承认,对于人体气化过程中微观世界所存在的"某种东西"我们知之甚少,有待进一步研究,本文仅就气化过程的不可逆性作试探性阐发,以揭示气化活动的某些特征。

不可逆性,隐含着某些随机性和不稳定性。首先,人体的气化过程是一个随机的过程。从气的化生来看,地之精气(即饮食物)可以选择,或者说可以使之相对比较固定,但天之精气(即自然界清气)却是随自然界气候变化而变化,在不同的时间而有所不同。而且,天地精气的纳入和气血津液的化生由体内外因素所决定,因而亦无法选择,无法控制,完全是随机的,因此亦影响着人体的气化过程,使之呈现随机性。其次,人体气化过程具有不稳定性,此亦由其随机性所决定。应当看到,在生命活动中稳定是相对的,不稳定是绝对的。人体的脏腑组织系统表现出明显的自组织性,是一个自组织系统,从而方使气化活动在一定的限度内保持了气化过程的不可逆性,不可逆性就是从随机性和不稳定性中所派生出来的。此一观点或认识非常重要,因为只有承认气化过程的不可逆性,才能标示气化过程的方向性,从而能如实地把人体置于其生命活动的动态过程之中,去客观地考察和反映气化过程的螺旋式上升运动和人体生、长、壮、老、已的生命规律,从而可以在动态过程中,考察或把握气化活动的程序。

(2)气化过程的连续性:一般认为,稳定的内部结构对过程的连续性起着决定作用。人体系统的自组织性形成了内部结构的相对稳定,这对保持气化过程的连续性起着重要作用。如果进入人体的物质极为"混乱",破坏了人体系统的内部结构,则气化的程序被打乱或者丧失,就会失去过程的连续性,即可导致疾病的发生,甚至死亡。如温热病的发生即是典型之例,叶天士说:"温邪上受,首先犯肺,逆传心包"(《温热论》),吴鞠通说:"温病自口鼻而入,鼻气通于肺,口气通于胃,肺病逆传则为心包,上焦病不治,则传中焦脾与胃也,中焦病不治,则传下焦肝与肾也。始上焦,终下焦。"可以看出,混有温热之邪的天地之气,有序性极差,进入人体后即会严重地破坏机体内部的系统结构关系,从而使正常的气化过程被打乱,亦打乱了气化过程的秩序,导致疾病的发生。

(3)气化之"熵"对结构稳定性的影响:为了说明气化作用在人体生命活动中的量化关系,因而引入了统计力学的概念"熵",我们称之为气化"熵"。控制论学家维纳曾经说过,信息量的概念非常自然地从属于统计力学的一个古典概念"熵"。正如一个系统中的信息量是组织化程度的度量,一个系统的"熵",就是它的无组织程度的度量;这一个正好是那一个的负数。"熵",表示系统的紊乱程度,系统越"乱","熵"值就越大。系统越有序,则"熵"值就越小。生命在于运动,并以气化和新陈代谢为主要特征,一个生命过程不仅表现为从有序走向无序乃至死亡的过程,而更重要的在于在其生命过程中要努力避免其很快地衰退为惰性的平衡状态。在生命现象中,稳定状态是相对的,不是绝对的。绝对的稳定状态只有在其气化"熵"极大值时方可以得到。

应当指出,一个生命有机体在其生命过程中,始终在不断地增加其气化"熵"值,并逐渐趋于接近其最大气化"熵"值的危险状态,即死亡。而要延缓衰老,摆脱死亡,进行正常的生活,我们唯一的办法就是要从环境里不断地获取负"熵",有机体就是赖负熵而为生的。气化活动和新陈代谢本质的东西,即是使有机体能够成功地消除或尽量地消除其自身不得不产生的全部的"熵"。一个旺盛的有机体为使其自身稳定在一个相当高的有序水平的办法,就是要不断地适应其生活环境,规范其气化程序,尽量减缓"熵"值的增加,增加其于人体有益的负"熵",保持其生命活力。

应当指出,就人体气化过程而言,从气的生成到气与脏腑相互作用,都要受到周围环境的影响。就整体而言,人体内部及人体与周围环境之间建立了动态平衡,人体气化呈现出一定的程序,在生理调节限度内,维持着正常的气化活动。但是,由于外部环境的多样性和个体内部结构稳定性的差异,虽说在机体正常情况下,气化活动异常等大的"涨落"是少有的,但小的"涨落"却是经常可以发生的,如气候变化、情志刺激、饮食不节等因素,都有使机体气化活动发生轻度异常或使其无序性增加之可能。但是,由于系统可以从环境中不断地获取物质和能量,给系统带来了负熵,结果又可使系统的有序性不断增加,从而使人体在不断地破坏又不断地重新组织过程中自发地调整形成新的功能结构,以适应外部环境的各种变化,满足机体内部各种的生理需要。最终在人体这个运离惰性平衡态的开放系统中,通过不断地与外界交换物质和能量,从而形成新的气化程序。

总之,气化的程序包括空间秩序(结构)和过程秩序(功能)两方面内容。在人体的气化活动中,结构是在功能中体现出的比较固定的方式,功能是结构的外部反映。结构和功能是统一的,其统一性亦反映了空间秩序和过程秩序的一致性。

(五)人体整体气化和局部气化的相互关系

人体的气化活动,即是气与脏腑相互作用的过程。血气之气是连续形态的物质存在,是气化的基础,并具有整体性。气与脏腑相互作用是人体气化的主要形式,由于人体各部分的结构不同,故在其与气的相互作用中又呈现出了不同的局部活动。从整体到局部,在气化活动中形成了不同的层次。而且,越来越深层次的气化活动,必须通过一系列越来越复杂的、相互对应的结构和功能才会体现出来。因此,为了更深入地探讨人体气化理论,我们提出了整体气化和局部气化两个概念。整体气化活动反映了气与脏腑相互作用的全过程,并包括着局部气化。而局部气化则由整体气化分化所产生,因而能反映人体系统更深层次的气化活动。

所谓局部气化,主要是指气化过程中各脏腑在气血津液等物质代谢中的作用。局部的含义,即指由几个脏腑组成的结构单元。而在实验研究中,由于已经发展到采用光镜、电镜,及放射免疫测定等技术手段,故局部的含义又深入到了分子水平。人体局部气化,主要有如下几方面:

1. 气血津液等物质的气化代谢 气、血、津液都是人体生命活动的基本物质,它们在气与脏腑的相互作用的气化过程中产生,亦在不同脏腑作用下输布运行。针对不同物质的气化代谢,脏腑之间形成了不同的结构单元。

气的生成及运行,诚如前述,不再重复。

对于血的运行,多认为是心、肝、脾、肺等脏共同作用的结果。心主血脉,通过心的动力作用推动血行,循环全身;肝主藏血,调节血量,以适应人体各种不同的生理需要;脾主统摄,能约束血液在脉管中运行而不致外逸;肺主治节,能调控心主血功能,以促进血液的运行。总之,血的运行,是由心、肝、脾、肺四脏所组成的结构单元的功能,共同协调而完成的。是该结构单元与气的相互作用在血液运行方面的体现。

关于津液代谢,则是非常复杂的气化过程,涉及多个脏腑。如《素问·经脉别论》说:"饮入于胃,游溢精气,上输于脾,脾气散精,上归于肺,通调水道,下输膀胱,水精四布,五经并行"。从而强调了肺、脾、膀胱三脏腑的作用。《素问·上古天真论》说:"肾者主水,受五脏六腑之精而藏之。"《素问·灵兰秘典论》又说:"三焦者,决渎之官,水道出焉。"故在津液代谢气化过程中又形成了以肺、脾、肾、三焦、膀胱等脏腑组成的结构单元。而津液代谢的整个气化过程,亦是由该结构单元与气相互发生作用的结果。

2. 三焦通行元气疏通水道的气化作用 三焦的生理功能是主持诸气,总司全身的气机和气化,并能疏通水道,运行水液,为全身水液升降出入和环流的通路。《难经·六十六难》说:"三焦者,原气之别使也,主通行三气,经历五脏六腑。"说明三焦是气升降出入之通道,人体之气是通过三焦通路而布达于五脏六腑,充沛于全身的。故气的气化作用亦是通过三焦与脏腑密切联系而发挥效应的。如《中藏经》说:"三焦通,则内外左右上下皆通也,其于周身灌体,和内调外,荣左养右;导上宣下,莫大于此者也。"

三焦为水液运行之通路,并称之为"决渎之官",故三焦的气化作用主要体现在疏通水道,促进水液升降出入和环流方面。全身的津液代谢,虽由肺、脾、肾、膀胱等众多脏腑的协同作用而完成,但必须以三焦为通道,在三焦气化的促进和调控作用下,才能保证水液的升降出入、协调平衡。如果三焦的水道不够通利,则肺、脾、肾等输布调节水津的功能亦难以实现其应有的生理效应,因此又把津液代谢的协调平衡和调控作用,称之为"三焦气化"。

3. 膀胱贮尿、排尿的气化作用 《素问·灵兰秘典论》指出:"膀胱者,州都之宫,津液藏焉,气化则能出矣。"对于膀胱气化的认识,历代医家多从肾阳的温煦、蒸腾气化方面进行说明,因而,把膀胱气化,多归属于肾的机能。应当指出,各脏腑都有其特殊的功,从整体水液代谢的全过程来看,膀胱的贮尿和排尿不仅与肾有关,同时亦受其他脏腑的影响。若单从膀胱气化本身来看,则它又是整体气化中的局部表现。

4. 气化过程中的几种关系 人体气化是一个复杂的过程,在这个过程中构成了如下几种关系:

一是气与脏腑相互作用,具有着"双向性"特点:即指人体气化过程是气由脏腑活动所产生,同时又推动脏腑活动,使之不断更新,不断有新的物质和能量产主,一刻也不停地进行着新陈代谢,从而具有"双向性"特点。

二是吸收与排泄密切相关:在气化活动中,吸收的是来自天地之精气,排泄的是代谢产物和机体对外表现出的能量或信息。排泄,可消除体内的不稳定因素;吸收,则为机体补充新的物质与内容。吸收与排泄,同时进行,贯穿于生命体生、长、壮、老的全过程。

三是局部与整体的正确理解:局部是整体的部分体现,但整体不等于部分相加之和,而是整体具有"大于各部分之和"的性质。

四是平衡与干扰同时存在:人体作为一个开放系统,它具有自组织能力,在气化活动中具有其固有的程序,但亦始终受到体内外各种因素的影响和干扰,并在动荡中维持着机体的动态平衡。人体的气化,就是这样一个复杂的过程。

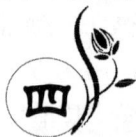

四 气化作用的重要意义和生理效应

(一) 重要意义

气化活动是人体生命活动的重要组成部分,它关乎生理、生化的一系列功能及其转化过程,故气化作用正常与否对人体生命活动的正常进行具有十分重要的意义。主要表现在如下方面:

1. 气化作用是人体生命活动的基本特征。《景岳全书》说:"夫人之有生,无非受天地之气化耳……凡神神奇奇作用于杳冥莫测之乡者,无非气化之所为。"天地之气是人体阴阳之气的源泉,人体各种生命活动,无论是已经被认识了的,还是尚未被揭晓的神奇莫测的现象,都是气化作用的结果。因此,气化作用是人体生命活动的基本特征。

2. 气化作用是气的存在方式,并基于气的不停息的运动。《素问·五常政大论》说:"气始而生化,气散而有形,气布而蕃育,气终而象变,其致一也。"又说"气止则化绝",说明生长、发育、繁殖、死亡全部生命过程,就是气的始、散、布、终、止的运动过程。《丹溪心法》说："人以气为主,一息不运则机缄穷,一毫不续则穹壤判。阴阳之所以升降者,气也;血脉之所以流行者,亦气也;荣卫之所以运转者,此气也,五脏六腑之所以相养相生者,亦此气也……气也者,独非人身之根本乎?"可见气之所以是人身的根本,完全在于气的连续不息的运行及其相生、相制的运动。

3. 气化作用是在一定组织结构内进行的,其结构的完整是气化作用进行的必要前提。《素问·六微旨大论》说："器者,生化之宇,器散则分之,生化息矣。"故脏腑组织器官的结构完整正常,是气化作用能够正常进行的前提条件。

4. 人体气化作用是一系列阴阳之气对立统一相互作用的表现,借以维持机体的代谢平衡。

5. 气化作用是神识或灵机正常之反映。阴阳之气的和利,气化作用的正常,是神识或灵机健旺的必要前提。然而,神识或灵机对人的气机调节,也起着重要的反作用,如"神去则机息。"王清任说："目视耳听,头转身摇,掌握足步,灵机使气之动转也。"(《医林改错》)尽管对神识或灵机能使气机运转的认识不很深刻,但是它显示了中医理论确有丰富的内涵和科学的理解。

6. 气化作用是人体正气抗邪的重要环节。正气存内,邪不可干,就是阴阳之气存内,阴平阳秘,阴阳之气的气化作用强健,邪气不能侵犯人体,则身体才能健康。卫气的固表抗邪作用,亦是气化功能作用于体表的体现。

(二)生理效应

气化作用的生理效应,主要表现在对气机的调控、对脏腑组织器官的温化与凉润的调控,以及对精气血津液化生作用的调控等方面:

1. 气化对气机的调控作用　气机,是指气在人体内运行的状态及方式。气机和利,则是各种气按一定规律调畅不息的运转。从而维持机体的代谢平衡、生理功能正常,因而是身体健康的标志。《灵枢·脉度》说："气之不得无行也,如水之流,如日月之行不休。故阴脉荣其脏,阳脉荣其腑。如环之无端,莫如其纪,终而复始。"

调控气机作用是人体气化作用的重要方面。气是气机调畅的根本,气机的畅达和利则有赖于阴阳之气的调和。其中阳气的作用很受重视,认为阳气是气机调畅的动力之源,但是,阴气的作用也不容忽视。如朱丹溪及温病学派的医家都很重视阴气的作用。

气化作用对气机的调控主要体现在如下方面:

(1)对出入的调控:人体与外界的一切物质交换,都是伴随气机的出入而实现的。由于气机的出入,才能维持呼吸,吸入清气,摄入水谷之精气,排出粪便糟粕浊物。如此出入有序,生化不已。一般认为阳气主出,阴气主入。肺脏之气主

289

呼吸,肺气主呼,肺阴主吸,肾的阴气又主纳气,肺肾阴阳之气调和,呼吸才能调匀。脾胃之气主受纳、腐熟、运化水谷,化生气血;大肠之气主传化糟粕;膀胱之气主贮藏和排泄尿液气化则能出。可见,气机的出入正常,则能以完成水谷饮食的摄入、消化及排泄。

(2)对升降的调控:气机的升降是体内物质运转的重要方式之一,从而使阳升阴降,清气得升,浊气得降,清阳出上窍,浊阴出下窍,上焦头目七窍得养,下窍二阴通利。一般认为,阳气主升,阴气主降。《灵枢·口问》说:"阳者主上,阴者主下",如脾气主升清,胃气(实际是胃的阴气)主降浊;肝气主升发,肺气主肃降(亦应指肺的阴气作用);肾阳主升腾,肾阴主潜降。如此,则机体内的物质,升降不已,水火既济,代谢不息。

《素问·六微旨大论》说:"出入废,则神机化灭;升降息,则气立孤危。故非出入,则无以生长壮老已;非升降,则无以生长化收藏,"从而说明气机的升降出入,是生命活动气化作用的最基本形式。

(3)对敛散的调控:敛,指气机的收敛、内敛、内收作用。散,指气机的宣散、外散、疏散。气机和利,敛散相配,可使体内物质内通外达,分布有序。则清阳发腠理,浊阴走五脏;清阳实四肢,浊阴归六腑。营阴内守,卫阳固外。一般认为,阴气主敛,阳气主散,阴气主静,阳气主动。如肺气主宣发,脾气主散精,肝气主疏泄,此皆指各脏阳气的功能而言。心阴舍神,肺阴敛气,胃阴主受纳,肝阴主藏血,肾阴主藏精敛液等,皆属各脏阴气的功能,是阴气主敛的体现。

(4)对开阖的调控:人体口目开合、腠理汗孔开合、膀胱尿道开合、手拳撒握等,都是气机开阖的表现。正常人气机和利,开阖有度。一般认为阳气主开,阴气主阖,阳气盛则瞋目,阴气盛则瞑目。卫气司腠理的启闭开阖。肾脏之气、膀胱之气司膀胱尿道的开合。此外,其他诸如统摄、固摄,也是气机运转的不同方式。不过它们不是简单的方式,而是一种复合方式。统摄似乎是升与敛的复合,固摄似乎是升与合的复合。它们是阴阳之气综合作用的结果。例如,脾脏之气统摄血液的作用,可以理解为脾气之升与脾阴之敛的综合作用。肾脏之气固摄精液和尿液作用,也可理解为肾阳之升与肾阴之阖的综合作用。临床治疗脾不统血多用气血双补法,治疗肾气不固也多用阴阳俱补之方,很少只补阳气而不补阴血者。

2. 气化对温化与凉润作用的调控 所谓温化作用,是指阳气对人体脏腑组织器官的温煦作用。阳气是温化作用的热能之源,特别是少火之气,较重要的有心火、命门相火、包络相火、肝胆相火、胃火、小肠之火等。《难经·二十二难》说:"气主呴(煦)之",此气即指少火之气而言。温化作用除保持机体温暖外,也为化生作用提供了必需的热能。如胃火、肾火、小肠之火分别为胃的腐熟作用、肾的蒸腾作用、小肠的泌别作用提供热能。

所谓凉润作用,是指阴气对人体脏腑组织器官的降温、濡润、灌溉作用。较为重要的有肾阴、胃阴等,它们是人体先天之本和后天之本的重要组成部分。阴气的凉润作用使机体趋于寒凉,以制约阳气的温化作用,防止温化太过,维持体温的恒定。所以,阴气亦是人体之气的组成部分,阴气的气化作用也是体内气化作用的重要方面。《灵枢·决气》说:"上焦开发,宣五谷味,熏肤、充身、泽毛,若雾露之溉,是谓气。"说明气不仅有开发、宣散、熏肤作用,同时也有泽毛,若雾露之溉的作用。前者属阳气的作用,后者为阴气的作用,二者均属气化作用,故凉润作用亦是气化作用的重要方面。

3. 气化对精、气、血、津液化生作用的调控 化生作用,是指各种气与液态物质之间,在一定条件下的相互转化、生成作用。特别是精、血、津、气等的相互化生,在基础理论中占有相当重要的位置。中医学认为精血同源,津血同源,精能化血,血能生精,津血互生,是因为精、津、血皆属阴气一类。又气能生血,气能化水,气能生津,气化则精生;血能化气,精能化气,津也能化气,则均属于阴阳之气的相互化生。在化生作用中,多数学者大多强调了阳气的主导作用,因为阳气给生化作用提供了动力和热能。只是,由于受理论框架和体系的影响,对化生作用发生的条件和化生作用的过程,以及气对化生作用的调控,尚缺乏深入的探讨和阐释,有待于在今后理论研讨中,进一步充实和提高,以使中医学气化学说更加丰富和完善。

291

参考文献

[1] 李维武.中国哲学史纲[M].成都:巴蜀书社,1988.

[2] 任继愈.中国哲学史[M].北京:人民出版社,1979.

[3] 冯景远.气与原子——中西哲学物质概念的比较[J].哲学研究,1984(6):54.

[4] 王雨田.控制论信息论系统科学与哲学[M].北京:中国人民大学出版社,1986:134.

[5] 陈利国.人体平衡问题探讨[J].山东中医学院学报,1990,11(1):17.

[6] 曾庆宏译.从混沌到有序[M].上海:上海译文出版社,1987:310.

[7] 维纳.控制论[M].北京:北京科学出版社,1963:11.

[8] 陈利国.对人体气化的理论探讨及有关实验研究.山东中医学院(内部资料),1989.

[9] 王世冬.气化论.黑龙江中医学院(内部资料),1985.

附 二
试论气机升降学说的内涵、外延及应用

气机升降学说是中医学的基础理论之一,所论述的是精气在体内的升降出入运动机制及其在生命活动中的重要作用和意义。气机升降的理论溯源于《内经》,历经张仲景、刘河间、张洁古、李东垣、张景岳、李梴、叶天士、周学海及近代张锡纯诸多医家的发挥,逐步形成了比较系统完整的学说,成为中医学理论体系的重要组成部分。

气机升降学说以古代的唯物辩证观精气学说和阴阳五行学说为指导,以藏象经络气血津液理论为核心,从运动的角度出发,不仅阐明机体的稳态机制,而且从动态变化来阐述人体的结构与功能、物质与能量之间的相互关系和变化,用以说明人体生理活动和病理变化的基本形式。因而能如实地反映机体物质代谢和能量代谢的不同运动趋势,能够高度地概括人体生命活动的形式和过程,科学地论述疾病及证候的病理机转,并指导中医药学的临床实践和遣方用药,以获取较好的疗效。故《医学求是》说:"明乎脏腑阴阳升降之理,凡病皆得其要领。"而且,调理脏腑气机升降不仅对一般疾病能奏事半功倍之效,对不少疑难沉疴,有时亦能取意外之良效。故气机升降学说作为中医学理论体系的充实和发展,实有进一步完善和深入研究之必要。

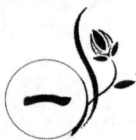

一 气机升降学说的概念和内涵

气机,指气化运动的机制。而升、降、出、入则是气化运动的基本形式。升降,指气之上升与下降。既是物质运动的具体体现,又是阴阳矛盾运动对立统一的基本形式。故大到宇宙自然界天地阴阳之气的"交感相错"运动,小到人体内在脏腑经络阴阳之气的上下环流,相互作用和相互影响,以及脏腑生理特性和功能活动的趋向,莫不以升降出入而概括之。故中医学理论体系,即是以气机升降出入来说明脏腑之运动特性、气化活动的趋向,以及整个人体生命活动的过程。

气机升降学说,是研究和阐释机体精气阴阳的升降运动及其在生命活动中的地位和作用、升降运动的形式及其与脏腑生理活动的关系、气机升降运动失序的病理变化、调控气机升降的原则和方法,以及分析药物性能之升降浮沉和遣方

用药规律的一种理论学说。

气机升降之说,有狭义、广义之分。从狭义角度来说,主要是指气机升降之枢的脾升、胃降。如《临证指南医案》说"脾宜升则健,胃宜降则和"。从广义角度来说,气机升降学说,则可概括以藏象经络为核心的生命活动的趋势和过程。如《医碥》即明确指出"五脏升降相同"。《临证指南医案》亦说"藏属肾,泄属肝,此肝肾之分也。肝主升,肺主降,此肝肺之分也。心主动,肾主静,此心肾之分也。而静藏不至于枯寂,动泄不至于耗散,升而不至于浮越,降而不至于沉陷,则属之脾,中和之德之所主也。"因此,五脏之气升降协调,方能维持着机体内的动态平衡和正常的生理状态。

气机的升降作为对立统一的两个方面,其特点有五:

1. 对立性 是指气机的升降是对立的。升,是升其清阳;降是降其浊阴。从宇宙自然界来说,则如《素问·六微旨大论》所说:"气之升降,天地之更用也。"以藏象经络而言,则太阳经气,疏布上升;少阴经气,则降而下行。脾气能升清,胃气则能降浊。

2. 依赖性 是指气机的升降是相互依赖、相互统一的。升与降各以对方的存在为前提而存在。故《素问·六微旨大论》说:"高下相召,升降相因,而变作矣。"王冰注曰"天有阴故能下降,地有阳故能上腾,是以各有阴阳也。阴阳交泰,故变化由之成也。"即是指阴阳升降双方是相互依赖而运动的。

3. 转化性 是指升降运动在一定的条件下可以相互转化。《素问·阴阳应象大论》即以云、雨的相互变化,科学地阐明了升降相互转化的过程和机制。如说"清阳为天,浊阴为地,地气上为云,天气下为雨,雨出地气,云出天气。"

4. 制约性 是说升降相互制约调控,以维持其协调平衡而有序。阳气下降,必赖阴之上承制约,方能降而不陷;阴气上升,必因阳之潜藏制约,方能升而不滥。一升一降,相互调控,方能阴阳协调平衡。

5. 关联性 是说升降运动的内涵非常丰富且又是相互关系的。升降运动可表现有不同的层次和形式,如天地清阳浊阴之升降;人体的纳食、排泄和化谷等,均以清升浊降而概括之。且升降之中复有升降,如五脏藏精不泻而主升,六腑传化物不藏而主降。而五脏之中,则心肺位于上焦而主下降,肝肾居下焦而司上升等等,即说明升降是一种多层次的运动。从相互关系看,则升降趋向常随其所在环境而变化。如以肺功能而言,则其本脏有升有降,宣发肃降共同作用,促进了津液的代谢。而就肺肝而言,则是肝升肺降,故肺气的主要趋向则是侧重于降。正是这种多层次的升降运动,维持了气血的协调运行,才构成了人体生命活动的整体、协调、恒动与平衡。

综上所述,气机升降理论实际上反映了阴阳五行学说的实质,因此亦可以说,升降理论是阴阳矛盾运动理论的延伸与升华,故《医原》说:"以气化言,则阴

293

上升,阳下降,而流行之用宏……若是阴阳互根,本是一气,特因升降而为二耳!"
"天地之道,阴阳而已矣;阴阳之理,升降而已矣。"

应当指出,升降与出入是相辅相成的,共同完成着机体营养物质的受纳、消化、转输、吸收、排泄以及吸清和呼浊,维持着人体与外环境的物质交换和体内的物质代谢。正如《读医随笔》所说:"不止言升降,而必言出入,升降直而出入横,气不能有升降而无出入,出入废则升降亦必息矣。"所以在一定的程度上,可以把"出入"看作是升清降浊运动的一种表现形式。出入的内外交换,则是内在气机升降运动的生理体现。而出入失常,则亦是内在升降运动失常的病理表现。

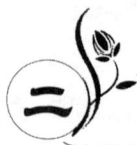

二 升降运动是生命活动的基本形式

(一)气化活动是人体生命的基本特征

恩格斯《反杜林论》中指出:"生命是蛋白体存在的方式,这种存在方式本质上就在于这些蛋白体的化学组成部分的不断自我更新","这种蛋白体在每瞬间既是它本身同时又是别的东西","生命,即通过摄食和排泄来实现的新陈代谢,是一种自我完成过程"。所以说新陈代谢是生命的基本特征。

精气是维持生命活动的物质基础。这种具有生命活力的精气,经常则处于不断自我更新和自我复制的新陈代谢运动过程中。精气的这种代谢变化及其伴随所发生的能量转化过程,中医学称为之"气化"。如《素问·阴阳应象大论》的"味归形,形归气;气归精,精归化;精食气,形食味;化生精,气生形……精化为气"就是对气化过程的科学概括。气化为形,形化为气,形气转化的气化活动,包括了精、气、血、津液等物质的生成、转化、利用和排泄过程。而"天食人以五气,地食人以五味"(《素问·六节藏象论》),则又是说人体必须不断地从周围环境中摄取生命活动所必需的物质,否则,生命活动就无法维持。故曰:"平人不欲食七日而死者,水谷精气津液皆尽故也"(《灵枢·平人绝谷》)。故人以水谷为本,得谷则昌,绝谷则亡。脏腑经络,周身组织,无不从不同的角度、不同的范围与深度,参与了这一气化活动,并从中获取生命活动所需要的营养、物质和动力,并排出无用或有害的代谢产物。因此,人体的气化运动是永恒的,没有气化就没有生命。由此可见,中医学的气化活动与现代医学的新陈代谢生化活动其内涵是相同的,新陈代谢的气化活动就是生命的最基本特征,而升降运动则正是机体新陈代谢气化活动的体现和必然过程,故《景景室医稿杂存》所说"浑沌初开,气分阴阳,天气轻清,地气重凝。人物亦感气而出,三才并立,人类伊始,气化之也",《素问·气交变大论》所说"用之升降,不能相无也",《素问·六微旨大论》所说

"死生之机,升降而已",可以高度概括生命活动过程中"气化"、"升降"等新陈代谢的内涵和意义。

(二)升降出入是气化活动的基本形式

位有高下,则高者下降,下者上升;气有盈虚,则盈者溢出,虚者纳入,故有高下盈虚的阴阳对立,就必然产生气的升降出入运动,这是事物的辩证法。故《素问·六微旨大论》指出:"升降出入,无器不有。故器者,生化之宇。器散则分之,生化息矣。故无不出入,无不升降"。古人即是以升、降、出、入来说明宇宙自然界的物质—精气的运动规律和具体表现形式。而《素问·六微旨大论》关于人体的气化活动,则说:"上下之位,气交之中,人之居也","气交之分,人气从之,万物由之,此之谓也"。即是说人类生活在宇宙自然界中,人体的气化活动也必须遵循升降出入的统一规律。所以在生命过程中,"非出入则无以生长壮老已,非升降则无以生长化收藏"(《素问·六微旨大论》)。没有升降出入运动就没有生命活动,故曰"出入废,则神机化灭;升降息,则气立孤危"(《素问·六微旨大论》)。故升降出入即是气化活动的基本形式。气化活动的过程及其机转称为"气机",而气机的升降出入则是通过脏腑的功能活动来实现的,故脏腑的气化就是升与降、出与入的协调与平衡。总之,人体通过脏腑的升降出入运动,把摄入人体内的清气和水谷及其精微转化为气血津液等,完成其"味归形,形归气;气归精,气生形,精化为气,气生于味"等合成自身物质的同化过程,同时又不断地把体内的代谢产物排出体外,完成其"浊阴出下窍"和汗液发腠理的异化过程。

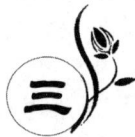

三 气机升降与脏腑的关系

人体脏腑的生理功能,无非是升其清阳,降其浊阴,摄其所需,排出其代谢产物。人体脏腑经络,气血津液,营卫阴阳,均赖气机升降出入而相互联系,维持其正常的生理活动,并与其周围环境不断地进行着物质交换和新陈代谢。升降运动是脏腑的生理特性,是气化活动的体现。而每一种物质运动的形式,又为其自身所具有的特殊本质所规定,因此,五脏六腑的功能活动及其物质或能量代谢的升降趋势亦不尽相同。

(一)脏腑气机升降的一般规律

人体的生命活动,内而消化循环,外而视听言行,无一不是内在脏腑气机升降运动的体现。"出入"则是升降运动的外在表现,可与升降运动联系在一起。一般说来,五脏贮藏精气,宜升;六腑传导化物,宜降。就五脏而言,心肺在上,在上者宜降;肝肾在下,在下者宜升;脾胃居中,通连上下,为升降的枢纽。故五脏的气机升降是升中寓降。六腑,则是"所以化水谷而行津液者也"(《灵枢·本脏》)。虽然传化物而不藏,以通为用,宜降。但在饮食物的消化、呼吸和排泄过程中,亦有吸收水谷精微和津液的作用。如胆之疏泄胆汁、胃之腐熟水谷、小肠之泌别清浊、大肠之主津液等等。可见,六腑的气机升降是降中寓升。不仅脏与脏,腑与腑,脏与腑之间相互关联、相互作用、相互影响处于升降的统一体中,而且每一脏腑本身也都是升与降的统一,且升降之中复有升降。总之,脏腑的气机升降运动,在生理状态下,是有一定规律可循的,一般体现为升已而降,降已而升,升中有降,降中有升的特点。

(二) 脏腑气机升降的具体形式

应当指出,脏腑的气机升降,除一般规律外,由于各脏腑组织的生理特性和功能作用不同,因而还有其本身具体的不同形式和活动规律。简述如下:

1. 心气的升降　心位于胸中,主血脉而藏神。心血上荣于头面以供养神明。心血又下降而循行,以营运周身,此为心血之升降。心主神明,总司人体之精神意识和思维活动,并为五脏六腑之大主,"主明则下安","主不明则十二官危"。心阳下降,可温肾水。故心的气机特性,主要为降,且降中又有升降。

2. 肺气的升降　肺位最高,主气司呼吸,助心行血,通调水道,可调节津液代谢,称之为"水之上源"。肺的生理活动主要靠肺气的宣降完成,肺气宣发通畅,则呼吸、血运、卫气和津液的输布等功能正常,此为肺气之升。肺以清肃下降为顺,肺气降则呼吸出纳有序,水道通调,水液下行,以维持津液代谢的正常,此又为肺气之降。故肺的气机特性主要为降,升居其次。

3. 肝气的升降　肝主升发,以条达为要,体阴而用阳。肝主疏泄,调畅气机,则可使周身气血运行畅达。肝藏血,可调节血量,既能升发而上疏泄于心脉,又能促进心主血而营运于全身。肝之余气,可下溢于胆,聚成精汁,以助水谷之运化。又能疏泄精关,调节精血及生殖机能。并能疏泄三焦,通利气血水之下行。故肝的气机特性是升降并重。

4. 肾气的升降　肾主藏精、生髓而通于脑。如《医学入门》说:"上至脑下至尾骶,皆精髓升降之道路"。精血同源,精充则血足气旺。肾中精气可滋五脏之阴,可发五脏之阳,此为肾中精气之升。肾中精气又为生长发育之源,"天癸"至则精气溢泻和月事以时下,此又为肾中精气之降。肾主水液的蒸腾气化,升清降浊可调节全身的津液代谢,此又为肾主津液代谢之升降。总之,肾的气机特点虽以上升为主,但升降又寓于其中,并相辅相成。

5. 脾气的升降　脾主运化而升清,水谷精微赖脾气之升清,以化生气血津液营养周身,故脾的气机主升。此外,脾主运化水湿,又参与津液的代谢,并将代谢后之水液,助肺下达于肾和膀胱,此又为脾气的升中之降。

总之,气机升降运动在人体的正常生理活动中,与各脏腑均有关系,并各有特点,但升降之枢纽则在于脾胃。人身心肺在上,以行营卫气血而润泽肌肤于外;肝肾在下,藏精血以养筋骨在内,但均赖脾胃在中,枢转气机,传化精微,以灌四旁。故《读医随笔》说:"脾具坤静之德,而有乾健之运,故能使心肺之阳降,肝肾之阴升,而成天地之泰。"

(三)脏腑气机升降的相互作用和协调

人体是一个完整统一的有机整体,各脏腑不仅进行着自身的气机升降运动以完成各自的新陈代谢和生理活动,同时各脏腑之间的升降运动又是相互关联、相互制约和相互为用的。主要表现在如下方面:

1. 心与肾的气机关系 心火下降,以温煦肾水,则肾水不寒;肾水上济心阴,制约心阳,以使心火不亢,上下相交,水火既济。又心主血而肾藏精,精血则相互资生,故心肾之间气机的升降正常,主要表现为阴阳水火及精血和神志之间的相互制约、相互为用,从而维持着心肾之间的协调平衡。

2. 肺与肝的气机关系 肺气以清肃下降为顺,肝气以升发上行为常。肝升肺降,则人体气机调畅,气血上下循运贯通而环流正常。

3. 肝与肾的气机关系 肝主疏泄,肾主闭藏。气机调畅,精血充盈,汇于冲任,方能下达胞宫和精室,满而溢泻,月水方能应时而下,或适时而排精。又肝藏血,肾藏精,而肝肾相生,精血同源。故肝肾之间气机的升降正常,才能精血渗灌,藏泄适度,以维持其肝肾生理活动的协调与正常。

4. 肺与肾的气机关系 肺为水之上源,肾为主水之脏。肺为呼气之主,肾为纳气之根。故肺肾之间气机的升降正常,则呼吸和利,水道通调,从而维持着津液代谢和气体交换生理活动的正常。

5. 心与小肠的气机关系 通过经络的属络关联,相互影响,心与小肠之间气机升降协调,则心阳旺盛,小肠之分清泌浊功能正常。

6. 肺与大肠的气机关系 通过经脉的属络关联和相互影响,肺与大肠的升降关系,主要表现为:肺气肃降,则大肠之气亦随之而降,方能正常传导。而大肠之传导通畅,则肺气方能正常宣发和肃降。诸如卫气的输布和津液代谢,以及水谷或糟粕下行方能正常。

7. 脾与胃的气机关系 脾胃同居中焦,经脉属络相关,其气机的升降则是脾主升清,胃主降浊;脾主运化,胃主受纳;脾喜燥而胃喜润。脾胃升降正常,则纳运有度,燥湿相济,方能维持正常的消化吸收生理活动。

8. 肝与胆的气机关系 肝与胆经脉属络相关。肝属风木,其性主升;胆寄相火,气宜通降。故《医学求是》说:"肝不升则克脾土,胆不降则克胃土。"肝主疏泄,脾气升清有赖于肝气之升。胆寄相火,则有蒸化水谷之能。胃气和降有赖于胆气的通降。肝升胆降则疏泄正常,方能运脾和胃,以维持消化吸收生理活动的正常。

9. 肾与膀胱的气机关系 肾与膀胱经脉属络相关,功能相辅相成。肾主水液蒸腾气化,又主封藏。膀胱为津液之府,主贮尿和排尿。肾的气化升降正常,一开一合,则膀胱气化有序,贮尿排尿开阖有度,水道通利,方能维持全身津液代谢之正常。

(四)肾为脏腑气机升降之根本

在人体气化的新陈代谢过程中,肝气的升发,肺气的肃降;心火的下降,肾水的上升;脾气的上升,胃气的下降等脏腑的气机升降运动,心肺脾肾最为重要,而尤以肾气的作用最为关键,是全身气机升降之根本。肾中精气为先天之本,五脏之阳非此不能发,五脏之阴非此不能滋。故只有肾中阳气的蒸化温煦功能旺盛,脾胃方能维持其运化腐熟之能;亦只有肾气的摄纳封藏功能正常,则肺气方能清肃下降,通调水道,下输膀胱。全身津液代谢及气体交换呼纳等功能活动方能正常。大肠亦由之而正常传化糟粕。他如精关启闭,适时排精,或月事以时下等,无不以肾中精气的盈亏为关键。故说脏腑的气机升降运动,确是"惟肾为根"(《医贯·内经十二官论》)。

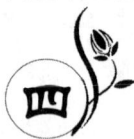

四 气机升降失常的病因和病机

(一)气机升降失常的病因

中医发病学认为,凡外感六淫,内伤七情,饮食劳倦,痰饮瘀血等致病因素,均可直接或间接导致气机升降失常而发生各种病理变化。由于各种致病邪气都有其特有的性质和特点,故导致的气机失常病变也不尽相同。

六淫致病,有风性上扰、湿性下注、暑则气泄、寒则气收、燥伤阴津、湿阻阳气;风火伤人,上先受之;寒湿伤人,下先受之等特性,故其病理表现亦各有特点。

内伤七情则能直接影响脏腑气机的升降。如"怒伤肝","怒则气上";"喜伤心","喜则气缓";"悲伤肺","悲则气消";"恐伤肾","恐则气下","惊则气乱";"思伤脾","思则气结"等。《临证指南医案》亦说:"不知情志之郁,由于隐情曲意不伸,故气之升降开合枢机不利。"应当指出,七情伤人,首先导致气机升降失常,当升不升,当降不降,当传化不传化,可致气机阻塞,运化失常。如气滞则胀痛、窜痛或痛无定处;气郁则影响神志而见性急多怒或抑郁不乐;气逆则咳逆上气或呕恶,眩晕头痛;气陷则可发作崩漏,泄泻;气机不运则水湿停滞,发为痰湿等等。故《类证治裁》说:"七情内起之郁,始而伤气,继必及血,终乃成劳。"

至于痰饮、瘀血等病因,则既是气机升降失常的病理产物,反过来又能进一步阻碍气机通畅,成为既发病证之因。

(二)气机升降失常的病机

1. 心的气机失常 主要表现为心火炽盛而上炎,则舌尖红赤碎痛,舌体溃疡;心火下行,移热于小肠,则尿频、尿急、尿痛,或尿血。心阳下通于肾,心阳虚损常累及肾阳,而致心肾阳虚,可见形寒肢冷,心悸,喘促,水肿。

心肾相交则水火既济。心肾不交,水火失济,则可致神衰,失眠多梦,腰酸梦遗。

2. 肺的气机失常 主要表现为肺气的宣发肃降失常。肺气失宣,则气道不利而咳嗽频作,咳痰不爽;肺气失宣,不能输布津液、精微于皮毛,则卫表不固,肌肤失润,或易于感冒。肺失肃降,其气上逆,则喘促胸满;肺失宣肃,水道失于通调,则可致尿少,水肿;肺气不降则影响大肠传导,如肺热壅盛或肺阴(津)不足,则可致大便秘结。

3. 脾胃气机失常 主要表现为如下几方面:一是清阳不升,脾虚中气下陷,可致内脏下垂,或泄泻,脱肛。二是浊阴不降,即脾胃气虚,湿浊不运,可见脘闷痞塞,或恶心呕吐,或嗳腐吞酸。三是清浊相干,即清浊失于升降而乱于中焦,则可发作呕吐,泄泻,挥霍缭乱。四是阻碍心肾相交,水火既济,而致阴阳失于归藏,可见失眠梦遗,惊悸不得卧,或卧而不安等。

4. 肝的气机失常 主要表现有如下方面:一是升发不足,即肝气疏泄不及,而致肝气郁结,每见精神抑郁,情志不乐,胆怯易惊,胸闷胁胀。二是升发太过,即疏泄太过,亦常由肝郁化火上逆所致。如肝火上炎,则头痛,面红目赤,口苦耳鸣;若肝火上冲,血随气逆,并走于上,则可致"薄厥"。若肝阳上亢,则多由水不涵木所致,可见眩晕头痛,血压升高,并见腰膝酸软等症。

5. 肾的气机失常 主要表现为:肾精不足,无以上充脑髓,则可见耳鸣,头晕健忘,甚则发作五软、五迟病证;肾阳不足,失于蒸化,水无所主,则津液代谢障碍,可见痰饮,水肿,小便不利。而肾失摄纳,肺气不得宣降,则又可见呼多吸少,动则喘甚。

五 气机升降失常的治疗和用药

(一)气机升降失常的治疗原则

临床治疗的目的,在于"疏其血气,令其调达而致和平"(《素问·至真要大论》)。故升降失常的基本治疗原则应是"谨察阴阳所在而调之,以平为期"(《素问·至真要大论》)。

一般来讲,升降失常病证的治则治法,主要是根据病变的部位和病势的趋向而定。对此,《内经》已提出"病在上,取之下;病在下,取之上;病在中,傍取之"(《素问·五常政大论》)"其高者,因而越之;其下者,引而竭之;中满者,泻之于内","其在皮者,汗而发之","其实者,散而泻之"(《素问·阴阳应象大论》)等。并指出:"上之下之……薄之劫之,开之发之,适事为故"(《素问·至真要大论》)。总之,临床治疗在于补偏救弊,气升则当降,气降又当升,惟在于恢复升降协调、阴阳平衡为度。

此外,根据阴阳互根的理论,调理升降失常病变时,还应注意"升中有降,降中有升",或"欲降而先升,欲升而先降"等法的运用。

(二)气机升降失常病证的立方遣药

综上所述,宇宙自然界的物质运动和人体脏腑气机都处于不断地升降出入运动之中,根据中医学气机升降学说,药物对人体的作用,亦分别具有升降浮沉的药效趋向。这种药效作用,即能纠正机体的气机失常,使其恢复正常,或因势利导,有助于祛邪外出。

所谓药物的升降浮沉,升,则有升提举陷之义;降,有下降平逆之义;浮,有上行发散之义;沉,有下行泄利之义。一般说来,凡具有升阳发表,祛风散寒,涌吐,开窍等作用的药物,都能上行向外,药性则为升浮;而具有泻下,清热,利尿,渗湿,重镇安神,息风潜阳,消积导滞,降逆收敛及止咳平喘等作用的药物,都能下行向内,药性则为沉降。但是,有些药物,其升降浮沉的性能并不明显或具有双向性。如麻黄既能发汗,又能平喘、利水;川芎既"上行头目",又"下利血海"等。临床上,即可根据病证所在上下表里的不同部位和病变趋向,选用升降浮沉不同特性的药物,以纠正人体气机升降的失调。

(三)药物功效升降浮沉的归纳和整理

1. 药物升降浮沉与气味的关系 一般来说,温热之品,其性属阳,多主升浮,如麻黄、桂枝,其性皆温,上升发表,故主升。附子、肉桂,其性大热,温中散寒而主浮。寒凉之品,其性属阴,多主沉降,如大黄、芒硝,性皆大寒,泻下通便而主沉;黄柏、知母,性亦大寒,清热泻火而主降。

《素问·至真要大论》说:"辛甘发散为阳,酸苦涌泄为阴,咸味涌泄为阴,淡味渗泄为阳"。即是说轻清升浮为阳,重浊沉降为阴。辛甘之味,大多属阳,其性升浮,如荆芥、防风,味辛能祛风解表;黄芪、党参,味甘能补气升阳,其药理作用大多趋向升浮。凡味属苦咸之品,大多属阴,其性沉降。如五味子、诃子,味酸能敛汗止咳;黄芩、黄连,味苦能清热泻火;龙骨、牡蛎,味咸能收敛潜阳,其药理作用大多趋向沉降。

《素问·阴阳应象大论》说:"味厚者为阴,薄为阴中之阳;气厚者为阳,薄为阳中之阴。味厚则泄,薄则通;气薄则发泄,厚则发热"。则又说明气薄者未必尽升,味薄者沉亦未必尽降。故《脾胃论》说:"味薄者升,气薄者降。气厚者浮,味厚者沉",《本草纲目》说:"酸咸无升,辛甘无降,寒无浮,热无沉。"因而总结出"气厚味薄者浮而升,味厚气薄者沉而降;气味俱厚者能浮能沉,气味俱薄者能升能降"(《本草从新》)。

2. 药物升降浮沉与配伍的关系　药物的升降浮沉作用,可因药物的配伍而发生变化。如升浮的药物和大队沉降药物相配伍,则升浮药物不仅能减弱或消除沉降药物的沉降能力,而且其本身的升浮性能亦随之而下降;反之,沉降的药物和大队升浮药物相配伍,则沉降药物不仅能减弱或消除升浮药物的升浮之力,而且其本身的沉降特性亦随之而上升。另外,临床处方还常选用具有升降专功的药物作为引经药,以引药上行或下行而达病所,故有"桔梗为舟楫之剂,能载诸药上浮"、"牛膝能引诸药下行"之说。

应当看到,人体病变有上下表里之不同,病势亦有上逆和下陷的差异。因此,临床上即可根据药物升降浮沉的性质,用以指导组方遣药,获取疗效。一般而言,病变在上在表者,宜用升浮而不宜沉降,如伤寒表证初起,宜用麻黄、桂枝之通阳发表;病变在下在里者,宜用沉降而不用升浮,如里实便秘,宜用大黄、芒硝、枳实之泻积攻下。病势上逆者,宜降而不宜升,如肝阳头痛,宜用石决明,牡蛎之平肝潜降;病势下陷者,宜升而不宜降,如久泻脱肛、子宫脱垂,宜用升麻、柴胡之升举清阳。如不明升降浮沉之理,肝阳头痛,反用升浮发散药物治疗,则易发生痉厥。久泻脱肛,误用泄降药物治疗,则必致洞泄不止而虚脱。

此外,若以热治寒而寒拒热,以寒治之则病剧,则当于热剂中少加寒品,此即《医碥》所说:"因纯寒证,虽宜用热,然虑热性上升,不肯下降,则不得不于热剂中,少佐沉寒之品,以引热下行"。若以寒治热而热拒寒,以热治之则病剧,则又当于寒剂中少加热品,亦因"纯热证,虽宜用纯寒,然虑火因寒郁,则不得不于寒剂中,少加辛热之品,以引散之,庶免凝闭郁遏之患"(《医碥》)。或者寒药热饮,借热以引寒;热剂寒服,借寒以行热。此即是在寒热格拒的情况下,用反佐之法,通过诱导,从阴引阳,从阳引阴,以协调失去平衡的阴阳升降,达到治疗的目的。

3. 药物升降浮沉的归类分析　根据药物的性味、归经和功能作用,其常用的升清药有藿香、苏叶、葛根、防风、白芷、荷叶、桔梗等;举陷药则常用升麻、柴胡、黄芪、党参等;降浊药则有法半夏、厚朴、通草、茯苓、薏苡仁等;降逆药则常用丁香、柿蒂、竹茹、枳壳、吴茱萸、代赭石、旋覆花等;宣肺药则常用麻黄、细辛、薄荷、桔梗、杏仁、前胡、紫菀、款冬花、牡荆、洋金花等;降肺药则常用炒苏子、莱菔子、地龙、桑白皮、白前、射干、枇杷叶、橘红等;辛散药则常用麻黄、桂枝、荆芥、羌活、独活、防风、薄荷等;潜纳药则常用胡桃肉、冬虫夏草、补骨脂、蛤蚧等;收涩药则常用金樱子、芡实、龙骨、牡蛎、莲须、诃子、罂粟壳、乌梅、赤石脂、石榴皮、禹余粮、益智仁、覆盆子、桑螵蛸、五味子、山萸肉等。正如周学海《读医随笔》所说:"寒热燥湿,其体性也,升降敛散,其功用也。升、柴、参、芪,气之直升者也;硝、黄、枳、朴,气之直降者也;五味、山萸、金樱子、覆盆子,气之内敛者也;麻黄,桂枝、荆芥、防风,气之外散者也。此其体也,而用之在人,此其常也。而善用之,则变化可应于不穷;不善用之,则变患每生于不测。"

参考文献

1. 刘燕池. 中医基础理论[M]. 贵阳:贵州科学技术出版社,1990:12.

2. 印会河,张伯讷. 中医基础理论[M]. 北京:人民卫生出版社,1989:2.

3. 童瑶. 中医基础理论[M]. 北京:中国中医药出版社,1999:11.

4. 王新华. 中医基础理论[M]. 北京:人民卫生出版社,2001.5.

5. 李德新. 气血论[M]. 沈阳:辽宁科学技术出版社,1990:1.

6. 寇华胜. 中医升降学[M]. 南昌:江西科学技术出版社,1990:9.

7. 李德新. 祖国医学的气机升降学说[J]. 辽宁中医杂志,1980(2):33-35.

说明:以上所附两篇讲稿,于1998—2009年用于高年级本科生、硕士研究生、博士研究生专题讲座。

附二　试论气机升降学说的内涵、外延及应用